Hugo Ziemssen

Die Elektrizität in der Medizin

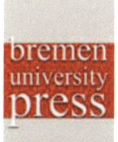

bremen university press

Hugo Ziemssen

Die Elektrizität in der Medizin

ISBN/EAN: 9783955620974

Auflage: 1

Erscheinungsjahr: 2013

Erscheinungsort: Bremen, Deutschland

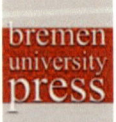
bremen
university
press

DIE

ELECTRICITÄT IN DER MEDICIN

STUDIEN

von

Dr. HUGO ZIEMSSEN,

ord. Professor der speciellen Pathologie und Therapie, Director der medicin. Klinik
und Poliklinik an der Universität zu Erlangen.

Dritte, vermehrte und verbesserte Auflage.

Mit zwei und zwanzig Holzschnitten und einer lithographirten Tafel.

BERLIN, 1866.

VERLAG VON AUGUST HIRSCHWALD.

Unter den Linden 68.

VORWORT

zur dritten Auflage.

———

In der vorliegenden Auflage haben einige Capitel
wesentliche Veränderungen und Erweiterungen, andere
.eine völlige Umarbeitung erfahren. Von den letzteren
ist insbesondere das Capitel vom constanten Strome
dem heutigen Bedürfnisse entsprechend ganz neu und
weit ausführlicher bearbeitet, als in der zweiten Auflage. Nicht nur waren hier eine Reihe neuester, für das
Verständniss der einzelnen Fragen unentbehrlicher physiologischer Untersuchungen zu berücksichtigen, sondern
es war auch eine vorurtheilsfreie Kritik des vorliegenden
Materials und, wenn möglich, eine Vervollständigung
desselben durch neue Beobachtungen geboten. Ob es
gerechtfertigt war, vornämlich durch die Bevorzugung
dieses Abschnittes den Umfang des Buches um mehrere
Bogen zu vermehren, und ob es mir gelungen sein mag,
diesen schwierigen und verworrenen Gegenstand mit
einiger Klarheit zu behandeln, muss ich dem Urtheil
des Lesers anheimgeben.

Von dem vortrefflichen Siemens'-Remak'schen Apparate für den constanten Strom habe ich eine genaue Beschreibung mit den entsprechenden Abbildungen hinzuzufügen für nöthig gehalten; ebenso auch die Beschreibung und bildliche Darstellung einer zweckmässigen Vorrichtung, welche Stöhrer in der neuesten Zeit an seiner Zinkkohlenbatterie angebracht hat.

Neu hinzugekommen ist endlich im anatomisch-physiologischen Theil der Abschnitt von der electrischen Erregung der Nerven und Muskeln des Kehlkopfes.

Erlangen im August 1866.

Dr. Ziemssen.

VORWORT

zur zweiten Auflage.

Dass diese Schrift erst jetzt wieder im Buchhandel erscheint, obgleich sie schon vor drei Jahren vergriffen war, ist lediglich meine Schuld; die Verlagshandlung hat es nicht an Aufforderungen fehlen lassen. Ich war in meinem früheren Wirkungskreise sowohl durch praktische Thätigkeit als durch anderweitige Arbeiten dergestalt in Anspruch genommen, dass ich erst nach meiner Uebersiedelung nach Erlangen die nöthige Musse gefunden habe, um die Umarbeitung vornehmen zu können.

Das Büchlein verfolgt auch in seiner jetzigen Gestalt keinen anderen Zweck, als den in der ersten Auflage bezeichneten. Es soll durch kurze Erläuterung der physikalischen und physiologischen Thatsachen sowie durch eine genaue Unterweisung in der Handhabung der Apparate dazu beitragen, die therapeutische Anwendung des electrischen Stromes zu einem Gemeingut der Aerzte zu machen; es soll ferner der Methode der localisirten Electrisirung die anatomische Basis mehr und mehr befestigen helfen.

Dass sich in dieser wie in jener Beziehung die vorliegende Auflage wesentlich von der ersten unterscheidet, wird der geehrte Leser, der sich die Mühe geben wird, beide zu vergleichen, bald inne werden. Besonders hervorheben möchte ich jedoch, dass den freundlichen Beurtheilungen, welche das Büchlein bei seinem ersten Erscheinen von geschätzter Seite erfuhr, und den darin ausgesprochenen Wünschen volle Rechnung getragen ist.

Von einer ausführlicheren Behandlung des rein Physikalischen konnte ich um so eher Umgang nehmen, als die inzwischen erschienene gediegene kleine Schrift von Rosenthal (Electricitätslehre für Mediciner. Berlin 1862) sowie die II. Auflage des vortrefflichen Werkes von Moritz Meyer (die Electricität etc. Berlin 1861) vermöge der Klarheit der Darstellung und der Vollständigkeit des Inhaltes dem Bedürfnisse des Arztes durchaus genügen.

Die früher von mir geäusserte Absicht, eine Uebersicht über die Indicationen für die Anwendung des electrischen Stromes sowie eine kritische Beleuchtung der therapeutischen Leistungen desselben zu geben, kann ich auch jetzt noch nicht zur Ausführung bringen, da mir das Beobachtungs-Material, welches ich im Laufe der Jahre gesammelt habe, einer solchen Aufgabe noch immer nicht gewachsen zu sein scheint. Ueberdies findet sich ja auch in den inzwischen erschienenen neuen Auflagen der Werke von Duchenne, Erdmann und Meyer grade die therapeutische Seite in einer so vollständigen Weise abgehandelt, dass in dieser Richtung kaum ein Bedürfniss vorliegen dürfte.

Einige Fragen indessen, welche ihre Entwickelung erst aus den letzten Jahren datiren und, nach den vorliegenden Beobachtungen zu urtheilen, von grosser praktischer Bedeutung zu werden versprechen, habe ich schon in der vorliegenden Ausgabe einer ausführlichen Besprechung unterzogen.

Erlangen im April 1864.

VORWORT

zur ersten Auflage.

——

Es ist nicht meine Absicht, in diesen Blättern die
Zahl der Krankengeschichten, in welchen durch die Anwendung des electrischen Stromes allerlei eingewurzelte
Uebel schnell und dauernd beseitigt wurden, durch neue
Beiträge zu vermehren. Die Zahl der glücklichen Heilungen, welche durch Electricität und Galvanismus erreicht wurden, ist ohnehin so gross, dass sie kaum von
der Zahl der Leiden übertroffen wird, welche in dem
Gebrauche der Revalenta arabica oder der Morrison'-
schen Pillen „schnelle und sichere Heilung finden." Nein!
— ich halte es für hohe Zeit, dass diesen leichtfertigen
Empfehlungen und Anpreisungen, welche nicht nur die
Spalten der medicinischen Zeitschriften, sondern auch die
politischen Tagesblätter füllen, Einhalt gethan werde,
damit nicht die Anwendung des electrischen Stromes
als ein „Universalmittel" verschrieen und bei allen gebildeten und besonnenen Aerzten discreditirt, das Schicksal
vieler anderer, mit grosser Emphase gepriesener Pana-
ceen theile. Es ist keinem Arzte zu verdenken, wenn

er mit Lächeln die Behauptung liest, dass ein jahrelang
gelähmter und atrophischer Muskel durch einmalige
Anwendung des constanten galvanischen Stromes nicht
nur seine Function, sondern auch sein normales Volumen, seine frühere Ernährung wieder erlangt habe. —
Dergleichen Erzählungen müssen Misstrauen in die Zuverlässigkeit des Beobachters erwecken, und eine noch
so grosse Zahl glücklicher Kuren, welche ein derartiger
Fanatiker mittheilt, wird den besonnenen und nüchternen
Arzt schwerlich bewegen, sich der nicht geringen Mühe
und den ausgedehnten Vorstudien zu unterziehen, welche
die Anwendung der Galvanisation oder Faradisation
localisée bisher erforderte.

Wollte ich Krankengeschichten erzählen, so würde
ich hauptsächlich solche beibringen, in welchen der electrische Strom nicht den geringsten Erfolg hatte, obgleich
diese Fälle den Kategorien angehörten, in welchen dem
Kurverfahren nach der Erfahrung der modernen Electri-
sateure der glücklichste Erfolg gesichert war. Dergleichen
Beispiele in Menge anzuführen, wäre mir eine leichte
Sache. Ich will indessen die Aufstellung der Indicationen
und Contraindicationen für die Anwendung des inducirten
und nichtinducirten volta-electrischen Stromes — gestützt
auf eine Reihe von positiven und negativen Resultaten,
sowie auf eine sorgfältige physiologische Analyse derselben — einem späteren Hefte vorbehalten, und mich in
dem vorliegenden zunächst darauf beschränken, die localisirte Anwendung des Inductionsstromes auch allen den
Aerzten zugänglich zu machen, denen es an Gelegenheit
und Musse fehlt, specielle Studien am Cadaver und ausgedehnte Versuche am Lebenden anzustellen, um sich die

Kenntnisse und Fertigkeiten zu erwerben, welche zu einer zweckmässigen Verwerthung des localisirten Inductionsstromes erforderlich sind. Trägt, wie ich hoffe, diese Schrift dazu bei, die Faradisation localisée zu einem Gemeingut der Aerzte zu machen, sind es nicht mehr einzelne Bevorzugte, welche D u c h e n n e's Entdeckung ausbeuten, wird es vielmehr jedem Arzte durch die Benutzung dieser meiner Arbeit möglich, den inducirten Strom zu localisiren, dann wird nüchterner beobachtet werden, dann wird die Kritik die Zahl der wunderbaren Heilungen mit scharfer Scheere beschneiden — dann wird endlich das Heilgebiet des electrischen Stromes kleiner, aber die Indicationen schärfer, die gewonnenen Resultate zuverlässiger werden.

Greifswald im Juni 1857.

INHALT.

Der volta-electrische Inductionsstrom.

Der constante galvanische Strom.

Von den Apparaten und ihrer Anwendung.

I. Die volta-electrischen Inductionsapparate.

Die Nebenapparate.

Anatomisch-physiologische Data zur Methode der Localisirung des electrischen Stromes.

Kopf.

Hals.

Künstliche Respiration bei Asphyktischen durch rhythmische Faradisirung der Nervi phrenici und ihrer Genossen.

Rumpf.

Anhang.

Preisverzeichnisse.

Die Electricität hat im Laufe der letzten zwei Decennien für die praktische Medicin eine Bedeutung gewonnen, welche den Aerzten der Jetztzeit sowohl eine eingehende Beschäftigung mit den Methoden ihrer Anwendung als ein sorgfältiges Studium ihrer Leistungen im Gebiete der Pathologie und Therapie zur unabweislichen Pflicht macht.

Die Localisirung des inducirten electrischen Stromes auf einzelne Organe, als Muskel, Nerv, Haut etc., welche das Werk von Duchenne de Boulogne ist, sowie die Einführung der Galvanokaustik in die Chirurgie durch Crussel und Middeldorpf — diese beiden wichtigen Fortschritte bezeichnen den Beginn einer neuen Epoche, welche man die der wissenschaftlichen Anwendung der Electricität in der praktischen Medicin nennen kann. Während Duchenne dem volta-electrischen Inductionsstrome den Weg durch die Haut bahnte und ihm dadurch den Zutritt zu den tieferliegenden Geweben eröffnete, hat Middeldorpf durch geistreiche Benutzung der thermischen Effecte des constanten galvanischen Stromes demselben eine ganz neue und überaus fruchtbringende Bahn gebrochen.

Nur wenige Jahre, nachdem der galvanische Strom vermöge seiner thermischen Effecte in der Chirurgie festen Boden gefasst hatte, wurde er durch Remak wegen seiner physiologischen Wirkungen auch in die innere Medicin wieder eingeführt. Remak's Originalität, seine unbegrenzte Hingebung und rastlose Thätigkeit, hat unterstützt durch ein reiches Material dem constanten galvanischen Strom einen Wirkungskreis eröffnet, welcher den des volta-electrischen Inductionsstromes an Grösse und Bedeutung weit übertreffen würde, wenn die Beobachtungen und Heilerfolge Remak's sich in ihrer ganzen Ausdehnung bestätigen sollten. Die wissenschaftliche Forschung hat jetzt, wo sie vor dem Vermächtnisse des genialen Mannes steht, mehr als je die Aufgabe, seine Lehren vorurtheilsfrei zu prüfen und die Grenzen des neuen Gebietes abzustecken. Dass aber dieser Aufgabe Genüge geleistet werden wird, dafür bürgt das rege Interesse, mit dem man sich allerorts den neueröffneten Bahnen zugewandt hat.

Die Hoffnungen endlich, welche von mancher Seite auf die Verwerthung der rein chemischen Effecte des electrischen Stromes in der Heilkunde gesetzt wurden, haben sich bisher nicht realisirt; jedoch dürfte auch in dieser Richtung die Electricität eine Zukunft haben.

Der volta-electrische Inductionsstrom

und seine örtliche Anwendung (Faradisation localisée nach Duchenne [1]).

Die Methoden der Electrisirung des menschlichen Körpers, welche Duchenne vorfand, waren äusserst mangelhaft und zum Theil ganz unwissenschaftlich. Man leitete entweder den Funken der Electrisirmaschine oder der Leydener Flasche auf den leidenden Körpertheil über, oder man berührte und bestrich die Körperoberfläche mit metallenen Platten oder Kugeln, welche in Verbindung standen mit den Polen einer Volta'schen Säule oder mit den Leitungsschnüren eines magnet-electrischen Rotationsapparates. Kam hier ein schwacher Strom in Anwendung, so war der Effect gleich Null, wurde aber ein intensiver Strom benutzt, wie ihn z. B. ein grosser Rotationsapparat liefert, so trat eine äusserst schmerzhafte Reizung der Hautnerven und unregelmässige Contractionen der zunächst unter der Haut gelegenen Muskelbündel mit nachfolgenden lebhaften Erythemen in die Erscheinung. Diese Mängel der Methode beruhten zum Theil auf unvollkommener Construction der Apparate, zum Theil auf dem

---

1) Die Bezeichnungen Faradismus, Faradisation, welche Duchenne für die Anwendung des inducirten electrischen Stromes zu Ehren Faraday's, des Entdeckers der Inductionsphänomene, vorgeschlagen hat, empfehlen sich — wenn auch etymologisch nicht ganz zu rechtfertigen — durch Kürze und Prägnanz und haben in Deutschland bereits Bürgerrecht gewonnen.

Mangel genauer Untersuchungen über das Verhalten des menschlichen Körpers gegen den electrischen Strom, insbesondere über
das Leitungsvermögen der einzelnen Gewebe. Mit den Fort-
schritten der physiologischen Physik ging die Verbesserung der
Apparate Hand in Hand, und erst die Construction der zweckmässigen volta-magneto-electrischen Inductionsapparate, welche
die Unterbrechung des Stromes selbstthätig bewerkstelligen und
zwar mit einer Schnelligkeit und Gleichmässigkeit, wie es Men-
schenhände nicht im Stande sind, gewährte Duchenne die
Möglichkeit, Untersuchungen sowohl in physiologischer als pathologischer Richtung anzustellen, welche bei der seltenen Ausdauer und dem ernsten wissenschaftlichen Streben dieses For-
schers sowie bei dem reichen Material, welches ihm seine Praxis
sowohl als die Pariser Hospitäler zur Beobachtung stellten, glänzende Resultate haben mussten.

Duchenne trat gegen Ende der vierziger Jahre mit seinen ersten Arbeiten vor die Oeffentlichkeit. Seine neue Methode,
den electrischen Strom auf bestimmte Theile des Körpers zu localisiren, legte er schon 1847 in einer Note an die Akademie
der Wissenschaften nieder, welche im Jahre 1850 veröffentlicht
wurde [1]).

Diese Arbeit bildet die Basis aller seiner späteren Leistungen. Sie enthält die einfache und doch so wichtige Thatsache,
dass man den electrischen Stom auf bestimmte
Punkte unter der Haut localisiren könne, wenn
man die Spitzen der Stromgeber mit feuchtem Leiter
(Badeschwamm, Feuerschwamm, angefeuchtetem Leder) umgäbe
und dieselben dort kräftig auf die Haut aufsetze [2]).

Dieser ersten Entwicklung seiner Methode folgte nun eine
grosse Anzahl von Detailarbeiten sowohl anatomisch-physiolo-

---

1) Exposition d'une nouvelle méthode de galvanisation, dite galvanisation localisée. Archives générales de médecine. Juillet et
   Août 1850, Fevrier et Mars 1851.

2) „La peau et les excitateurs sont-ils très-humides on u'observe ui
   étincelles, ni crépitation, ni sensation de brûlure; mais on obtient
   des phénomènes de coutractilité ou de sensibilité très-variables,
   suivant qu'on agit sur un muscle ou sur un faisceau musculaire, sur
   un nerf ou sur une surface osseuse (l. c. p. 259).

gischen, als pathologischen und therapeutischen Inhalts, welche im Jahre 1855 von dem Autor gesammelt herausgegeben wurden unter dem Titel: „De l'électrisation localisée et de son application a la Physiologie, à la Pathologie et à la Therapeutique" p. le Docteur G. B. Duchenne (de Boulogne).

Die Electrisation localisée hatte nicht verfehlt, die Aufmerksamkeit auch nicht-französischer Aerzte zu erregen, welche den interessanten Demonstrationen Duchenne's in Paris beizuwohnen Gelegenheit hatten. Von den deutschen Aerzten wiesen Jaksch[1]) und Richter[2]) schon 1853 in ihren Reiseberichten auf die grosse Bedeutung der Duchenne'schen Leistungen hin, und ein Dresdener Arzt Dr. Erdmann bearbeitete einige Jahre später das oben angeführte Duchenne'sche Werk für das deutsche ärztliche Publikum, indem er den Umfang des Buches von über 1000 Seiten auf 266 reducirte[3]).

Auch andere Specialisten im Gebiete der Electrotherapie, wie M. Meyer in Berlin[4]), Baierlacher in Nürnberg[4]), Althaus in London[6]) haben in ihren Arbeiten die Duchenne'sche Methode als Basis adoptirt, und derselben Bürgerrecht sowohl in Deutschland als in England verschafft.

Duchenne's Methode und die darauf basirten Untersuchungen boten indessen auch manche schwache Punkte dar, und diesen war die Geissel der Kritik nicht erspart. Und wie fast

---

1) Prager Vierteljahrsschrift 1853. Bd. III. p. 187.

2) Schmidt's Jahrbücher pp. 1853. Bd. 80. p. 265.

3) Die örtliche Anwendung der Electricität in der Physiologie, Pathologie und Therapie mit Zugrundelegung von: Duchenne de Boulogne de l'électrisation localisée etc. von Dr. B. A. Erdmann. Leipzig 1856. II. Aufl. 1858. III. Aufl. 1860.

4) Die Electricität in ihrer Anwendung auf praktische Medicin von Dr. Moritz Meyer. Berlin 1854. 2. Aufl. 1861.

5) Die Inductionselectricität in physiologisch-therapeutischer Beziehung bearbeitet von Dr. Eduard Baierlacher. Nürnberg 1857.

6) A treatise on medical Electricity, theoretical and practical; and its use in the treatment of paralysis, neuralgia and other diseases by Dr. Julius Althaus. London 1859.

Die Electricität in der Medicin. Mit besonderer Rücksicht auf Physiologie, Diagnostik und Therapie dargestellt von Dr. Julius Althaus. Berlin 1860.

immer eine wissenschaftliche Polemik verletzend für die Person, dagegen fördernd für die Sache ist, um welche es sich handelt, so hat auch die Electrisation localisée wesentlich durch die unerquickliche Polemik gewonnen, welche sich zwischen Duchenne und seinem Kritiker Remak entspann.

Remak hatte im Jahre 1852 den Demonstrationen Duchenne's beigewohnt und war ebenso überrascht von dem Effect der localisirten Faradisirung der einzelnen Muskeln als durchdrungen von der praktischen Wichtigkeit dieser Methode. Er überzeugte sich aber hier sowohl, als in der Folge durch eigene Versuche und durch das Studium des Duchenne'schen Werkes, dass derselbe die Contractionen vornehmlich durch Aufsetzen der Stromgeber auf die Masse der Muskeln selbst erziele. Remak wies in der Folge in einer Broschüre[1]) nach, dass es, um einen Muskel zu completer Contraction zu bringen, viel zweckmässiger sei, dessen motorischen Nerven zu reizen, als den Strom auf die Muskelsubstanz selbst einwirken zu lassen. Im letzteren Falle bedürfe man nämlich eines starken Stromes, um eine complete Contraction aller Bündel des Muskels zu erzielen, und es sei deshalb die Procedur sehr schmerzhaft, während man durch Reizung des motorischen Nerven den entsprechenden Muskel schon mit einem schwachen und dadurch viel weniger schmerzhaften Strome zur Verkürzung bringen könne.

.Duchenne unterscheidet eine „Faradisation musculaire directe“ d. h. die Erzielung von Muskelcontractionen durch Aufsetzen der Electroden auf die Muskelsubstanz selbst — ein Verfahren, welches Duchenne mit besonderer Vorliebe ausübt, und eine Faradisation musc. indirecte d. h. Erregung von Muskelcontractionen durch Reizung des entsprechenden Nervenstammes oder -astes. Das letztere Verfahren empfahl D. früher nur für Ausnahmsfälle.

Remak legt dagegen lediglich Gewicht auf die Reizung der motorischen Nervenröhren und setzt an die Stelle der von Duchenne gewählten Ausdrücke „directe und indirecte Faradisirung“ die Bezeichnungen „intramusculäre und extramus-

---

1) Ueber methodische Electrisirung gelähmter Muskeln von Dr. Remak. Berlin 1855. 2. Aufl. 1856.

culäre Reizung motorischer Nerven." Eine Muskelcontraction
durch Erregung einer der Muskelfaser innewohnenden Irritabilität, welche unabhängig von dem Nerveneinflusse in dem Muskel
bestehe, lässt Remak nicht gelten, da er die Existenz dieser
sog. Muskelirritabilität Haller's für unerwiesen hält.

Duchenne hat die in massloser Heftigkeit gehaltenen
kritischen Angriffe Remak's in sehr würdiger Weise beantwortet [1]), hat aber vergebens in der 2. Auflage seines Hauptwerkes
(p. 78 sqq.) die Einwürfe seines Gegners zu entkräften gesucht,
indem er behauptet, „er habe sich der Reizung der motorischen
Nerven stets bedient, wenn er den ganzen Muskel zur Verkürzung bringen wollte, habe es aber nicht für nöthig gehalten,
diese zur Faradisation der Muskeln allerdings sehr nothwendigen
Einzelheiten in sein Buch aufzunehmen. Die directe Faradisirung halte er für unentbehrlich bei dem Studium der Function
der einzelnen Muskeln, deren einzelne Bündel in ihrer Wirkung
sehr verschieden seien. Bei der directen Faradisirung sei es geradezu nöthig, die Eintrittsstelle der motorischen Nerven zu
vermeiden, um nicht die Totalverkürzung des Muskels, sondern
nur die gewünschte Contraction des betreffenden Bündels zu erzielen."

Duchenne hat durch diese nachträglichen Erläuterungen
nicht vermocht, den Beweis zu liefern, dass er dieses Princip
auch früher verfolgt habe. Vielmehr drängt sich jedem Unbe-
fangenen, der die späteren antikritischen Bemerkungen. Duchenne's mit den Angaben in der I. Aufl. seines Buches ver-
gleicht, die Ueberzeugung auf, dass Duchenne bei der Faradisirung der meisten Muskeln die Electroden direct auf die Muskelbäuche aufgesetzt habe, und sich nicht bewusst gewesen sei,
dass die von ihm empirisch gefundenen Punkte (points d'élec-
tion) die Eintrittsstellen der motorischen Nerven seien. Aus
der ersten Auflage seines Werkes lassen sich Stellen aufführen,
welche dies mit aller Bestimmtheit bezeugen, so energisch auch
Duchenne gegen diese „falsche Auslegung" meinerseits prote-
stiren mag [2]).

---

1) Schmidt's Jahrbücher der gesammten Medicin 1856. Heft 2.
p. 250 sqq.
2) Vergl. De l'électrisation localisée pp. Edit. II. p. 81.

Duchenne spricht in der ersten Auflage einerseits von Punkten, welche man durchaus kennen müsse, um die Faradisation ausführen zu können, bespricht dieselben aber durchaus ausser allem Zusammenhang mit den dürftigen Angaben über die Lage der grösseren Nervenstämme, deren Reizung die Faradisation musculaire indirecte darstellt. Die wenigen Muskeläste, welche D. für erreichbar hält, werden namentlich aufgeführt: es sind die des Facialis und einige Endäste der Nervenstämme an den Oberextremitäten [1]).

Ich muss hiernach, so sehr ich auch stets bereit gewesen bin, die grossen Verdienste Duchenne's anzuerkennen, doch bei meiner früheren Ansicht stehen bleiben, dass Remak, indem er für die Faradisation localisée die Erregung der Nerven zum Princip erhob, die Methode Duchenne's wesentlich gefördert und die Einsicht geklärt hat, und dass die Polemik, so unerquicklich sie auch für die betreffenden Personen selbst sowohl als für den unbetheiligten Zuschauer war, Veranlassung zu weiteren Studien über die Methode gewesen ist. Diese Untersuchungen haben wiederum die Einsicht insofern geklärt, als sie nachwiesen, dass auch die Remak'schen Erläuterungen der Duchenne'schen Methode Ausschreitungen enthielten, welche nicht haltbar seien.

Remak ging nämlich in seiner Broschüre soweit, die directe Faradisirung der Muskelsubstanz ganz zu verwerfen, da er durch seine Versuche — welche sich indessen nur auf einzelne Muskeln mit ziemlich freiliegenden motorischen Nerven (Cucullaris, Sternocleidomastoideus, Biceps, Gesichtsmuskeln) erstreckt zu haben scheinen — zu der Annahme berechtigt zu sein glaubte, dass die Erregung completer Muskelcontractionen durch die Reizung der entsprechenden motorischen Nerven an allen Muskeln der Körperoberfläche möglich sei.

Dies war ein Irrthum. Die anatomischen Verhältnisse gestatten, wie meine Untersuchungen an der Leiche gelehrt haben, durchaus nicht bei allen Muskeln die Reizung ihrer motorischen

---

1) On peut aussi limiter l'action électrique dans quelques branches terminales, par exemple dans celle, qui anime les muscles de l'éminence thénar et dans les nerves collatéraux. Electrisation localisée. Edit. I. p. 45.

Nerven, hauptsächlich weil diese häufig nicht am Rande, sondern von der Tiefe her — also von der Electrodenspitze durch eine oft sehr dicke Lage von gut leitender Muskelsubstanz getrennt — in den Muskel eintreten. Manche Muskeln werden ausserdem von zwei und mehr Nerven versorgt, welche zur Erzielung einer completen Contraction eine entsprechende Vervielfältigung der Electroden erfordern würden. Wenn hier gleich die Möglichkeit der Erzielung des gewünschten Effectes vorliegt, so ist doch in der Praxis von einer solchen Procedur Abstand zu nehmen und auf die directe Faradisirung der Muskelsubstanz zu recurriren. Die Muskeln und ihre anatomischen Verhältnisse, welche das letztere Verfahren unentbehrlich machen, werden unten im speciellen Theile genauer besprochen werden.

Ueberzeugt von der durchgreifenden Bedeutung der Duchenne'schen Methode sowohl für die Anatomie und Physiologie als für die Pathologie und Therapie des Muskel- und in mancher Beziehung auch des Nervensystems stellte ich mir im Jahre 1856 die Aufgabe, der Methode eine sichere anatomische Basis zu schaffen und derselben durch eine einfache und kurze Darstellung der anatomischen Verhältnisse sowohl als durch eine praktische Anweisung zur Ueberwindung der technischen Schwierigkeiten Eingang bei den Aerzten zu verschaffen.

In den anatomischen Handbüchern vermisste ich Untersuchungen und Angaben über den Verlauf der motorischen Nervenzweige zu ihren Muskeln hin, sowie über den Ort, wo die ersteren in die Muskelsubstanz eintreten. Die anatomischen Abbildungen von Bourgery und Hirschfeld [1]), so brauchbar sie mir auch als Leitfaden für die einschläglichen anatomischen Untersuchungen an der Leiche waren, konnten doch keinen Aufschluss geben über das Lageverhältniss der Eintrittsstellen der motorischen Nerven zur Hautoberfläche. Dieses Lagerverhältniss festzustellen, die Eintrittspunkte auf die Körperoberfläche zu projiciren, schien mir aber die hauptsäch-

---

1) Es waren dies in jener Zeit die einzigen Tafeln, welche einigermassen dem Verhalten der motorischen Nervenzweige zu ihren Muskeln Rechnung trugen. Jetzt findet man in den vortrefflichen Atlanten von Rüdinger und Henke diese Verhältnisse genügend berücksichtigt.

lichste Aufgabe zu sein, wenn es sich darum handelte, der Methode Eingang in die Praxis zu verschaffen.

Ich verfolgte bei diesen Untersuchungen zwei Wege. Einerseits suchte ich mittels eines einfachen und vor Irrthümern schützenden Verfahrens die oberflächlichsten und der Electrode erreichbaren Punkte der motorischen Nerven am Lebenden zu eruiren, und fixirte die gefundenen Punkte und Linien mit dem Lapisgriffel auf der Haut.

Andrerseits verfolgte ich am Cadaver den Verlauf der motorischen Nerven auf das Genaueste, und bestrebte mich, die Eintrittsstellen der letzteren an die Muskeln und ihr Verhalten in denselben — stets mit Rücksicht auf ihre Entfernung von der Körperoberfläche und ihr Lageverhältniss zu derselben — festzustellen.

Die Resultate beider Untersuchungswege stimmten vollkommen mit einander überein, indessen sah ich meine Bedenken erst dann als ganz beseitigt an, als die an Todes-Candidaten oder an Leichen kurz nach dem Tode [1]) mit dem faradischen Strome bestimmten und mit Höllenstein fixirten Punkte (die motorischen Punkte von Remak) bei der Section mit möglichster Sorgfalt dem anatomischen Messer von mir unterworfen waren.

Es ergab sich nun zunächst folgendes Resultat:

Indem man dem electrischen Strome durch Umhüllung der Electrodenspitzen mit feuchten Leitern und durch Anfeuchtung der Epidermis, sowie durch kräftiges Aufdrücken der Stromgeber den Weg durch die Epidermis bahnt, kann man durch ziemlich dicke Lagen von Weichtheilen, nämlich durch Corium, Fettpolster, Fascien und selbst durch Muskelschichten hindurch Nervenzweige reizen und zur Aeusserung ihrer specifischen Energie anregen, ohne doch die sensiblen Hautnerven soweit zu beleidigen, dass Reflexactionen oder heftige Schmerzempfindungen auftreten.

Diese Wirkung des electrischen Stromes in die

---

1) Zu letzteren Versuchen eignen sich am besten die Leichen von Personen. welche eines plötzlichen Todes sterben (Selbstmörder, Verunglückte). An solchen Leichen erhält sich die Irritabilität stundenlang.

Tiefe geschieht jedoch nur an den Punkten, an welchen der positive und negative Strom in den Körper eintreten. Zwischen beiden Eintrittsstellen folgt der Strom den Flüssigkeiten in den Geweben und setzt keine Reizerscheinungen, es sei denn, dass eine sehr beträchtliche Stromstärke zur Anwendung käme. Aber auch in diesem Falle zeigen sich die Reizeffecte nicht auf der ganzen Verbindungsbahn zwischen den Eintrittsstellen, sondern bleiben auf die nächste Umgebung der letzteren beschränkt.

Es wird das Verständniss und die praktische Anwendung dieser Grundprincipien unserer Methode wesentlich erleichtern, wenn einige physiologische und physikalische Bemerkungen vorausgeschickt werden.

Ueber die Gesetze, denen der electrische Strom bei seinem Laufe durch den menschlichen Körper gehorcht, herrschen noch vielfach unklare Vorstellungen. Die Anschauung, dass die Nerven vorzugsweise gute Leiter für den electrischen Strom seien, ist wohl schon lange vergessen; mehr möchte dagegen noch die Ansicht gelten, dass man im Stande sei, dem Strome einen bestimmten Weg anzuweisen. Ich habe noch gesehen, dass Aerzte, um einen gelähmten Arm zu electrisiren, den einen Pol des Rotationsapparates in die betreffende Hand nehmen liessen, den andern Pol auf die unteren Halswirbel setzen. Man ging hierbei von der Idee aus, dass der electrische Strom, welcher sich nach physikalischen Gesetzen durch die ganze Dicke des eingeschalteten Leiters verbreite, deshalb auch alle in dem letzteren befindlichen Nerven und Muskeln erregen müsse. Die Reflexcontractionen in den Flexoren, welche durch die ausgedehnte Reizung der Hautnerven in der Vola manus entstanden, nahm man für eine directe Wirkung des durch die Muskeln und Nerven hindurchgehenden Stromes.

Man vergass aber hierbei zu berücksichtigen, dass die Vertheilung des electrischen Stromes in dem in die Kette eingeschalteten menschlichen Körper nicht eine gleichmässige ist, sondern dass die Stromdichte am bedeutendsten ist an den Punkten, wo der Strom an dem Körper ein- und austritt, dass sie schon unendlich viel geringer ist auf der zwischen diesen Punkten gelegenen graden Verbindungsbahn, und dass sie mit der weitern Entfernung von beiden in riesigen Progressionen abnimmt. So richtig es also vom physikalischen Standpunkte aus ist dass der Strom sich mit dem Aufsetzen der Electroden auf die Haut sofort durch den ganzen Körper verbreite, so wichtig ist es andrerseits zu wissen, dass bei dem enormen Widerstande, den der menschliche Körper als eingeschalteter Leiter darbietet, nicht einmal die Stromfäden, welche direct von einem Electroden-Ansatzpunkte zum andern verlaufen — geschweige denn die von denselben sich immer weiter entfernenden Stromcurven — eine solche Dichtigkeit besitzen, um Reizerscheinungen hervorzurufen. Bei den subtilen Verhältnissen des physiologischen Experiments am Frosch sieht man wohl Reizwirkungen solcher von den Ansatzpunkten weit entfernter minimaler Stromfäden auf Nerv und Muskel, am menschlichen Körper aber kommen nur die Ansatzpunkte der Electroden als diejenigen Punkte in Betracht, an denen der Strom eine zur Erzeugung von Reizerscheinungen hinreichende Dichtigkeit besitzt. Nur bei der Anwendung eines übermässig starken, für den menschlichen Körper unerträglichen Stromes dürften auch, wie bei dem physiologischen Experimente, Erregungen von Muskeln oder Nerven auf der graden Bahn zwischen den Ansatzpunkten zu Stande kommen; ich habe solche aber nur in der nächsten Umgebung der letzteren beobachtet.

Es fällt aber bei der Frage von dem Stromlaufe im menschlichen Körper nicht blos der grosse Widerstand, den der Letztere als Ganzes darbietet, sondern auch die Differenz der Leitungswiderstände in den einzelnen Geweben in's Gewicht. Die Behauptung, welche Ritter im Anfange dieses Jahrhunderts aussprach, dass der thierische Körper, insbesondere aber die trockene Epidermis (vor Allem Horn, Haare, Nägel) einen bedeutenden Leitungswiderstand darböten, wurde in den dreissiger Jahren von Ed. Weber [1]), Pouillet, Lenz und Ptschelnikoff [2]) bestätigt. Diese brachten den Leitungs-

---

1) Ed. Weber, Quaestiones physiologicae de phaenomenis galvano-magneticis in corpore humano observatis. Lipsiae 1836.
2) Lenz und Ptschelnikoff, Poggendorf's Annalen. Bd. 56. p. 429.

widerstand des ganzen Körpers in Vergleich mit dem der Metalle und berechneten ihn auf diese Weise genauer.

Ed. Weber sprach es aus, dass der thierische Organismus nur als ein von warmer, salzhaltiger Flüssigkeit durchströmter Körper, und als solcher zehn- bis zwanzigmal besser als kaltes destillirtes Wasser leite, d. h. nach Entfernung der Epidermis.

Matteucci [1]) ging einen Schritt weiter, indem er die Leitungswiderstände der einzelnen Gewebe, insbesondere der Muskeln und Nerven gesondert zu erforschen und mit einander zu vergleichen anfing. Er fand, dass die Leitungsfähigkeit der Muskeln sich zu der des Gehirns, Rückenmarks und der Nerven (welche nicht erheblich unter sich differirten) verhielte, wie 4 : 1.

Schlesinger [2]), der diese Untersuchungen in derselben Weise wie Matteucci, anstellte, fand das letztere Verhältniss wie 8 : 3. Ferner bemerkte er, dass der Leitungswiderstand der Knochen dem der Nerven gleich stehe, und bestätigte von Neuem, dass Epidermis, Haare und Nägel die schlechtesten, dagegen die thierischen Flüssigkeiten die besten Leiter im Körper seien.

Die Fortschritte der Physik lassen heutzutage die von Matteucci und Schlesinger angewandten Methoden nicht ohne Mängel erscheinen und machen die Resultate zweifelhaft. Eckhard [3]) nahm deshalb in der neuesten Zeit die Frage wieder auf und wandte zur Lösung derselben ein höchst sinnreiches Verfahren an, während er gleichzeitig alle Schwierigkeiten der Methode, insbesondere die Einflüsse des Polarisationsstromes zu beseitigen strebte. Mit Hülfe dieser seiner vollkommneren Methode fand Eckhard nun, indem er die Leitungswiderstände der Muskeln, Sehnen und Knorpel mit einander verglich, dass sich aus den einzelnen Versuchen zwar kein constantes Verhältniss ergiebt — ein Umstand, den Eckhard dem sehr wechselnden Gehalte der todten Gewebe an Wasser zuzuschreiben geneigt ist —, dass aber im Allgemeinen die Muskelsubstanz vor-

---

1) Matteucci, Traité des Phénomènes electro-physiologiques des animaux. Paris 1841.

2) Schlesinger, Zeitschrift der Wiener Aerzte. 1852. Juli.

3) Eckhardt, Beiträge zur Anatomie und Physiologie. Giessen 1856. Heft I. p. 55.

läufig als das bestleitende Gewebe im Körper angesehen werden
muss, wenn auch die Differenz im Leitungswiderstande zwischen
den einzelnen Geweben lange nicht so bedeutend ist, als sie
Schlesinger und Matteucci fanden.

Setzte Eckhard den Leitungswiderstand der Muskelsubstanz $= 1$, so ergab sich:

der Leitungswiderstand der Sehne $= 1,8-2,5$
     „   „   des Nerven $= 1,9-2,4$
     „   „   des Knorpels $= 1,8-2,3$.

Die compacte Knochensubstanz leitet nach Eckhard's Angabe wahrscheinlich sechszehn - bis zweiundzwanzigmal schlechter, als der Muskel.

Vergleichen wir mit diesen Resultaten die freilich sehr
schwankenden Angaben der Chemiker über den Wassergehalt
der verschiedenen Gewebe, nach denen

der Muskel $72-80\%$
die Sehne 62%
der Korpel $50-75\%$ Wasser
der Nerv $39-66\%$
der Knochen $3-7\%$

enthalten, so leuchtet ein, dass die Leitungsfähigkeit der Gewebe
in gradem Verhältnisse steht zu ihrem Gehalte an Wasser.

Ueber die Leitungsfähigkeit des subcutanen und intermus-
kulären Bindegewebes, welches den Muskeln an Wassergehalt wohl
sehr nahe oder gleich stehen möchte, sowie der Gefässwände und
Membranen überhaupt liegen bisher keine physikalischen Untersuchungen vor; auch ist der Wassergehalt von den Chemikern
noch nicht bestimmt worden.

Uebertragen wir diese Resultate auf das praktische Feld
— auf die Verwerthung des electrischen Stromes am lebenden
Menschen —, so ergiebt sich, vorausgesetzt dass man sich einer
nicht übermässigen, aber zur Erregung completer und energischer
Muskelcontractionen ausreichenden Stromstärke sowie feuchter
Schwammkappen an den Electrodenspitzen bedient — dass
der Strom zwischen den Ansatzpunkten der Feuchtigkeit in den guten Leitern (Muskeln, und wahrscheinlich auch im Bindegewebe) folgen und die Nerven als
schlechte Leiter umgehen wird. Eine Reizung der
Nerven wird also nur dann stattfinden können, wenn

dieselben sich innerhalb oder unterhalb grosser Widerstände befinden, welche der Strom, um in den Körper zu gelangen, überwinden muss. Einen solchen Widerstand bietet aber die Epidermis mit der Lederhaut. Bei der Ueberwindung dieses grossen Leitnngswiderstandes werden die Ausbreitungen der sensiblen Nerven in der Haut, sowie die unmittelbar unter der Haut verlaufenden Nerven eine Erreguug erfahren. Die tiefer liegenden Nerven werden nur dann gereizt werden können, wenn man im Staude ist, die verschiedenen, durch feuchte Leiter von einander getrennten Widerstände — nämlich die Epidermis mit dem Corium, das Fettpolster, die Fascien — durch kräftige Compression mittelst der Electrode zu einem grossen Widerstande zu vereinigen. Nach Ueberwindung dieses Widerstandes wird der Strom mit ungeschwächter Dichtigkeit direct auf den darunter liegenden motorischen oder sensiblen Nerven treffen. Sobald sich aber zwischen diesem Nerven uud dem Widerstande eine zu dicke Schicht gut leitenden Gewebes z. B. Muskel befindet, welche von der Electrode nicht vollstäudig comprimirt werden kann, so wird selbstverstäudlich auch die Erreguug des tiefen Nerven unterbleiben, weil in diesem Falle durch die Feuchtigkeit im Muskel der Strom von der angewieseuen Bahn abgelenkt wird.

Meine Beobachtungen an Lebenden bestätigeu diese Schlüsse in jeder Hinsicht. Setze ich auf den Processus zygomaticus des Schläfebeins jederseits eine dünne Electrode auf, so erhalte ich vielleicht eine Contraction des M. attolleus auriculae oder des M. frontalis, wenn deren Facialzweige grade von der Electrodeuspitze getroffen werden, oder Schmerzen nach der Schläfe ausstrahleud, weun ein Ast des N. auriculo-temporalis gereizt wird, dagegeu nehme ich keinerlei Seusation in den auf der graden Verbiudungsbahu zwischen beiden Poleu verlaufenden Trigeminusfilameuten, noch Contractionen in den daselbst belegeneu Muskeln wahr.

Liess ich jedeu Poldraht in zwei Zweige zerfallen uud verstärkte den Strom entsprechend, so konnte ich mit den vier Conductoren an einem und demselben Menschen zu gleicher Zeit vier Muskeln in Verkürzung setzen, ohne dass Sensation oder Contraction an anderen, als an den durch den Eintritt des Stromes gereizten Punkten eintrat. Man kann diese Versuche noch weiter ausdehnen, indem man jeden Poldraht in drei und mehr Zweige zerfallen lässt. Das Resultat bleibt immer, dasselbe.

Wenn ich vier Männer so zusammenstellte, dass sie einander nur mit einer, durch einen kleinen interponirten Schwamm feucht erhaltenen Stelle der Dorsalfläche des Vorderarms berührten, so konnte ich, auf der ersten und vierten Person im Gesichte die Kette schliessend, an jener mit dem positiven, an dieser mit dem negativen Pole eine Muskelcontraction erzielen, während die mittleren Personen ausser einem leisen, singelnden Gefühle an der Berührungsstelle Nichts von dem durchgehenden, ziemlich kräftigen Strome verspürten. Drückten sie aber die Berührungsflächen kräftig gegen einander, so traten isolirte Verkürzungen der unter der Contactstelle verlaufenden Muskeln hinzu. Verband ich die Personen dagegen durch die wohlangefeuchteten Volarflächen der Hände, so traten bei dem grossen Reichthume der Haut an sensiblen Nerven sofort lebhafte Sensationen und schon bei mässiger Stromstärke Reflexcontractionen in den Flexoren der Finger, der Hand und des Vorderarms ein.

Setzt man eine Electrode direct auf einen Muskelbauch auf und schliesst nun die Kette durch Aufsetzen der zweiten Electrode irgendwo ausserhalb des Muskels, so erhält man bei schwachem Strome nur eine Verkürzung der oberflächlich gelegenen Muskelbündel. Diese partiellen Contractionen haben, wie ich glaube, ihren Grund darin, dass der localisirte Strom nicht die Summe aller motorischen Nervenröhren dieses Muskels, sondern nur eine grössere oder geringere Anzahl derselben reizt, je nachdem sie in Form stärkerer oder schwächerer Zweige unter der getroffenen Stelle verlaufen.

Weshalb der Strom bei der intramusculären Reizung nur die mikroskopische Ausbreitung des motorischen Nerven betreffen soll, wie Remak will, ist nicht einzusehen, da der Strom, durch kräftiges Eindrücken der Electrode gewissermassen in die Tiefe des Muskels geleitet, die hier verlaufenden Verzweigungen des Nerven reizen muss. Auch sehen wir bei derartigen Versuchen an grossen und breiten Muskeln, dass nicht die äusseren Schichten derselben, sondern die Bündel in ihrer ganzen Dicke sich verkürzen.

Man ist indessen auch bei der intramuskulären Reizung im Stande, eine Verkürzung des ganzen Muskels hervorzurufen, wenn man sich eines im Verhältniss zu dessen Grösse sehr starken Stromes bedient. Durch die Stärke und Dichtigkeit des Stromes wird nicht allein eine Reizung der unter der Electrodenspitze verlaufenden Nervenzweige, sondern aller in dem Muskel ausgebreiteten Nervenröhren gesetzt trotz des zwischen dieselben eingeschalteten guten Leiters (feuchte Muskelsubstanz).

Sehr begünstigend ferner für das Zustandekommen completer Contractionen auf intramusculärem Wege, besonders bei grossen und breiten Muskeln ist die Vergrösserung der Contactfläche an den Enden der Electroden. Setze ich eine der stricknadeldünnen, mit feuchtem Leder bekleideten Electroden oder selbst beide auf den Pectoralis major oder Deltoideus auf, so erhalte ich selbst bei sehr starkem Strome nur Contractionen einzelner Bündel. Wählt man aber Electroden mit grossen Knöpfen am Ende, deren Schwammkappen die Grösse einer Wallnuss haben, so erhält man schon bei mässigem Strome, besonders wenn man beide Electroden auf den Muskel aufsetzt, eine energische Verkürzung des ganzen Muskels. Die Erklärung dieser Erscheinung liegt in den oben erörterten physikalischen Gesetzen. Die Strombahn, welche von der grossen Contactfläche aus in den Muskel eintritt, ist viel umfänglicher, als die der feinen Electrode; somit werden von der ersteren eine weit grössere Zahl von motorischen Nervenfasern gereizt werden, als von der letzteren. Bei sehr intensiver Stromstärke kommt hinzu, dass der Strom noch in der nächsten Umgebung der Eintrittsstelle eine zur Erzeugung von Reizerscheinungen hinreichende Dichtigkeit besitzt. Dieses Rayon wird selbstredend unendlich viel grösser sein, wenn der Querdurchschnitt des eintretenden Stromes einen Zoll, als wenn er eine Linie im Durchmesser hat.

Hiernach ist es also nicht nur physikalisch vollkommen gerechtfertigt, sondern sogar sehr empfehlenswerth, bei der therapeutischen Anwendung des electrischen Stromes, sobald es sich um die Erzielung von Muskelcontractionen handelt, Electroden mit grossen feuchten Schwammkappen in Gebrauch zu nehmen. Die intramuskuläre Erregung des Muskels gelingt alsdann schon bei weit geringerer Stromstärke, als bei der Anwendung feiner Electroden, und die Reizung der Hautnerven ist eine erheblich schwächere.

Für die extramuskuläre Erregung motorischer Nerven sind, wenn es nicht auf besondere Exactheit des Effectes ankommt, die grossen Contactflächen an den Electrodenenden ebenfalls zu verwenden; sie bringen auch hier den Vortheil geringerer Schmerzerregung in der Haut mit sich. Die extramuskuläre Reizung mit mässig grossen Schwammkappen ist überall, wo sie vermöge der anatomischen Anordnung möglich ist, vorzuziehen, weil durch sie eine complete Contraction des Muskels bei relativ geringster Stromstärke und unter relativ geringster Schmerzempfindung erzielt wird.

Die feine (stricknadeldünne) Electrode mit ihrer dünnen Schwammkappe ist aber unentbehrlich, sobald es sich um isolirte Reizung kleiner Muskeln oder feiner Nervenzweige handelt, z. B. im Gesicht oder am Halse, wenn man die physiologische Wirkung der Contraction einzelner Muskeln studiren oder zu diagnostischen Zwecken die Erregbarkeitsgrade für bestimmte Stromstärken oder für die verschiedenen Stromesarten ganz exact feststellen will.

Selbstverständlich sind die von einem durch die Electrode gereizten Punkte nach der Peripherie ausstrahlenden Sensationen oder Contractionen nicht etwa als Wirkungen des nach der Peripherie strömenden Fluidums, sondern lediglich als excentrische Erscheinungen der örtlichen Erregung der Nervenstämme anzusehen. Reize ich mit jedem Pole einen N. cruralis, so bemerke ich an beiden Beinen Contractionen in den Streckern des Unterschenkels und Sensationen bis an die grosse Zehe. Diese Erregung der motorischen und sensiblen Fasern des N. cruralis geht nur von der gereizten Stelle des Nervenstammes am Poupart'schen Bande aus, denn nur an den Ansatzstellen der Electroden besitzt der Strom die genügende Dichtigkeit, um Reizerscheinungen zu setzen.

Die nach dem Gesetze der excentrischen Leitung auftretenden Erscheinungen an der Peripherie werden natürlich um so ausgedehnter und bedeutender sein, je mächtiger der gereizte Nerv ist, je näher dem Centrum die Erregung stattfindet.

Die Centralorgane des Nervensystems, sowie die Nervenstämme, welche innerhalb der Leibeshöhlen verlaufen, entgehen durch ihre mächtige Umhüllung mit Weichtheilen und Knochen, welche sich nicht durch Compression zu einem Widerstande vereinigen lassen, dem faradischen Strome, sofern letzterer nicht in übermässiger Stärke zur Anwendung kommt. Es ist deshalb irrationell, wenn man, wie es früher gang und gäbe war, die eine Electrode in den Nacken oder irgendwo über der Wirbelsäule aufsetzt in der Absicht, auf das Rückenmark eine Einwirkung zu üben. Der electrische Strom durchdringt die Knochen, welche das Rückenmark umgeben, nicht. Ebenso wenig ist eine directe Electrisirung des Gehirns möglich, wenn nicht Ströme von ausserordentlicher Stärke auf dasselbe einwirken. Dass die Entladung einer Leydener Flasche oder gar einer Batterie Leydener Flaschen einen heftigen, ja sogar einen deletären Einfluss auf das Gehirn ausüben könne, wird Niemand bezweifeln; dass dagegen Ströme, welche ein zu medicinischen Zwecken construirter Inductionsapparat liefert, durch die Dicke des Schädels zum Gehirn durchdringen, ist durch Nichts bewiesen. Dagegen kann eine indirecte Reizung des Gehirns durch Erregung der Sinnesnerven und zwar vorzüglich des Opticus und Acusticus schon durch Ströme mittlerer Stärke ins Werk gesetzt werden. Ausser intensiven Licht- und abnormen Gehörserscheinungen folgen Schwindel, Benommenheit des Sensoriums, selbst Bewusstlosigkeit auf eine Faradisirung der genannten Sinnesnerven mit starken Strömen, und es ist deshalb bei der Erregung derselben die äusserste Vorsicht um so mehr geboten, als die Reaction der einzelnen Individuen gegen derartige Einwirkungen eine ausserordentlich verschiedene ist.

Von den in der Bauch- und Brusthöhle gelegenen Organen sind nur diejenigen dem electrischen Strome zugänglich, welche entweder frei nach aussen münden — Rectum, Vagina mit Uterus, Urethra und Blase, Oesophagus und Magen — oder deren Nerven auch ausserhalb der Leibeshöhlen verlaufen und hier erreichbar sind (Zwerchfell durch Nn. phrenici, Herz und

Lungen durch Nn. vagi). Die erstgenannten Organe werden durch eine Electrode, welche bis zu ihrer knopfförmigen, mit feuchtem Leiter umwickelten Spitze hin durch Gummi oder Guttapercha gedeckt ist und bei offener Kette in den betreffenden Schleimhautcanal eingeführt wird, gereizt, nachdem durch Aufsetzen der andern Electrode in der Nähe die Kette geschlossen wurde. Für Blase, Uterus und Mastdarm empfiehlt sich die Anwendung des von Duchenne angegebenen „Excitateur double" d. h. zweier in einen feinen Guttaperchacylinder eingeschlossener, isolirter, biegsamer und geknöpfter Electroden, welche nach der Einführung in das Cavum durch einen einfachen Mechanismus von einander entfernt und durch ihre äusseren Enden mit den Leitungsschnüren eines Inductionsapparates in Verbindung gebracht werden und auf diese Weise sowohl den positiven als den negativen Pol auf Schleimhaut und Muscularis der betreffenden Organe einwirken lassen. Man kann indessen auch ohne dieses immerhin complicirte und kostspielige Instrument auskommen. Ein englischer Catheter, dessen Schnabel man bis zum Auge abschneidet und aus dessen Mandrin man an der Spitze eine Oese macht, an welcher ein kleines Stück Waschschwamm sicher befestigt werden kann, leistet Alles was man braucht. Duchenne, M. Meyer u. A. scheinen sich nur der glatten metallenen Electroden zu bedienen, wenigstens habe ich nirgends von einer Umhüllung der „Olive" mit feuchtem Schwamm oder Leder gelesen. Ich ziehe es vor, auch bei der Erregung von Muskelschichten, die mit Schleimhaut überzogen sind, die Electrodenknöpfe mit feuchtem Leiter (feinem Badeschwamm) zu überziehen, um eine zu starke Reizung der Schleimhaut, welche doch nicht immer gleichmässig feucht ist, zu verhüten und zugleich den Strom möglichst kräftig auf ·die darunter liegende Muskelschicht eindringen zu lassen.

·In den Oesophagus und Magen kann man ebenfalls geknöpfte und bis zum Knopf cachirte Electroden einführen. Der übrige Theil des Darmtracts — vom Pylorus bis zur Flexura Sigmoidea — ist dem electrischen Strome unerreichbar, es sei denn, dass sehr schlaffe Bauchdecken das Eindringen des Stromes von Aussen ermöglichten, oder dass abnorme Lagerungsverhältnisse walteten. Bei Frauen, welche oft geboren haben, kann man, wie ich mich wiederholt überzeugt habe, einzelne

Darmpartieen, in einer grossen Bauchdeckenfalte emporgehoben und von zwei Seiten her gereizt, in Contraction versetzen. Bei straffen Bauchdecken, wie sie beim männlichen Geschlechte vorherrschen, habe ich dies nie erreichen können und bin zu der Ueberzeugung gelangt, dass man durch straffe Bauchdecken hindurch den faradischen Strom nicht auf den Darm localisiren kann.

In Betreff abnormer Lageverhältnisse des Darms habe ich wiederholt die in grossen Hernien enthaltenen Darmpartieen in sehr lebhafte, peristaltische Bewegung versetzen können, am schönsten an einem angeborenen Leistenbruche von der Grösse eines Kindskopfes (bei einem 28jährigen Manne), dessen Integumente so dünn und zart waren, dass sich die Windungen des Düundarms hervorwölbten und jede Contraction aufs Deutlichste erkennen liessen. Die peristaltischen Bewegungen konnten durch mechanische und thermische Reizungen (Druck, Bespritzen mit kaltem Wasser) zwar angeregt werden, indessen überschritten sie nicht ein gewisses Maass der Energie. Wurde der faradische Strom auf die wohlangefeuchtete Oberfläche der Hernie applicirt, nachdem dieselbe in der Rückenlage des Kranken zwischen den gespreizten Beinen auf weiche Kissen gebettet war, so liessen sich sofort dieselben Erscheinungen hervorrufen, welche Ed. Weber [1] an blosgelegten Darmpartieen von Thieren vermittelst des Rotationsapparates erzielte, jedoch mit dem Unterschiede, dass hier der Einfluss der atmosphärischen Luft wegfiel, welchen Weber nicht ausschliessen konnte. Setzte ich die feinen Electrodenspitzen auf, so gerieth das unter jeder derselben liegende Darmstück nach wenigen Secunden in tetanische Contraction, so zwar, dass sich das Darmstück wie ein ziemlich elastischer, etwa fingerdicker Strang anfühlte. Die Contraction währte einige Secunden nach der Oeffnung der Kette fort, um sich dann allmälig auf die nicht gereizten Darmpartieen fortzupflanzen. Liess ich den Strom mittelst zweier feiner Electroden längere Zeit (2—3 Minuten) auf die Hernie einwirken, und steigerte die Stromstärke allmälig, so erreichte die Energie der peristaltischen Bewegungen eine überraschende Höhe. Der Bruch

---

1) Wagner's Handwörterbuch der Physiologie. Bd. III. pag. 26. Art. Muskelbewegung.

war einem Knäuel von Schlangen, welche sich durch einander
winden, nicht unähnlich, der gasförmige Inhalt des Darms wurde
mit lautem Getöse fortgestossen, hie und da konnte ich tetanische Contractionen in einem Darmstücke fühlen, welche nach
einer Dauer von mehreren Secunden nachliessen, um an einer anderen Stelle wieder zu erscheinen. Eine Reposition des Bruches
kam hiebei nicht zu Stande. Diese äusserst stürmischen Actio-
nen dauerten lange nach der Entfernung des electrischen Reizes
— ganz allmälig schwächer werdend — fort, waren aber erst
nach einer Viertelstunde ganz erloschen. Der Kranke, welcher
diese bisher ungeahnte Aufregung in seinem Bruche mit Erstaunen betrachtete, versicherte mit Bestimmtheit, dass er keinen
Schmerz verspüre ausser in der Haut an den beiden Stellen, wo
die Electroden aufgesetzt waren. Dieser Schmerz erlosch sofort
mit dem Abnehmen der Electroden, während die stürmische
peristaltische Action noch ziemlich lange aber ganz schmerzlos
fortdauerte.

Die Milz, wenn sie beträchtlich vergrössert und bei sehr
schlaffen Bauchdecken zu umgreifen ist, kann ganz wohl dem
faradischen Strome exponirt werden, indem man den einen Pol
an die innere, den zweiten an die äussere Fläche des etwas her-
vorgeschobenen Organs applicirt. Mehrfache derartige Versuche
haben mir indessen, was Volumen der Milz und etwaige subjective Empfindungen anlangt, constant ein durchaus negatives
Resultat ergeben. Diese Angabe ist indessen ohne Werth, da
selbst über die Frage, ob die menschliche Milz überhaupt con-
tractile Elemente besitzt, noch nicht einmal endgiltig entschieden ist. Während die Erlanger Forscher [1]) an den Milzen
zweier Hingerichteter keine Spur von Contractionen entdecken
konnten, wollen Wagner [2]), Harless [3]) und Jaschkowitz [4])
Contractionsphänomene an der Menschenmilz beobachtet haben. — Praktischen Werth hat die Erledigung dieser interessanten Frage für uns insofern nicht, als die Faradisirung der

---

1) Dittrich, Gerlach und Herz in Prager Vierteljahrschrift 1851.
   Bd. VIII. pag. 65.
2) Jena'sche Annalen 1849. Heft 1.
3) Augsburger Allgem. Zeitung 1850.
4) Virchow's Archiv 1857. Bd. XI. p. 239.

Milz nur unter den oben erwähnten günstigen Bedingungen also überhaupt nur selten ausführbar ist.

In Betreff der Faradisirung der Muskeln des Schlundes und Kehlkopfes, sowie der Nn. phrenici und vagi verweise ich auf den speciellen Theil.

Die Haut erleidet an den Stellen, an welchen der electrische Strom aus den Electroden in dieselbe übergeht, stets eine mehr oder minder erhebliche Reizung, welche sich in der Contraction der Hautmuskeln, in der Verengerung und Erweiterung der kleinsten Gefässe, sowie endlich in der Schmerzempfindung manifestirt. Von diesen Reizerscheinungen hat die letztgenannte die grösste praktische Bedeutung, und verdient deshalb eine eingehende Besprechung.

Es kann zunächst als selbstverständlich betrachtet werden, dass der Hautschmerz an den Regionen, welche den grössten Reichthum an sensiblen Nerven besitzen, wie im Gesicht, am Halse, an den Händen, bei gleicher Stromstärke und gleicher Applicationsweise weit erheblicher sein wird, als an nervenarmen Hautpartien. Es wurde ferner schon oben erwähnt, dass die Reizung der sensiblen Hautnerven weit geringer ausfällt, wenn man die Epidermis anfeuchtet und die Electroden-Enden mit feuchten Schwämmen umwickelt, als wenn man den Strom durch trockene metallische Electroden-Enden in die Haut eindringen lässt. Der Grund für diese Erscheinung liegt in dem ungeheuren Leitungswiderstande der trockenen Epidermis, dessen schon oben (p. 11) Erwähnung geschah. Wird derselbe durch Anfeuchtung mit warmem salzhaltigem Wasser herabgesetzt, wird insbesondere die Epidermis an der Berührungsstelle der Electrode mit der Haut durch einen interponirten feuchten Schwamm in gut leitendem Zustande erhalten, so wird nicht nur überhaupt mehr Electricität in den Körper eintreten, als bei trockener Beschaffenheit der Epidermis und der Electroden, sondern der electrische Strom wird auch in einem viel grösseren Querschnitt eintreten, nämlich in dem der feuchten Contactfläche.

Bei Anlegung trockener metallischer Electroden an die trockene Epidermis wird zunächst viel weniger Electricität in die Cutis resp. in den Gesammtkörper übergehen, um so weniger natürlich, je dicker und trockener die Epidermislagen sind. Die

schwielige Epidermis in der Vola manus eines Handarbeiters
oder an der Fusssohle eines Barfussgängers leitet den Strom gar
nicht, und man muss hier, schon um eine Reizung der Hautnerven zu erzielen, die obersten Hornschichten aufweichen. Es ist
indesen keine Frage, dass man bei mässiger Dicke der Epidermis
auch trotz völliger Trockenheit der Epidermis und Electrodenspitze durch beträchtliche Steigerung der Stromstärke und festes
Aufdrücken der Electrode dem electrischen Strome eine für die
Erregung oberflächlicher Muskeln und Nerven genügende Dichtigkeit verleihen kann — jeder Versuch an der ersten besten
Hautstelle beweist dies zur Genüge —, allein der auf diese
Weise entstehende Hautschmerz ist unerträglich. Die Ursache
dieser heftigen Erregung der Hautnerven müssen wir mit Fick[1])
in der Auflösung des aus der Electrode in die Haut sich ergies-
senden Electricitätsstromes in einzelne Strahlen suchen, welche
bei dem enormen Leitungswiderstande der trockenen Epidermis
überall da sich sammeln und in die Haut eintreten, wo die Epidermis von der Mündung einer Schweissdrüse, einer Talgdrüse
oder eines Haarbalges durchbohrt ist. In jedem einzelnen Strahle
besitzt die strömende Electricität eine grosse Dichtigkeit, weil hier
auf einen sehr kleinen Querschnitt verhältnissmässig viel Electricität zusammengedrängt ist. Daher die heftige und ausgedehnte
Erregung der Hautnerven, daher das Ausbleiben von Muskelcontraction. Denn jeder einzelne Strahl besitzt an sich doch
nicht eine für die Muskelerregung ausreichende Dichte und zu
einer gemeinsamen Action der Strahlen kommt es nicht, da sich
jeder Strahl sofort nach seinem Durchtritt durch die Cutis auf-
löst. Drückt man mit der Electrode die Haut kräftig gegen die
Oberfläche der Muskeln, so erfolgen, wie oben angeführt, oberflächliche Contractionen; die Auflösung der Strahlen geschieht
alsdann erst in der Muskelsubstanz, welche hierbei von der Summe
der noch mit hinreichender Dichtigkeit versehenen Stromstrahlen
gereizt wird.

Diese Auflösung des Inductionsstromes in zahlreiche Strahlen hat Duchenne schon längst rein empirisch in Fällen, wo eine
blosse Hautreizung beabsichtigt wurde, herbeizuführen gesucht,
indem er den trockenen Electrodenknopf durch den jetzt allge-

---

1) Medicinische Physik II. Aufl. 1866. pag. 372.

mein gebräuchlichen Pinsel von Metallfäden (Electrische Geissel) ersetzte. Hier wird schon in der Electrode der Strom in so viele Strahlen zerlegt, als Metallfäden in dem Besen vorhanden sind, und die Reizung wird zugleich über eine grössere Fläche ausgedehnt, als es bei Anwendung eines einzelnen Metallknopfes der Fall ist.

Sind also Zerlegung des electrischen Stromes in zahlreiche Stromfäden und trockene Beschaffenheit der Epidermis die zweckentsprechendsten Bedingungen für eine kräftige Erregung der Hautnerven, so ist auf der anderen Seite zur Vermeidung des Hautschmerzes und zur Erzielung möglichst schmerzloser Muskelcontractionen die sorgfältige Aufeuchtung der Epidermis mit warmem salzhaltigem Wasser und Umhüllung des Metallknopfes der Electrode mit einem feuchten Leiter (feinem Badeschwamm) und endlich ein kräftiges Aufdrücken der Electroden sowohl aus empirischen als aus physikalischen Gründen zu empfehlen.

Das kräftige Aufdrücken der Electroden ist, wie oben ausgeführt wurde, schon deshalb nöthig, um dem Strome die für die Erregung tiefer gelegener Muskeln und motorischer Nerven erforderliche Dichtigkeit zu erhalten; nicht minder wichtig jedoch ist das Verfahren zur Minderung des Hautschmerzes. Die ärztliche Erfahrung beweist zur Genüge, dass energische Compression eines sensiblen Nerven je nach der Intensität des Druckes schwächend oder lähmend auf ihn einwirkt und ihn für einen anderen, gleichzeitig einwirkenden Reiz leitungsunfähig macht. Es erklärt sich hieraus die alltägliche Beobachtung, dass bei der Faradisirung der Hautschmerz da am stärksten ist, wo der nöthige Gegendruck fehlt, und da am geringsten, wo die Haut eine feste Unterlage hat und deshalb eine sichere Compression der Nerven gestattet.

Was die von Duchenne mit so grosser Vorliebe behandelte „Sensibilité électro-musculaire" betrifft, so wird dieselbe von Remak ganz verworfen (l. c. p. 31). Leuchtet es auch sofort ein, wenn man Duchenne's Angaben (l. c. p. 56 und 57) über die Verschiedenheit der Muskelsensibilität bei den einzelnen Muskeln durchsieht, dass er dieselbe vielfach mit der Sensibilität der Haut confundire, so ist doch nicht zu läugnen, dass jede complete, auf electrischem Wege erzeugte Contraction eines Muskels von einer Sensation begleitet ist, welche unabhängig von der electro-cutanen Reizung bestcht und als ein krampfiger oder spannender Schmerz bezeichnet werden kann. Ob diese Schmerzempfindung, welche Jedermann beim nächtlichen Waden- oder Sohlenkrampfe kennen lernt, denjenigen sensiblen Nervenröhren zuzuschreiben sei, welche allen — auch den sogenannten rein motorischen — Nerven, z. B. dem N. facialis, beigemischt sind, oder ob die motorische Röhre selbst Vermittler des Muskelgefühls sei, wie es Eckhard [1]) für möglich hält, oder endlich, ob die sensiblen Nerven der bindegewebigen Umhüllungen der Muskelbündel die alleinigen Ausgangspunkte des Schmerzes seien, wie Remak (l. c. p. 22) behauptet — diese Frage lässt die Physiologie vorläufig unbeantwortet, indessen erscheint immerhin die erste Annahme als die wahrscheinlichste [2]).

Da nun dieses Krampfgefühl, welches Jedermann bei der Faradisirung seiner eigenen Muskeln als einen Schmerz anerkennen wird, jede durch den galvanischen Strom gesetzte energische Muskelcontraction begleitet, so ist die Angabe von Remak (l. c. pag. 24), „dass Personen, an welchen er den M. cu-„cullaris und M. depressor anguli oris zur Verkürzung gebracht „habe, nicht das Geringste davon empfunden hätten," oder „dass „er alle Gesichtsmuskeln ohne Schmerz electrisiren könne" (l. c. p. 32) erheblich zu modificiren, ganz abgesehen davon, dass man den Hautschmerz auch nur an den wenigen Stellen fast ganz zu vermeiden im Stande ist. wo die Haut arm an sensiblen Nerven und mit einer festen Unterlage versehen ist.

In Betreff der Einwirkung des faradischen Stromes auf die Blutgefässe der Haut muss ich der Kürze wegen auf die Arbeiten der Gebrüder Weber [3]), von Schultze [4]), Kölliker [5])

1) Eckhard. Physiologie des Nervensystems. Giessen 1851. p. 113. Vergl. Ludwig, Physiologie. Bd. 1. pag. 361.

2) Vgl. Spiess, Physiologie des Nervensystems. pag. 76.

3) Ed. und E. H. Weber. Die Wirkung des magnet-electrischen Stromes auf die Blutgefässe. Müller's Archiv 1847. pag. 232.

4) Max Schultze, De arteriarum notione. structura etc. Gryphiae 1840. pag. 51 sq.

5) Kölliker, Prager Vierteljahrschrift 1849. Bd. VI. Heft 1.

und Pflüger [1]) verweisen. Hier sei nur bemerkt, dass sich die von allen genannten Forschern constatirte Thatsache der Verengerung der kleinsten Gefässe im Beginn der Reizung und der übermässigen Erweiterung derselben nach langdauernden und relativ starken Reizungen sehr gewöhnlich an der Haut von Personen, welche eine nicht zu dicke Epidermis besitzen, beobachten lässt. Faradisirt man nämlich die Hant intensiv durch trockene Electroden z. B. durch Metallpinsel, so entsteht zunächst eine partielle Anämie durch spastische Verengerung der kleinsten Gefässe, und zugleich durch Contraction der Hautmuskeln ein Heraustreten der Haarbälge und Talgdrüsenmündungen (Gänsehaut). Setzt man die Reizung nun andauernd — 2 bis 3 Minuten und darüber — fort, so tritt an die Stelle der Anämie eine intensive Hyperämie, ein Erythem, welches auf der secundären oder paralytischen Ectasie der Gefässe beruht und oft lange nach beendeter Reizung noch fortbesteht. Es variirt dieses Erythem bei den einzelnen Individuen in Betreff der Ausdehnung und Intensität der Röthe sehr erheblich, ja bei einigen — jüngeren und älteren — Personen sah ich selbst nach ganz schwachen Strömen und bei stark angefeuchteten Electrodenschwämmen sofort Erythem auftreten. Diese partielle Hauthyperämie tritt gewöhnlich erst mit dem Abnehmen der Electroden zu Tage, bei langdauernder Reizung (3 Minuten) jedoch schon während derselben; sie ist von einer nicht unbedeutenden Temperatursteigerung an der betreffenden Stelle begleitet, was sich mit dem Thermometer constatiren lässt, und verschwindet nach kurzer Zeit, ohne irgend welche Folgen zu hinterlassen. Zuweilen steigert sich die Hyperämie zu einer serösen Durchtränkung des Hautgewebes. So sah ich bei einem kräftigen Manne nach jeder länger dauernden Application eines mässig starken Stromes an jedem Pole auf der hyperämirten Hautstelle eine weisse Quaddel entstehen, welche zuweilen die Grösse eines Viergroschenstückes erreichte.

Die Einwirkung des faradischen Stromes auf die Muskeln manifestirt sich constant durch Tempera-

---

1) Pflüger, Ueber die Einwirkung der vorderen Rückenmarkswurzeln auf das Lumen der Gefässe. Allgemeine medicinische Central-Zeitung. Bd. XIV. Aug. 1855.

turerhöhung. Diese Steigerung der Muskelwärme ist jedoch nicht auf Rechnung des electrischen Stromes, sondern auf Rechnung der Contraction zu setzen.

Die Steigerung der Muskelwärme durch kräftige und lang dauernde Contraction war schon wiederholt Gegenstand sorgfältiger Untersuchungen, ohne dass es jedoch gelang, die Quelle der Wärmesteigerung zu ermitteln.

Becquerel und Breschet [1]) constatirten zuerst mittelst thermoelectrischer Messungen, dass die Wärme in den willkürlichen Muskeln sich durch starkes Arbeiten derselben erheblich steigere z. B. in dem Biceps eines Mannes nach 5 Minuten dauerndem Sägen um 1° C.

Auch Gierse [2]) bestätigte diesen Befund bei Hunden, indem er zeigte, dass die Haut über den contrahirten Muskeln des einen Schenkels beträchtlich wärmer sei, als die Haut über den schlaffen Muskeln des andern Schenkels.

Helmholtz [3]) merzte zur Erledigung der Frage, woher die Wärme stamme, den Einfluss der Circulation und der Blutwärme aus, indem er die Oberschenkelmuskeln von Fröschen, deren Schenkel nur noch durch den Nerven mit dem Körper zusammenhing, zu thermoelectrischen Messungen benutzte. Es stellte sich hierbei heraus, dass die Wärme in den Muskeln nach einem 2—3 Minuten währenden Tetanus um 0,14—0,18° C. stieg. Auch Matteucci [4]) der die Versuche am Frosche wiederholte, fand eine Temperatursteigerung um 0,5° C. in dem Muskel.

Da die Frage von der Temperatursteigerung innerhalb contrahirter Muskeln mir eine grosse praktische Bedeutung zu haben schien, insofern sich daraus Anhaltspunkte für die Erklärung der Wirkung der faradischen Behandlung gelähmter oder sonst in mangelhaften Ernährungsverhältnissen befindlicher Muskeln ergeben dürften, so stellte ich im Jahre 1856 eine Reihe von thermometrischen Untersuchungen an der Haut über solchen Muskeln an, welche längere Zeit in tetanischer Verkürzung standen.

---

1) Annal. des sciences natur. Zool. 2 Ser. III, 257. IV. 243.

2) Quaenam sit ratio caloris organ. partium inflammatione laborantium, febrium etc. Dissert. inaug. Halae 1842.

3) Müller's Archiv 1848. pag. 114.

4) Proc. of the Royal Society 1856. Vol. VIII. Nr. 22.

Zu diesen Versuchen bediente ich mich eines vorzüglichen Thermometers von Ch. F. Geissler in Berlin, dessen Quecksilber-Reservoir nicht eine Kugel, sondern eine Spindel von ca. 15 Millimeter Länge und 5 Millimeter Dicke ist. Die Steigröhre ist äusserst fein und befindet sich auf einer Tafel von 32 Centim. Länge, welche eine Scala von + 6° bis + 56° Celsius zeigt. Die Eintheilung in Zehntel-Grade ist so eingerichtet, dass man bequem Zwanzigstel-Grade ablesen kann. Die Form des Quecksilber-Reservoirs sowie die Empfindlichkeit des Instrumentes lassen dasselbe zu Messungen der Temperatur an der Körperoberfläche besonders geeignet erscheinen. Das Verfahren bei den Messungen war so, dass ich die Quecksilber-Spindel in die Furche zwischen dem M. extensor digitor. commun. und M. ext. carpi radial. brev. einlegte, dieselbe in ihrer ganzen Länge der Haut möglichst genau coaptirte und in dieser Stellung 20 Minuten vor der Reizung, sodann während derselben und eine längere Zeit nach dem Oeffnen der Kette unverrückt fixirte. Die Erhebung von Hautfalten behufs Umhüllung der Spindel habe ich nach vielen Versuchen als unbrauchbar und zu Irrthümern führend aufgegeben.

Die meisten Versuche wurden bei durchaus unbedeckter Haut angestellt, wobei mit der grössten Sorgfalt die Einwirkung von Luftströmungen und die Verrückung der Spindel vermieden wurde. Ich habe indessen die Resultate dieser Versuche durch Experimentiren bei Umhüllung des Vorderarms und der Spindel mit dreifachen Lagen von dickem Flanell controllirt. Selbstredend können die Resultate immer nur einen relativen Werth haben, da einerseits die Abkühlung des Quecksilbers in der Spindel Seitens der äusseren Luft nicht vermieden werden kann, andererseits durch die Bedeckung der Epidermis mit schlechten Leitern die normale Wärmeausgabe der Haut gestört wird; indessen zeigen doch die Resultate der einzelnen Versuchs-Reihen eine Uebereinstimmung, welche über die Thatsache keinen Zweifel lässt. Die Verkürzung der Streckmuskeln am Vorderarm wurde durch localisirte Faradisirung des N. radialis am Oberarm, da wo er sich um den Humerus nach vorne herumwindet — ungefähr in der Mitte zwischen dem Condyl. ext. humeri und dem Ansatze des M. deltoid. — mittelst der positiven Electrode bewerkstelligt, während die negative auf dem

Sternum fixirt war. Es wurde auf diese Weise der Vorderarm und speciell die Oberfläche der über die Streckmuskeln gespannten Haut mit den Electroden überhaupt n i c h t berührt, und dadurch eine directe Einwirkung des Stromes auf die Blutgefässe der Cutis ausgeschlossen. Auch ist man bei der Reizung des N. radialis sicher, keine erhebliche, zu den Streckmuskeln verlaufende Arterie zu treffen.

Hatte das Quecksilber in der Steigröhre bei einer Zimmertemperatur von 15° R. nach 15 — 20 Minuten einen unveränderten Stand eingenommen, so begann die Reizung mit einem bei allen Versuchen ziemlich gleich starken Inductionsstrome, der in den Streckmuskeln der Hand und Finger eine äusserst kräftige tetanische Contraction hervorrief.

Ich will aus einer grossen Menge von Versuchen zunächst drei Reihen von Messungen hersetzen, welche an einem und demselben Individuum — einem ältlichen Manne mit schlaffer Musculatur und nachgiebiger Haut — zu verschiedenen Zeiten angestellt wurden. Es folgen sodann zwei Versuche an einem kräftigen Manne, welcher an dem zur Messung gewählten Arme durch Quetschung des N. radialis am Oberarm eine complete Lähmung sämmtlicher Streckmuskeln erlitten hatte, ein Umstand, dem der niedrige Stand der Hauttemperatur daselbst zuzuschreiben ist.

I. Versuch
bei unbedeckter Haut.

Wärme am Vorderarm, zwischen M. extens. digitor. comm. und M. extens. carpi radial. brev.   34,7° C.

Inductionsstrom von 4 Minuten durch den N. radialis: beim Oeffnen der Kette   34,8

Am Ende der 1. Minute nach geöffneter Kette			35,3
do.	2.	do.	do.	35,55
do.	3.	do.	do.	35,65
do.	4.	do.	do.	35,7
do.	5.	do.	do.	35,7
do.	6.	do.	do.	35,65
do.	7.	do.	do.	35,6
do.	8.	do.	do.	35,55
do.	9.	do.	do.	35,45

Am Ende der 10. Minute nach geöffneter Kette   35,35° C.
  do.   11.   do.   do.   35,3
  do.   12.   do.   do.   35,3
In der 13. Minute begann sofort ein neuer
           Strom von 1 Minute
               beim Oeffnen der Kette   34,7
Am Ende der 1. Minute nach geöffneter Kette   35,1
  do.   2.   do.   do.   35,3
  do.   3.   do.   do.   34,4
  do.   4.   do   do.   35,45
In der 6. Minute begann sofort ein neuer
           Strom von 1 Minute
               beim Oeffnen der Kette   35,1
Am Ende der 1. Minute nach geöffneter Kette   35,3
  do.   2.   do.   do.   35,4
  do.   3.   do.   do.   35,5
  do.   4.   do.   do.   35,6
In der 5. Minute begann sofort ein neuer
           Strom von 1 Minute
               beim Oeffnen der Kette   35,45
Am Ende der 1. Minute nach geöffneter Kette   35,7
In der 3. Minute begann sofort ein neuer
           Strom von 1 Minute
               beim Oeffnen der Kette   35,6
Am Ende der 1. Minute nach geöffneter Kette   35,8
  do.   2.   do.   do.   35,8
  do.   3.   do.   do.   35,9
In der 6. Minute begann sofort ein neuer
           Strom von 1 Minute
               beim Oeffnen der Kette   35,6
Am Ende der 1. Minute nach geöffneter Kette   35,9
  do.   2.   do.   do.   36
  do.   3.   do.   do.   35,95
  do.   4.   do.   do.   35,9
  do.   5.   do.   do.   35,85

II. Versuch

bei bedecktem Vorderarm (mit Flanell).

Wärme der Haut am Vorderarm (ibid.)   33,3° C.
Strom von 2 Minuten durch den N. radialis
               beim Schluss der Kette   33,3
               beim Oeffnen derselben   32,9

Am Ende der	1.	Minute nach geöffneter Kette		33,9° C.
do.	2.	do.	do.	34,7
do.	3.	do.	do.	35
do.	4.	do.	do.	35,1
do.	5.	do.	do.	35,1

In der 6. Minute beginnt sofort ein neuer
> Strom von 2 Minuten

	beim Schluss der Kette	35,1
	beim Oeffneu derselben	34,6
Am Ende der 1. Minute nach geöffneter Kette		35,5
do. 2. do. do.		35,8
do. 3. do. do.		36

In der 4. Miuute beginnt sofort eiu neuer
> Strom von 2 Minuten

	beim Schluss der Kette	36
	beim Oeffnen derselben	35,7
Am Ende der 1. Minute nach geöffneter Kette		36,3
do. 2. do. do.		36,45

In der 3. Minute begiunt sofort ein neuer
> Strom von 2 Minuten

	beim Schluss der Kette	36,45
	beim Oeffnen derselben	36,1
Am Eude der 1. Minute nach geöffueter Kette		36,5
do. 2. do. do.		36,6

in der 3. Minute beginnt sofort eiu neuer
> Strom von 1 Minute

	beim Schluss der Kette	36,6
	beim Oeffueu derselben	36,2
Am Ende der 1. Minute nach geöffneter Kette		36,6
do. 2. do. do.		36,65

In der 3. Minute beginnt sofort ein neuer
> Strom vou 1 Minute

	beim Schluss der Kette	36,65
	beim Oeffnen derselben	36,3

Am Ende der	1.	Minute nach geöffneter Kette		36,7
do.	2.	do.	do.	36,7
do.	3.	do.	do.	36,6
do.	4.	do.	do.	36,55
do.	5.	do.	do.	36,5
do.	6.	do.	do.	36,5
do.	7.	do.	do.	36,45
do.	8.	do.	do.	36,4
do.	9.	do.	do.	36,3

Am Ende der 10. Minute nach geöffneter Kette				36,25° C.
do.	11.	do.	do.	36,2
do.	12.	do.	do.	36,2
do.	13.	do.	do.	36,15
do.	14.	do.	do.	36,1
do.	15.	do.	do.	36,1
do.	16.	do.	do.	36,05
do.	17.	do.	do.	36
do.	18.	do.	do.	36
do.	19.	do.	do.	35,95
do.	20.	do.	do.	35,9
do.	21.	do.	do.	35,9
do.	22.	do.	do.	35,85
do.	23.	do.	do.	35,8
do.	24.	do.	do.	35,75
do.	25.	do.	do.	35,75
do.	26.	do.	do.	35,7
do.	27.	do.	do.	35,7
do.	28.	do.	do.	35,65
do.	29.	do.	do.	35,6
do.	30.	do.	do.	35,55
do.	31.	do.	do.	35,5
do.	32.	do.	do.	35,5
do.	33.	do.	do.	35,45
do.	34.	do.	do.	35,4
do.	35.	do.	do.	35,35
do.	36.	do.	do.	35,3
do.	37.	do.	do.	35,25
do.	38.	do.	do.	35,2
do.	39.	do.	do.	35,1
do.	40.	do.	do.	35,05
do.	41.	do.	do.	35
do.	42.	do.	do.	34,85
do.	43.	do.	do.	34,9
do.	44.	do.	do.	34,85
do.	45.	do.	do.	34,8
do.	46.	do.	do.	34,8
do.	47.	do.	do.	34,75
do.	48.	do.	do.	34,7
do.	49.	do.	do.	34,65
do.	50.	do.	do.	34,65
do.	51.	do.	do.	34,6
do.	52.	do.	do.	34,55

Am Ende der 53.	Minute	nach geöffneter Kette		34,5° C.
do.	54.	do.	do.	34,5
do.	55.	do.	do.	34,5
do.	56.	do.	do.	34,5
do.	57.	do.	do.	34,5
do.	58.	do.	do.	34,5

III. Versuch

bei unbedeckter Haut.

Wärme der Haut am Vorderarm (ibidem)				33,7° C.
Contraction von 2 Minuten				
		beim Schluss der Kette		33,7
		beim Oeffnen derselben		33,5
Am Ende der 1.	Minute nach geöffneter Kette			34
do.	2.	do.	do.	34,3
do.	3.	do.	do.	34,7
do.	4.	do.	do.	34,8
do.	5.	do.	do.	34,9
do.	6.	do.	do.	34,9
do.	7.	do.	do.	34,85
do.	8.	do.	do.	34,75
do.	9.	do.	do.	34,7
Contraction von 2 Minuten				
		beim Schluss der Kette		34,7
		beim Oeffnen derselben		34,4
Am Ende der 1.	Minute nach geöffneter Kette			34,85
do.	2.	do.	do.	35
do.	3.	do.	do.	35,1
do.	4.	do.	do.	35,25
do.	5.	do.	do.	35,25
do.	6.	do.	do.	35,25
do.	7.	do.	do.	35,2
do.	8.	do	do.	35
do.	9.	do.	do.	34,8
do.	10.	do.	do.	34,7
In der 12. Minute begann sofort eine				
Contraction von 2 Minuten				
		beim Schluss der Kette		34,6
		beim Oeffnen derselben		34,4
Am Ende der 1.	Minute nach geöffneter Kette			34,7
do.	2.	do.	do.	34,9
do.	3.	do.	do.	35
do.	4.	do.	do.	35,05

Am Ende der 5. Minute nach geöffneter Kette   34,9° C.
  do.   6. do.   do.   34,8
  do.   7. do.   do.   34,7

IV. Versuch

an einem kräftigen Manne (mit Paralyse des N. radialis)
bei unbedeckter Haut.

Wärme der Haut am Vorderam   32,05° C.
            Contraction von 5 Minuten
  während der Contraction am Ende der 3. Minute   32,7
            do.   do.   4. do.   33,4
            do.   do.   5. do.   33,8

Nach dem Oeffnen der Kette am Ende der 1. Minute   34,4
      do.   do.   2. do.   34,7
      do.   do.   3. do.   34,9
      do.   do.   4. do.   34,95
      do.   do.   5. do.   35,1
      do.   do.   6. do.   35,1
In der 7. Minute beginnt Contraction von 2 Minuten
            beim Schluss der Kette   35
            beim Oeffnen derselben   35

Nach dem Oeffnen der Kette am Ende der 1. Minute   35,6
      do.   do.   2. do.   35,9
      do.   do.   3. do.   35,9
In der 4. Minute beginnt Contraction von 3 Minuten
  während der Contraction am Ende der 1. Minute   35,85
            do.   do.   2. do.   36
            do.   do.   3. do.   36,1

Am Ende der 1. Minute nach geöffneter Kette   36,4
  do.   1. Minute 30 Sec. do.   36,45
  do.   2. do.   do.   36,4
  do.   3. do.   do.   36,3
  do.   4. do.   do.   36,2

V. Versuch

an demselben Manne (mit traumatischer Lähmung des N.
radialis) bei unbedeckter Haut.

Wärme der Haut des Vorderams   31,4° C.
            Contraction von 30 Secunden
            beim Oeffnen der Kette   31,1

Am Ende der	1. Minute nach geöffneter Kette			31,6
do.	2. do.	do.		32,4
do.	3. do.	do.		32,7
do.	3. do. 30 Sec.	do.		32,9
do.	4. do.	do.		33,2

Sofort Contraction von 30 Secunden
beim Oeffnen der Kette   33

Am Ende der	1. Minute nach geöffneter Kette		33,4
do.	2. do.	do.	33,45
do.	3. do.	do.	34
do.	4. do.	do.	34,4
do.	4. M. 30 S.	do.	34,5

Sofort Contraction von 30 Secunden
beim Oeffnen der Kette   34,2

Am Ende der	1. Minute nach geöffneter Kette		34,55
do.	2. do.	do.	34,7
do.	3. do.	do.	34,85
do.	4. M. 30 S.	do.	34,9

Sofort Contraction von 30 Secunden
beim Oeffnen der Kette   34,3

Am Ende der	1. Minute nach geöffneter Kette		35
do.	2. do.	do.	35,1
do.	3. do.	do.	35,2

Sofort Contraction von 30 Secunden
beim Oeffnen der Kette   34,9

Am Ende der	1. Minute nach geöffneter Kette		35,1
do.	2. do.	do.	35,3
do.	2. M. 30 S.	do.	35,25
do.	3. Minute	do.	35,2

Allmäliger Abfall der Temperatur.

Endlich folgen zwei Messungen an dem Oberschenkel eines athletischen Mannes, der in Folge von Wirbel - Caries seit einem halben Jahre sowohl ad sensum, wie ad motum vollkommen paraplegisch war.

An den Schenkeln war das Fett geschwunden, die Haut schlaff und nachgiebig; die Muskulatur zeigte einen mässigen Grad von Atrophie und erforderte zu einer energischen Contraction die Anwendung eines äusserst starken faradischen Stromes, welcher bei der totalen Anästhesie des Gliedes ohne Beschwerden ertragen wurde. Die Thermometerspindel wurde ungefähr in der Mitte des rechten Oberschenkels in die Furche zwischen M. vastus intern. und M. sartorius eingelegt; die Contraction der Streckmuskeln des Unterschenkels wurde durch Reizung des N. cruralis am Ligam. Poupartii ins Werk gesetzt, während die negative Electrode auf dem linken Oberschenkel die Kette schloss. Die Circumferenz der Oberschenkel, welche um die Mitte derselben an einer mit Argent. nitric. gezogenen Linie vor und nach jedem Versuche gemessen wurde, stellte sich constant vor der Contraction am rechten Oberschenkel 40 Ctm., am linken 38 Ctm.

VI. Versuch.

Wärme der Haut (ohne Umhüllung) nach 30 Minuten 33,7° C.

Contraction von 23 Minuten.

Während der Contraction am Ende der 2. Minute					33,3
do.	do.	do.	5.	do.	34,1
do.	do.	do.	8.	do.	34,5
do.	do.	do.	10.	do.	34,9
do.	do.	do.	12.	do.	35,3
do.	do.	do.	13.	do.	35,7
do.	do.	do.	15.	do.	35,9
do.	do.	do.	20.	do.	36,2
do.	do.	do.	23.	do.	36,3

Oeffnen der Kette.

Nach dem Oeffnen der Kette am Ende der 2. Minute					36,1
do.	do.	do.	4.	do.	36,1
do.	do.	do.	6.	do.	35,9
do.	do.	do.	10.	do.	35,6

Allmäliger Abfall der Temperatur.

Circumferenz des rechten Oberschenkels 15 Minuten später gemessen betrug 41 Ctm.

VII. Versuch.

Patient klagt über Schmerzen in der Wirbelsäule. Puls 108, Respiration 25, Temperatur in der Achsel 38,5, zwischen Scrotum und Oberschenkel 38,1, am linken Oberschenkel 34,2.

Wärme der Haut am rechten Oberschenkel nach 25 Minuten 34,3° C.

Contraction von 30 Minuten.

Während der Contraction am Ende der 5. Minute					34,7
do.	do.	do.	10.	do.	35,8

Oeffnen der Kette.

Nach dem Oeffnen der Kette am Ende der 1. Minute					35,95° C.
do.	do.	do.	2.	do.	36
do.	do.	do.	3.	do.	36,1
do.	do.	do.	4.	do.	36,25
do.	do.	do.	5.	do.	36,2

Contraction von 5 Minuten.

Während der Contraction am Ende der 2. Minute					35,7
do.	do.	do.	5.	do.	36,5

Oeffnen der Kette.

Nach dem Oeffnen der Kette am Ende der 5. Minute					36,7

Contraction von 5 Minuten.

beim Oeffnen der Kette					37,2
Nach dem Oeffnen der Kette am Ende der 1. Minute					37,3
do.	do.	do.	2.	do.	37,35
do.	do.	do.	3.	do.	37,4

Temperatur fällt allmälig ab.

Die Circumferenz betrug 10 Minuten später am rechten Oberschenkel 42 Ctm., am linken 38 Ctm. Die Farbe der Haut über den Streckmuskeln des rechten Oberschenkels unterschied sich durchaus in Nichts von der Farbe der Haut über den Adductoren, während die Stelle am Poupart'schen Bande, wo die positive Electrode stand, eine lebhafte Röthung von der Grösse eines Thalers zeigte. Dieses Erythem trieb das Quecksilber schnell auf 36,8 bis 37° C.; sobald man aber mit der Spindel über die Grenze desselben hinausglitt, so sank das Quecksilber sofort um 1,5 — 2° C., stieg aber sofort und rapid auf die frühere Höhe, sobald man zum Erythem zurückkehrte. — Die Wärme der Haut über den Adductoren des rechten Oberschenkels ergab 20 Minuten nach der Contraction der Strecker gemessen 34,8° C. Rückte man nun mit der Spindel auf den M. sartorius hinauf, so stieg das Quecksilber sofort auf 36° C., sank aber sogleich wieder, wenn die Spindel über die Grenze des Sartorius hinaus auf die Adductoren zurückkehrte. Die ausserordentliche Empfindlichkeit des Thermometers machte es möglich, den Unterschied in der Wärme der Haut über den Adductoren, den Extensoren und dem N. cruralis am Lig. Poupartii noch nach Verlauf einer Stunde wahrzunehmen. — Die Frequenz der Athemzüge und Pulsschläge, welche vor jedem Versuch constatirt war, bestand in allen Fällen während der Contraction unverändert fort.

Die Resultate der vorliegenden Versuche, welche mit dem Ergebnisse der oben erwähnten Experimente von Becquerel und Breschet, von Helmholtz und Matteucci durchaus

übereinstimmen, würden sich in Kurzem dahin zusammenfassen
lassen:

Die durch faradische Reizung motorischer Nerven erzeugte Muskelcontraction erhöht die Temperatur in den betreffenden Muskeln und mittelbar in
der dieselben bedeckenden Haut, ohne die Farbe der
letzteren oder den normalen Füllungsgrad ihrer Gefässe zu verändern. Diese Temperatursteigerung ist
um so bedeutender, je energischer die Contraction
ist und je länger sie andauert; sie erregt den Versuchspersonen das Gefühl intensiver Wärme in den
verkürzten Muskeln und ist von einer Volumszunahme der letzteren begleitet, welche bei Verkürzung der Extensoren den Umfang des Vorderarms
um $^{1}/_{2}$—1 Ctm., den Umfang des Oberschenkels um
1—2 Ctm. vergrössert.

Mittelst des Thermometers lässt sich zwischen der hohen
Temperatur über den verkürzt gewesenen Muskeln und der fast
normalen Temperatur über den benachbarten, nicht verkürzten
Muskeln eine scharfe Grenze ziehen. Auch giebt sich dieser
Unterschied in der Wärme schon dem Gefühle bei aufgelegter
Hand auf das deutlichste zu erkennen.

In der ersten Minute der Muskelverkürzung
fällt das Quecksilber fast constant um 0,1—0,5° C.,
steigt aber bei fortdauernder Contraction schon in
der dritten Minute wieder, um dann gleichmässig
fortzuschreiten. Die bedeutendste Steigerung der Temperatur betrug 4,4° C. in Vers. IV. In demselben Versuche wurde
durch die erste Reizung von 5 Minuten Dauer die Wärme von
32,05° auf 35,1° C. also um 3,05° C. gehoben. Bei Contractionen von mässiger Dauer steigt nach Beendigung derselben das Quecksilber in der ersten Minute am
schnellsten, erreicht aber seine Acme bei der ersten
Reizung jedesmal in der vierten bis sechsten Minute,
bei den späteren, schnell auf einander folgenden
Reizungen, zwischen denen die Temperatur sich ihrem normalen Stande nicht annähert, in kürzerer
Zeit, selbst in der ersten Minute, wenn die Tempe-

ratur schon hoch steht. Ist die Haut und die Queck-
silberspindel mit einem schlechten Wärmeleiter
umhüllt, so steigt die Temperatur rascher und zu
einem höheren Grade, als bei unbedeckter Haut.
Der Abfall der Temperatur geht langsam, aber
ebenso gleichmässig vor sich, als das Aufsteigen,
selbstverständlich bei unbedeckter Haut schneller,
als bei bedeckter.

Was das subjective Gefühl bei derartigen langdauernden
Verkürzungen anbelangt, so verschwindet der Hautschmerz nach
vier bis fünf Secunden, wenn die wohlangefeuchtete Electrode
kräftig aufgesetzt und unverrückt gehalten wird. Das dumpfe
Krampfgefühl im Muskel bleibt allein zurück. Dieses wird häufig
nach der zweiten Minute von einem mässigen, ruckweise oder
stossweise durchschiessenden Schmerze unterbrochen. Am be-
schwerlichsten fällt den Versuchspersonen die langdauernde un-
verrückte Haltung des Arms. Es ist deshalb, wenn anders der
Kranke nicht durch Bewegungen den ganzen Versuch stören soll,
nothwendig, nicht allein den Vorderarm, sondern auch den Oberarm und den ganzen Oberkörper gleichmässig zu unterstützen.

Nachdem die Thatsache, dass sich durch die Muskelcontraction Wärme entwickle, von Becquerel und Breschet
sowie von mir am lebenden Menschen, von Helmholtz am
ausgeschnittenen Froschmuskel festgestellt war, hat man sich
in der neuesten Zeit vielfach dem Studium der physiologischen
Ursachen und der functionellen Bedeutung dieser interessanten
Erscheinung hingegeben. Béclard [1]), der die Temperatursteigerung in Muskeln, welche mit ihrer Contraction eine mechanische Arbeit verrichteten, verglich mit der Wärmesteigerung
in Muskeln, die bei ihrer Zusammenziehung keine Arbeit leiste-
ten, sondern entweder nur das Gewicht des anhängenden Körpertheils und den Widerstand der Antagonisten zu überwinden
hatten, oder durch Fixirung ihrer Enden an der Verkürzung
also auch an der Arbeitsleistung verhindert wurden, hat zunächst
nachgewiesen, dass die Wärme in den mechanisch arbeitenden

---

1) Archives générales de médecine 1861. XVII. pag. 21.

Muskeln sich nicht so bedeutend steigere, als in den nicht arbeitenden, welche um 0,10 — 0,26° C. wärmer gefunden wurden,
als die ersteren. Béclard schliesst daraus, dass Arbeit und
Wärme, als gemeinsame Effecte der Muskelaction sich comple-
mentär zu einander verhielten.

An Béclard's Arbeit schliessen sich zunächst die Untersuchungen von Solger [1]), Meyerstein und Thiry [2]), und
Heidenhain [3]) an.

Durch die reichhaltige und gründliche Arbeit Heidenhain's ist die Frage von der Wärmebildung im Muskel zu einem
gewissen Abschluss gekommen. Heidenhain experimentirte
am ausgeschnittenen Froschmuskel, dessen Wärme durch eine
anliegende Thermosäule bestimmt, und dessen Arbeitsleistung berechnet wurde nach der Schwere der angehängten Gewichte und
nach der Höhe, zu welcher diese durch die Contraction gehoben wurden. Das im Beginn des Tetanus von Solger sowie
von Thiry und Meyerstein am Froschmuskel durch thermo-
electrische Bestimmungen, von mir fast constant auch am Menschen vermittelst des Quecksilberthermometers constatirte Sinken
der Temperatur, die negative Wärmeschwankung, welche
Valentin an den Muskeln von Murmelthieren experimentirend
nicht bestätigen konnte, führt Heidenhain auf eine mechanische Fehlerquelle zurück, nämlich auf die Verschiebung des
wärmemessenden Instrumentes in oder auf dem Muskel, welche
mit dem Beginn der Verkürzung gewöhnlich eintritt und das
betreffende Instrument mit kühleren Punkten in Berührung bringt,
als die sind, deren Temperatur es nach vorgängiger ruhiger
Lage angenommen hatte. Heidenhain war durch eine zweckmässige Vorrichtung, welche eine solche Verschiebung verhin-
derte, im Stande, die negative Wärmeschwankung stets zu vermeiden.

Die Temperatur steigt nach Heidenhain sofort beim Beginne des Tetanus, anfangs schnell, später langsamer. Der

1) Studien des physiol. Instituts zu Breslau II. p. 125. 1862.
2) Zeitschrift für rationelle Medicin XX. p. 45.
3) Mechanische Leistung, Wärmeentwicklung und Stoffumsatz bei der
   Muskelthätigkeit. Ein Beitrag zur Theorie der Muskelkräfte. Leipzig 1864.

Muskel entwickelt bei jeder einzelnen Zuckung Wärme. Mit fortschreitender Ermüdung des Muskels sinkt die Wärmeentwicklung schneller, als die Arbeitsleistung. Wenn der Muskel, durch Inductionsschläge von stets gleicher Stärke vom Nerven aus zu Zuckungen veranlasst, mit steigenden Gewichten belastet wird, so steigt bis zu einer gewissen Grenze der Belastung sowohl die von dem Muskel geleistete Arbeit, als auch die durch den Muskel entwickelte Wärme, und zwar letztere langsamer als erstere. Jenseits einer gewissen Grenze der Belastung sinkt die Wärme-Entwicklung und bei noch höheren Gewichtswerthen auch die Arbeitsleistung.

Wenn man einen belasteten Muskel vom Nerven aus tetanisirt und in einem ersten Falle sich frei contrahiren lässt, während in einem zweiten Falle die Verkürzung verhindert wird, so entwickelt der Muskel im zweiten Falle beträchtlich mehr Wärme als im ersten, wo ein Theil der Wärme in mechanische Arbeit umgesetzt wird.

Wenn der Muskel vor der Thätigkeit mit einem und demselben Gewichte gespannt wird, in Thätigkeit versetzt aber steigende Gewichte hebt, so nimmt mit der Grösse dieser (Ueberlastungs-)Gewichte die Wärmeentwicklung und innerhalb gewisser Grenzen auf die mechanische Leistung zu. — Wenn der Muskel umgekehrt vor der Thätigkeit durch wachsende Gewichte gespannt, bei derselben aber immer mit demselben Gewichte belastet wird. so steigt der mechanische wie der thermische Effect mit der Spannung des ruhenden Muskels.

Der Stoffumsatz im thätigen Muskel, repräsentirt durch die Säureentwicklung, steigt und fällt mit der Summe von lebendigen Kräften, welche bei der Thätigkeit zur Erscheinung gelangen.

Diese Resultate der Heidenhain'schen Untersuchungen lassen uns einen Einblick in die Wärmeökonomie des Muskelsystems und ihre ersten Ursachen thun. Der Reiz, den der motorische Nerv auf den Muskel überträgt, ruft in demselben Contraction und damit Oxydationsvorgänge hervor, welche durch den Nachweis des vermehrten Verbrauches von Sauerstoff und der gesteigerten Ausscheidung von Kohlensäure [1]), durch den Nach-

1) Sczelkow, die Lehre von Gasumtausch in verschiedenen Organen

weis der Zunahme des Kreatin- und Kreatiningehaltes [1]), des Verbrauches von Muskeleiweiss [2]), der Entwicklung einer freien Säure [3]) in der Muskelsubstanz bei angestrengter Thätigkeit derselben hinreichend festgestellt sind. Diesen Oxydationsvorgängen verdankt die Wärmesteigerung zum grössten Theil, wenn nicht allein, ihre Entstehung, und die Wärme wird ihrerseits direct in mechanische Arbeit umgesetzt. Die Beschleunigung der Circulation, welche nach den Versuchen von Ludwig und Sczelkow [4]) im thätigen Muskel constant stattfindet, scheint für die Wärmeentwicklung nur insoweit von Belang zu sein, als sie der gesteigerten Oxydation entsprechendes Brennmaterial herbeischafft. Am meisten spricht gegen die Erklärung der Wärmezunahme aus vermehrter Blutzufuhr die Wärmesteigerung in Muskeln, welche der Circulation entzogen sind, wie es die Versuche von Helmholtz und Heidenhain am ausgeschnittenen Froschmuskel erwiesen haben. Sodann dürfte die Temperatursteigerung im thätigen Muskel mit derjenigen, welche man nach Durchschneidung des N. sympath. cervical. mit Bernard am Kaninchenohr erhält, nicht in Parallele zu stellen sein, da sich bei diesem Experimente eine beträchtliche Erweiterung sämmtlicher Gefässe und damit eine erhebliche Verlangsamung des Blutstroms einstellt, während im contrahirten Muskel die Strombahn enger und die mittlere Geschwindigkeit der Strömung gesteigert ist. Es ist mir aber sehr wahrscheinlich, dass nach beendeter Muskel-Contraction eine Erweiterung der vorher verengten Gefässe und eine stärkere Füllung mit Blut, Verlangsamung der Circulation und vermehrte Ausscheidung von Plasma stattfindet, und dass hierdurch jene bedeutende Volumszunahme und jene Härte der Muskeln entsteht, welche ich auf lang dauernde, durch electrische Reizung erzielte Contractionen folgen sah, und

---

des Körpers. Sitzungsbericht der Wiener Akademie der Wissenschaft. Bd. 45. A. II. p. 171. 1862.

1) Liebig, Chemische Untersuchungen über das Fleisch 1847. p. 36. und Sarokow, Virchow's Archiv Bd. XXVIII. p. 514.

2) Ranke, Der Tetanus. Eine physiolog. Studie. Leipzig 1865.

3) du Bois-Reymond, Monatsberichte der Berliner Akademie der Wissenschaften. 31. März 1859.

4) A. a. O. p. 200.

welche man im täglichen Leben nach jeder angestrengten Muskelthätigkeit beobachten kann.

Es leuchtet von selbst ein, wie wichtig dieser Einblick in
die Vorgänge am arbeitenden Muskel für das Verständniss der
Folgen gestörter oder aufgehobener Muskelthätigkeit ist, wie
wichtig ferner für die Beurtheilung des Nutzeffectes solcher Ein-
griffe, wie sie die heutige Therapie zur Herstellung der normalen Ernährung und Function des Muskels empfiehlt. Gerade in
unseren Tagen, wo für die Pathologie und Therapie der Muskel-
erkrankungen so unendlich viel geleistet ist, muss die Förderung
der Muskelphysiologie doppelt erwünscht sein.

Die Feststellung der Thatsache, dass ein langdauernd und
energisch contrahirter Muskel eine rasche Wärmesteigerung von
mehreren Graden erfährt, ist neuerdings auch für die Pathologie
des Tetanus fruchtbringend gewesen. Leyden [1]) hat experimentell festzustellen gesucht, dass die enorm hohe Körperwärme,
welche bei Tetanuskranken während des Lebens und selbst noch
einige Zeit nach dem Tode zunehmend, neuerdings von Wunderlich [2]), Traube, Ebmeier [3]), Billroth [4]) u. A. constatirt
wurde, wenn nicht ganz, so doch zum grössten Theil von der
in den starren Muskeln entwickelten überschüssigen und daher im
ganzen Körper sich abgleichenden Wärme abzuleiten sei. Leyden erzielte bei Hunden durch Faradisirung des Rückenmarkes
einen Tetanus, durch den die Blutwärme in einem Falle um
5,2° C. in die Höhe getrieben wurde, wie das in dem After befindliche Thermometer zeigte. Ganz wie bei meinen Versuchen
sank das Quecksilber beim Beginn des Tetanus um ein Weniges,
und stieg auch nach dem Aufhören desselben noch etwas. Billroth und Fick [5]) wiederholten einerseits den Versuch Leydens
mit noch eclatanterem Erfolge, indem sie die Mastdarmtempera-

---

1) Beiträge zur Pathologie des Tetanus. Virchow's Archiv Bd. XXVI.
1863. p. 538.

2) Archiv der Heilkunde II. p. 547 u. III. p. 175.

3) Bei Leyden a. a. O.

4) Beobachtungsstudien über Wundfieber. Archiv für Chirurgie Bd. 11.

5) Versuche über die Temperatur bei Tetanus. Vierteljahrsschrift der
naturforschenden Gesellschaft in Zürich VIII. 1863. p. 427 ff.

tur des Hundes durch 5 Tetanusanfälle von 39,9 auf 45° C., also um
5,1° C. hinauftrieben; alsdann aber controllirten sie mit der Mastdarm-
temperatur gleichzeitig auch die Temperatur der Muskeln, indem sie
die Thermometerkugel zwischen den Muskeln an der Hinterseite
der Oberschenkel einschoben. Hier zeigte sich nun, dass die
Temperatur der betreffenden Muskelgruppe im Tetanus rascher
steigt, in der Ruhe rascher sinkt, als die Temperatur im Mastdarm; dass sie die letztere, die doch normal um 0,3° C. höher
steht, allemal im Anfalle schnell überholt und beträchtlich höhere
Werthe erlangt, als diese. Hiernach erscheint es Billroth und
Fick nicht mehr zweifelhaft, dass, wofern überall die Temperatursteigerung beim Tetanus vermehrter Wärmebildung verdankt wird, der Sitz dieser letzteren vorzugsweise das Muskelgewebe ist. Die Muskeln wären hiernach am Ende des Anfalls
heisser als die übrigen Gewebe des Körpers; nach dem Aufhören
der überschüssigen Wärmebildung in den Muskeln würden die
Temperaturen sich auszugleichen streben, und die Temperatur des
Mastdarms und der übrigen, weniger warmen Organe würde stei-
gen auf Kosten der Wärme, welche von den wärmeren Muskeln
her zugeleitet wird. Auf diese Weise würde sich auch unge-
zwungen die postmortale Steigerung der Temperatur in Rectum,
Achsel etc. erklären lassen, und auch die auffallend lange Dauer
dieses postmortalen Ansteigens würde nicht dagegen sprechen,
da mit dem Tode durch das Aufhören der Circulation und Respiration die Ausgleichung der Temperatur im Körper verlang-
samt und der Wärmeabfluss nach aussen verzögert werden muss.

In der neuesten Zeit sind durch Wunderlich[1]) und durch
Erb[2]) zahlreiche Beobachtungen veröffentlicht, welche bewei-
sen, dass eine enorme finale Wärmesteigerung nicht blos beim
Tetanus, sondern auch bei den meisten wenn nicht bei allen Erkrankungen der nervösen Centralapparate mit oder ohne patho-
logisch-anatomische Basis vorkommt und sehr häufig auch noch
nach dem Erlöschen der Herzthätigkeit und Athmung eine Zu-

---

1) Ueber die Eigenwärme am Schluss tödtlicher Neurosen. Archiv der
Heilkunde V, p. 205. 1861.
2) Ueber die Agoniesteigerung der Körperwärme bei Krankheiten des
Centralnervensystems. Deutsches Archiv für klin. Medicin I, p. 175.
1865.

nahme erkennen lässt. — Diese Beobachtungen ändern Nichts
an der Bedeutung der oben besprochenen Thatsachen, welche,
auf experimentellem Wege gewonnen, die Muskeln als Wärme-
heerde zu betrachten nöthigen, allein sie zwingen uns, wie so
manche andere Thatsache, zur Annahme eines regulatorischen
Apparates für die Wärmebildung innerhalb der Centralorgane
des Nervensystems.

Sowohl die oben aufgeführten Experimente als die ärztliche Erfahrung setzen es ausser Zweifel, dass für die Ernährung und den Fortbestand des Muskels als contractilen Organes
die Ausübung seiner Function — die Contraction — Bedingung
ist. Die Contraction ist die Erregerin des Stoffwechsels im Muskel und die Erzeugerin von Wärme und Arbeitsleistung. Häufig
wiederholte, kräftige Verkürzungen steigern den Stoffumsatz und
dadurch — die nöthige vermehrte Zufuhr von oxydirbarer Substanz vorausgesetzt — Umfang und Leistungsfähigkeit des Muskels, während in einem unthätigen Muskel mit der Beschränkung
des Stoffwechsels auch beide Effecte sinken. Ein Muskel endlich, der an der Contraction gänzlich verhindert ist, sei es nun
durch Innervationsstörungen Seitens der centralen oder peripherischen Nervenapparate, oder durch mechanische Hindernisse, als
Ankylosen u. dergl., oder endlich durch Erkrankung seiner
Substanz selbst, magert allmälig ab und geht schliesslich durch
einfache Atrophie oder fettige Degeneration zu Grunde, wenngleich dieser Ausgang bei der beträchtlichen Widerstandsfähig-
keit des Muskelgewebes oft erst nach mehreren Jahren eintritt.
In allen diesen Fällen ist, wenn es sich um die Erhaltung des Muskels handelt, die Wiederherstellung
der Contraction die erste Bedingung für die Aufbesserung der Ernährung und der Leistungsfähigkeit.
Von der Möglichkeit, diese Forderung zu erfüllen, die verschie-
denartigen, der willkürlichen oder künstlichen Contraction sich ent-
gegenstellenden Hindernisse zu überwinden, hängt es alsdann ab,
ob und wie weit ein Heilerfolg erzielt werden kann.
Es drängt sich hierbei eine Frage auf, welche bisher nicht
genügend gewürdigt ist, welche aber für den therapeutischen
Effect nicht gleichgültig sein dürfte, nämlich die Frage nach
der zweckmässigsten Dauer der jeweiligen Erregung

des Muskels. Duchenne, Erdmann, Meyer u. A. geben übereinstimmend an, dass man nicht gut thue, den electrischen Strom länger als zwanzig bis dreissig Secunden auf Muskel oder Nerv einwirken zu lassen, weil diese bei längerer Dauer der Erregung geschwächt und sogar gelähmt würden. Dies scheint mir indessen mehr eine aprioristische Annahme als eine auf Erfahrung basirte Thatsache zu sein. Ich habe wenigstens weder in gesunden noch in gelähmten Nerven und Muskeln nach langdauernden Reizungen einen Schwächezustand eintreten sehen, sondern im Gegentheil neben der Empfindung der Wärme auch das Gefühl grösserer Kraft und Frische, und nur nach ungewöhnlich langer Dauer der Contractionen ein Gefühl von Steifheit und Unbehülflichkeit des Muskels beobachtet, welches nach einigen Stunden verschwindet. Ich bin weit entfernt, die langdauernden Muskelreizungen für alle Fälle an die Stelle der kurzdauernden setzen zu wollen; aber ich muss es als eine offene Frage bezeichnen, ob nicht bei Ernährungsstörungen in den Muskeln unter Umständen die Unterhaltung von minutenlangen Contractionen den secundenlangen vorzuziehen sei, und muss es weiteren Untersuchungen anheimgeben festzustellen, unter welchen Bedingungen die eine Methode günstigere Aussichten auf Erfolg darbiete als die andere.

Der constante galvanische Strom.

Vor der Entdeckung der Inductionsphänomene war die Her-
beiziehung constanter galvanischer Ströme zu Heilzwecken wiederholt in Angriff genommen. Die Schwierigkeit, einen Strom
zu erzeugen hinreichend stark, um am Menschen irgend welche
Reizerscheinungen hervorzurufen, die Umständlichkeit des ganzen
Verfahrens scheint indessen die einzelnen Forscher (Ritter,
Reil, Grapengiesser u. A.) ermüdet zu haben, da namhafte
Resultate in Betreff der therapeutischen Wirkung des galvanischen Stromes nicht zu Tage traten. Faraday's glänzende
Entdeckung der Inductionserscheinungen, sowie die damit Hand
in Hand gehende Verbesserung der für den ärztlichen Gebrauch
bestimmten Apparate verdrängte die continuirlichen electrischen
Ströme vollständig.

Mit dem Anfang der fünfziger Jahre unsercs Jahrhunderts
beginnt für den constanten galvanischen Strom in jeder Beziehung
eine neue Epoche. Während Middeldorpf mit den thermischen
Effecten des galvanischen Stromes in der Chirurgie hervortrat,
während die Physiologen und unter ihnen besonders Eckhard und
die Schüler Du Bois-Reymond's: Heidenhain, Pflüger
und Rosenthal beschäftigt waren, die physiologischen Wirkungen des galvanischen Stromes auf Nerv und Muskel endgültig festzustellen, versuchte Remak der therapeutischen Anwendung des
Batterie-Stromes eine Basis zu schaffen. Seine ersten Publicationen über diesen Gegenstand erschienen 1856. Ihnen folgte
eine grosse Reihe von Journalartikeln, welche man in dem 1858
erschienenen Hauptwerke [1] noch einmal abgedruckt findet.

Der erste Eindruck der Remak'schen Mittheilungen auf
das ärztliche Publikum war ein überaus ungünstiger. Die Un-
besonnenheit und Exaltation, mit welcher Remak seine Beobachtungen, ohne eine ruhige Prüfung derselben abzuwarten, so-

---

[1] Galvanotherapie der Nerven- und Muskelkrankheiten von Robert
Remak. Berlin 1858. pag. 207 sqq.

fort in die Oeffentlichkeit schleuderte, die abenteuerlichen Wahr-
nehmungen und wunderbaren Heilungen, welche Remak in
allen Zungen und in allen Blättern dem ärztlichen Publikum
sowie der leidenden Menschheit vorführte: diese Momente ge-
nügten, um das Verfahren Remak's von vorneherein aufs Tiefste
zu discreditiren. So wurde über das Richtige wie über das Falsche
sofort und ohne genügende Prüfung der Stab gebrochen, und
Niemand gab sich die Mühe, einer Sache, die von vorneherein
mit dem Fluch des Lächerlichen behaftet war, ernsthaft nach-
zugehen. So ist es gekommen, dass erst vor Kurzem — fast
6 Jahre nach dem Erscheinen der ersten Aufsehen erregenden
Publicationen Remak's — controllirende Versuche von Specialisten im Gebiete der Electricität veröffentlicht sind, dass ferner
von Seiten der Kliniker die galvanische Batterie erst in den
letzten Jahren die nöthige Berücksichtigung erfahren hat. Man
hat wohl behauptet, dass die Schwierigkeiten der Herstellung
eines constanten Stromes von hinreichender Intensität es seien,
welche die Aerzte und selbst die Specialisten von derartigen
Untersuchungen abhielten; — allein wir haben noch in den letzten Jahren an der raschen Entwickelung der Laryngoscopie gesehen, dass die Ausbeutung einer wirklich fruchtbringenden Entdeckung, welcher das Vertrauen der Aerzte zugewendet ist, durch
technische Schwierigkeiten nicht gehemmt wird. Es war lediglich der Mangel an Vertrauen zu den Remak'schen Beobachtungen, welcher die Aerzte abhielt, die von ihm neu eröffnete
Bahn zu beschreiten. Remak hat dies wohl bemerkt und ist
in den letzten Jahren bemüht gewesen, durch Modificirung und
Einschränkung seiner anfänglichen Behauptungen den ungünstigen Eindruck derselben zu verwischen, um das Vertrauen zur
Heilkraft des constanten Stromes zu heben.

Die letzte öffentliche Leistung Remak's, welche uns ein
Urtheil darüber möglich macht, ob sich ihm wesentlich neue
Gesichtspunkte und Erfahrungen seit dem Jahre 1858 aufge-
drängt haben, sind die von ihm im Jahre 1864 in Paris gehaltenen Vorträge, welche kürzlich im Druck erschienen [1]). Sie ent-

---

1) Application du courant constant au traitement des neuroses. Leçons
faites à l'hôpital de la Charité par le professeur Remak. Paris,
Germer Baillière 1865. 41 pagg.

halten in aller Kürze die wichtigsten Lehrsätze und Erfahrungen Remak's und lassen einen Fortschritt sowohl in der Unbefangenheit der Beurtheilung von pathologischen Zuständen und therapeutischen Erfolgen, als auch in der Klarheit des Ausdruckes nicht verkennen.

Von denjenigen Aerzten, welche·sich nach Remak's Vorgange mit der Anwendung des constanten galvanischen Stromes in der inneren Medicin und mit der Prüfung seiner Wirkungen beschäftigt haben, sind zu nennen: Baierlacher, Benedict, Schulz, M. Meyer, Erdmann, Neumann, Rosenthal, Frommhold, Eulenburg u. A.

Von der ziemlich umfangreichen Literatur des constanten Stromes, soweit derselbe in das Gebiet der innern Medicin hineingreift, lasse ich die wichtigsten Arbeiten folgen:

Remak, Ueber Behandlung der Luxationen mit constanten Strömen. Med. Central-Zeitung 1859. XXVIII. Nr. 94 u. 95.
— Ueber die durch Neuritis bedingten Lähmungen, Neuralgien und Krämpfe ibid. 1860. XXIX. 12.
— Ueber Krampf der Mm. pectorales. Berliner klin. Wochenschrift I, 17.
— Ueber Gesichtsmuskelkrampf ibid. I, 21—23.
— Ueber vitale Wirkungen des constanten Stromes, ibid. I, 26.
— Ueber Tabes, ibid. I, 32 u. 41.
— Ueber Krampf des Nerv. facialis. Med. Central-Zeitung 1861. XXIII, 41—44.
— Klinische Mittheilungen. Oesterreich. Zeitschrift für praktische Heilkunde 1860. VI, 45 und 1861. VII, 43 u. 48.
— Die therapeut. Verwendung des constant. galvan. Stromes. (Aus der Academ. des Sciences). Gazette hebdomad. 2. Sér. I (XI.), 49.
Remak und Braun, Ueber centripetale Wirkungen des constanten galvanischen Stromes. Berliner klin. Wochenschrift 1865. II, 12.
Baierlacher, Beiträge zur therapeut. Verwerthung des galvan. Stromes. Bayerisch. ärztl. Intelligenzblatt 1859. Nr. 4.
M. Benedict, Ueber die physiolog. u. patholog. Wirkungen des constanten Stromes. Wiener Medicinal-Halle 1861. II. Nr. 45—52. 1862. III, 12. 14. 17. 19.
— Die Resultate der electrisch. Untersuchung und Behandlung, ibid. Jahrg. V. 14—17.
Schulz, Ueber das Verhalten der Muskeln bei Paralysis N. facialis gegen den inducirten und constanten Strom. Wiener medic. Wochenschrift 1860. Nr. 27.

M. Meyer, Die Electricität iu ihrer Anwendung auf praktische Medicin.
II. Aufl. Berlin 1861. pag. 48 ff. sowie: Ueber Facialparalyse. Vortrag gehalten in der Berliner medic. Gesellschaft am 9. Decbr. 1863.
vergl. Deutsche Klinik 1864. Nr. 2.

Brenner, Ueber den constanteu galvanischen Strom. Petersburger med.
Zeitschrift III, 11 u. 12. p. 342.

— Zur Electrotherapie der Paralyse u. Ataxien, ibid. VIII, Heft 4 u. 5.

v. Grunewaldt, Zur Galvauotherapie, ibid. III, 6. 1862.

Mackeuzie, Laryngoscopische Applicatiou des Galvanismus auf die
Stimmbänder. Med. Times and Gaz. Febr. 7. 1863.

Fieber, Ueber die antiparalytischen Wirkungeu der sog. labilen Ströme.
Allg. Wiener med. Zeitung IX, 46 u. 47.

Schivardi, Manuale teorico-pratico di elettroterapia. Milano 1865.

Seidel, Zur Therapie durch deu coustanten electrischen Strom. Jenai-
sche Zeitschr. für Medicin u. Naturwissenschaften 1865. II, 3. p. 350.

Althaus, Lancet 1865. II, 7 u. 10.

Tobold, Der constante Strom und seine Heilresultate bei Neuropathien
des Kehlkopfs. Berliner klin. Wochenschrift 1865. 22 u. 27.

Neumanu, Ueber das verschiedene Verhalten gelähmter Muskeln gegeu
den constanten und inducirten Strom, und die Erklärung desselben.
Deutsche Kliuik 1864. Nr. 7.

— Ueber das versch. Verhalten der Nerven und Muskeln gegeu den
constauten uud iuducirten Strom während ihres Absterbens. Königsberger med. Jahrbücher 1864. Bd. IV. p. 93.

Brückner, Ueber das Ausbleiben der Zuckung gelähmter Muskelu bei
momentaner Uuterbrechung des coustanten electr. Stromes. Deutsche
Klinik 1865. Nr. 30.

Rosenthal, Die Electrotherapie, ihre Begründuug und Anwendnng in
der Mediciu. Wien 1865.

Frommhold, Electrotherapie, mit besonderer Rücksicht auf Nerven-
krankheiten, vom praktischen Standpunkte skizzirt. Pest 1865.

Eulenburg, Zur Therapie der rheumatischen Facialparalyseu. Deutsch.
Archiv f. klin. Mediciu Bd. II, Heft 1. 1866. p. 92.

———

Bevor wir den heutigen Stand der Frage nach der Bedeutung des constanten Stromes für die innere Medicin charakteri-
siren, wollen wir einen Blick auf die Resultate der neuesten
physiologischen Untersuchungen über die Einwirkungen des constanten Stromes auf Nerv und Muskel werfen. Zwar sind für
die meisten Punkte dieser Lehre die Akten noch nicht geschlossen, auch können wir die von der Physiologie festgestellten
Thatsachen nur zum geringen Theile auf den lebenden Menschen

direct übertragen; allein gerade die letzten Jahre haben wesentlich dazu beigetragen, auf dem Gebiete der Electricitätslehre die
Physiologie und die Pathologie einander näher zu bringen und
das Verständniss der einen durch Herbeiziehung von Thatsachen
aus der andern zu fördern.

Der galvanische Strom wirkt auf den Nerven wie auf den
Muskel als Reiz ein und versetzt beide in den Zustand des
Electrotonus. Du Bois-Reymond hat bekanntlich für die
·Erscheinungen, welche bei der electrischen Erregung motorischer
Nerven auftreten, folgendes Fundamentalgesetz formulirt [1]:
„Nicht der absolute Werth der Stromdichtigkeit in jedem Augen-
blicke ist es, auf den der Bewegungsnerv mit Zuckung des zu-
gehörigen Muskels antwortet, sondern die Veränderung dieses
Werthes von einem Augenblicke zum andern, und zwar ist die
Anregung zur Bewegung, die diesen Veränderungen folgt, um
so bedeutender, je schneller sie bei gleicher Grösse vor sich
gingen, oder je grösser sie in der Zeiteinheit waren."

Dieses Zuckungsgesetz für den motorischen Nerven ist in
der neuesten Zeit durch die Untersuchungen von Pflüger,
Wundt, v. Bezold und Fick erheblich modificirt. Heidenhain [2] stellte ferner das Zuckungsgesetz des Muskels, und
Pflüger [3] das Gesetz der electrischen Empfindungen auf.

Die Wichtigkeit der von den genannten Forschern gefundenen Thatsachen für das Verständniss der am lebenden Menschen zu beobachtenden Erscheinungen erheischt eine ausführ-
lichere Mittheilung der ersteren.

Nach Pflüger [4] zerlegt jeder in einer bestimmten Länge
des Nerven verlaufende galvanische Strom den Nerven in zwei
physiologisch verschiedene Abschnitte, welche durch einen Punkt,
an welchem der Nerv unverändert ist (Indifferenzpunkt), in einander übergehen. Der eine Abschnitt eines solchen Nerven ist

---

1) Untersuchungen über thierische Electricität Bd. I. p. 258 ff.

2) Beitrag zur Kenntniss des Zuckungsgesetzes. Archiv für physiolog.
Heilkunde. N. F. Band I. 1857. p. 142 ff.

3) Disquisitiones de sensu electrico. Bonn 1865, und Untersuchungen
aus dem physiologischen Laboratorium zu Bonn 1865. p. 114 ff.

4) Ed. Pflüger, Untersuchungen über die Physiologie des Electrotonus. Berlin 1859.

durch den Strom in einen Zustand der erhöhten Erregbarkeit (Katelectrotonus), der andere Abschnitt in einen Zustand der erniedrigten Erregbarkeit (Anelectrotonus) versetzt. Von diesen beiden Zonen befindet sich die der erhöhten Erregbarkeit in der Gegend und Nachbarschaft des negativen Pols (Kathode), die der herabgesetzten Erregbarkeit in der Gegend und Nachbarschaft des positiven Pols (Anode). Vom negativen Pole aus pflanzt sich also nach beiden Seiten der Zustand der erhöhten, vom positiven der Zustand der herabgesetzten Erregbarkeit fort. „Erregt wird, nach Pflüger's Gesetz, eine gegebene Nervenstrecke durch das Entstehen des Katelectrotonus und das Verschwinden des Anelectrotonus, nicht aber durch das Verschwinden des Katelectrotonus und das Entstehen des Anelectrotonus." — Obwohl ferner die Erregung vor Allem abhängt von den Schwankungen der Dichte des die Nerven durchfliessenden Stromes, so reagiren diese doch auch gleichwohl auf den Strom in beständiger Grösse. Während die letztere Abhängigkeit sich so gestaltet, dass die Function anfangs wächst, ein Maximum erreicht, um dann wieder abzunehmen, bleibt das genauere Gesetz der andern Abhängigkeit vor der Hand unbekannt.

v. Bezold [1]) hat die Pflüger'schen Anschauungen über die electrische Nervenerregung in ihren Grundzügen befestigt und erweitert, und zugleich bewiesen, dass dieselben Gesetze, wie für die Erregung der Nervensubstanz auch für die directe Erregung der Muskeln gültig seien. v. Bezold fasst die von ihm erlangten Resultate in folgende Sätze zusammen:

1) Die Substanz der Nerven und Muskeln geräth in den Zustand der Erregung nicht blos durch electrische Dichtigkeitsschwankungen, sondern es ist wahrscheinlich, dass der in constanter Höhe in diesen Organen fliessende Strom fort und fort, solange er in dieser Bahn strömt, den Molekularvorgang der Erregung erzeuge.

2) Der Molekularvorgang der Erregung findet bei positiven Dichtigkeitsschwankungen, und während der Strom in constanter Höhe diese Organe durchströmt, zunächst ·und un-

---

1) A. v. Bezold, Untersuchungen über die electrische Erregung der Nerven und Muskeln. Leipzig 1861.

mittelbar nur in der Gegend der negativen Electrode
Statt, dagegen geräth die am positiven Pole befindliche
Nerven- oder Muskelstrecke, wenn überhaupt, nur durch die
Fortpflanzung des am negativen Pole hervorgebrachten Rei-
zes in den erregten Zustand.

3) Der Molekularvorgang findet bei negativen Dichtigkeits-
schwanknngen oder nach der Oeffnung der im Nerven oder
Muskel fliessenden galvanischen Ströme zunächst und direct
nur in der Gegend der positiven Electrode Statt; diejenigen Nerven- oder Muskelquerschnitte, welche der negativen
Electrode benachbart waren, gerathen, wenn überhaupt, nur
durch die Fortleitung der am positiven Pole entstandenen
Reizung in den erregten Zustand.

4) Sind die Kettenströme, deren Schliessung oder Oeffnung als
Erregungsmittel dient, unter einer gewissen Stärke, so folgt
der Molekularvorgang der Erregung in der Muskel- oder
Nervenfaser nicht unmittelbar auf die positive oder negative
Dichtigkeitsschwankung des Stromes, welche der Schliessung
oder Oeffnung desselben entspricht, sondern es vergeht eine
von der Stärke dieser Ströme abhängige, in einem umgekehrten Verhältnisse zu derselben stehende Zeit, bis der Mole-
knlarvorgang der Erregung anhebt.

Nicht die electrische Dichtigkeitsschwankung ist es also
in diesen Fällen, auf welche Muskel und Nerv mit dem Erregungsvorgange antworten, sondern im Falle der Stromesschlies-
snng ist es das Fliessen des Stromes in constanter Höhe, das die
Erregung bewerkstelligt, und im Falle der Stromesöffnung sind
es die noch einige Zeit nach der Oeffnung anhaltenden späteren
Störungen des Gleichgewichts in diesen Organen, welche mit der
Reizung verknüpft sind.

v. Bezold sieht sich durch diese Resultate seiner Untersuchungen sowie durch die früher bekannten Thatsachen zu der
Annahme hingeführt, dass die erregende Wirkung des galvanischen Stromes in den chemischen Einwirkungen zu suchen
sei, welche der Strom in dem von ihm durchflossenen Leiter
hervorrufe, dass die electrische Erregung somit nichts anderes,
als eine bestimmte Form der chemischen Reizung sei,
welcher Vorgang ebenso wie der Vorgang der Wasserstoffent-

wicklung während der Stromesschliessung am negativen Pole allein unmittelbar aufträte.

Diejenigen Arten der electrischen Nervenerregung dagegen, welche aus fortwährenden Schwankungen der Dichtigkeit des erregenden Stromes sich zusammensetzen — die Reizungen durch Inductionsschläge — sind nach v. Bezold äusserst verwickelter Natur. Ein jeder Inductionsschlag setze sich zusammen aus mindestens 3 Akten, deren jeder eine besondere Analyse erheische: aus dem Anwachsen, aus dem constanten Fliessen und aus dem Abfallen der Stromesdichtigkeit. v. Bezold vermuthet, dass der grosse Effect, der für die Erregung des sensiblen sowohl als motorischen Endapparates durch diese Erregungsmethode erzielt werde, jedenfalls zum grössten Theil beruhe auf dem Umstande, dass bei dem kurzdauernden in abwechselnder Richtung den Nerven durchfliessenden Inductionsstrome die Ausbildung der Nebenwirkungen, welche der längere Zeit in derselben Richtung fliessende galvanische Strom auf den Nerven ausübe, die Herabsetzung der Leitungsfähigkeit insbesondere viel geringer sei, als bei der Erregung durch den constanten Strom; dass also die an Ort und Stelle erzeugte Reizung unbehindert nach beiden Seiten hin sich fortzupflanzen fähig sei.

Zu ganz ähnlichen Resultaten in Betreff des constanten Stromes wie v. Bezold gelangte Fick [1]), der an dem trägen Muschelschliessmuskel experimentirte. Die wichtigen und interessanten Ergebnisse seiner Versuche lassen sich etwa dahin zusammenfassen:

Stromdichtigkeitsschwankung ist im Allgemeinen Reiz für den Muschelschliessmuskel wie für den Froschmuskel, jedoch darf die Geschwindigkeit dieser Schwankung nicht unter ein gewisses Maass sinken. Wird der Muskel ganz allmälig aus dem Zustande des Durchströmtseins in den des Nichtdurchströmtseins oder umgekehrt übergeführt, so bleibt die Zuckung aus.

Eine zweite Bedingung der electrischen Reizung ist eine gewisse Dauer des electrischen Zustandes, dessen Veränderung die erste Bedingung ist. Je kürzer die Dauer des electri-

---

1) Adolf Fick. Beiträge zur vergleichenden Physiologie der irritabelen Substanzen. Braunschweig 1863.

schen Zustandes ist, um so grösser muss die Stromstärke sein,
wenn eine merkliche Reizung erzielt werden soll.

Der Werth des Reizes hängt endlich auch ab von dem ab-
soluten Werth der Stärke des Stromes, dessen Schliessung
oder dessen Oeffnung den Reiz hervorbringt.

Wir sehen hiernach, dass beim physiologischen Experiment
am Nerv und Muskel der Reizeffect von verschiedenen Momenten
abhängt. Zunächst ist von Wichtigkeit die Richtung, in welcher der constante Strom das reizbare Gebilde durchfliesst[1]), und die Stärke des reizenden Stromes. Je nach
der Stromstärke und der Richtung des Stromes fällt der Effect
Schliessung und Oeffnung des Stromes verschieden aus. Bei
mittelstarken Strömen erregt der constante Strom eine
Schliessungs- und Oeffnungs-Zuckung, in welcher Richtung er
auch fliesse, während schwache Ströme sowohl in aufsteigender
als in absteigender Richtung einwirkend, fast immer nur Schliessungs-Zuckung, starke Ströme dagegen in aufsteigender Richtung nur Oeffnungs-Zuckung, in absteigender Richtung fast
immer nur Schliessungs-Zuckung hervorrufen.

Bei den sensiblen und Sinnes-Nerven verhält sich
das Gesetz der electrischen Empfindungen ganz in derselben
Weise, es gewinnt jedoch dadurch einen entgegengesetzten Ausdruck, dass das die electrische Erregung wahrnehmende Organ
im Nerven-Centrum liegt; hier erzeugen schwache Ströme eine
Schliessungs-Empfindung, starke Ströme eine Oeffnungs-Em-
pfindung, wenn sie in absteigender Richtung fliessen. Dagegen steigt bei aufsteigender Richtung die Intensität der
Schliessungs-Empfindung mit dem Wachsen der Stromstärke.

Die electrische Empfindung dauert während des Geschlossenseins
an, wenn auch in geringerem Grade als beim Schliessen resp.

---

1) Bekanntlich bezeichnet man den Strom, welcher vom Nerven-Centrum zur Peripherie d. h. von der positiven, dem Centrum näher
gelegenen Electrode zur negativen, vom Centrum entfernteren fliesst,
als den absteigenden, und umgekehrt den Strom, welcher von
der an einem peripherischen Querschnitt applicirten positiven Electrode centripetal zu der dem Centrum näher applicirten negativen Electrode fliesst, als den aufsteigenden Strom.

Oeffnen der Kette und wächst während dieser Zeit proportional der Stromstärke.

Auch die Erregung motorischer Nerven bewirkt nicht immer nur Schliessungs- resp. Oeffnungs-Zuckung, sondern es erzielen auch Ströme von mässiger Intensität (etwa von der Stärke des Muskelstromes nach Pflüger) eine tetanische Contraction des Muskels.

Die Erregung der Muskeln durch den constanten Strom äussert sich nicht nur in Schliessungs- und Oeffnungs-Zuckungen, welche sich entsprechend dem Zuckungs-Gesetz verschieden verhalten je nach der Richtung des Stroms, sondern auch in dauernder Contraction, solange der Strom fliesst (Wundt, v. Bezold). Nach Abtödtung der motorischen Nerven (durch Curare oder Coniindämpfe) bleiben die Schliessungs- und Oeffnungs-Zuckungen aus, und der Muskel reagirt alsdann auf den constanten Strom nur durch dauernde Contraction, welche somit als der dem Muskelgewebe als solchem zukommende Reizeffect betrachtet werden kann.

Der Erregungs-Vorgang an glatten Muskeln, welche von dem constanten Strome durchflossen werden, äussert sich ebenfalls in dauernder Contraction, und diese macht dieselben Stadien — nur unendlich viel langsamer — durch, wie der quergestreifte Muskel.

Wenn nun hiernach das Fliessen des Stromes in constanter Höhe und bei einer gewissen Stärke des Stromes sowohl an den motorischen, sensiblen und Sinnesnerven als an dem quergestreiften und glatten Muskel von dem Erregungsvorgange begleitet ist, so muss auf der anderen Seite betont werden, dass die Reizwirkung der Stromdichtigkeitsschwankung eine im Allgemeinen viel bedeutendere ist.

Der Reizeffect der Dichtigkeitsschwankung hängt aber nach den oben berührten Untersuchungen wesentlich ab von der Geschwindigkeit der Schwankung, welche nicht unter ein gewisses Maass sinken darf, wenn ein Reizeffect eintreten soll, ferner von der Dauer der veränderten Dichtheit, sowie endlich von der Stärke des Stromes, dessen Dichtigkeitsschwankungen als Reiz einwirken. Je mehr sich die Dauer des Durchströmtseins von Nerv oder Muskel dem Momentanen annähert, um so mehr muss die Stromstärke gesteigert werden, um denselben Reizeffect zu erzielen, wie ihn vorher geringere Stromstärke und längere Dauer des Fliessens producirten.

Von besonderem Interesse für die Erklärung pathologischer Thatsachen sind die Veränderungen der Erregbarkeit des Nerven und Muskels durch die Einwirkung des constanten Stromes.

In Betracht kommen hier die von Pflüger gefundenen, schon erwähnten Thatsachen, dass im Electrotonus die Erregbarbeit des Nerven gesteigert ist an der negativen Electrode, dagegen erniedrigt ist im Bereich der positiven Electrode — und dass an beiden Polen diese Veränderung der Erregbarkeit auch in ihrer nächsten Nachbarschaft sowohl auf der intrapolaren als auf der extrapolaren Nervenstrecke nachzuweisen ist. Auf der intrapolaren d. h. zwischen beiden Polen gelegenen Nervenstrecke wächst das Gebiet des Anelectrotonus d. i. der Abnahme der Erregbarkeit mit der Stromstärke. Nach Pflüger ist nun der Anelectrotonus nicht nur von einer Abnahme der Erregbarkeit, sondern auch der Leitungsfähigkeit gefolgt. Nach v. Bezold dagegen ist die Hemmung des Leitungsvermögens auch durch den Katelectrotonus bedingt. Die Erregbarkeitsveränderung des Muskels im Electrotonus ist nach v. Bezold durchaus auf die intrapolare Strecke beschränkt. Dasselbe gilt auch von der Hemmung der Leitung, welche sich ebenfalls im electrotonisirten Muskel nachweisen lässt.

Von besonderer Wichtigkeit ist ferner die modificirende Einwirkung, welche der constante Strom auf den Erregungszustand des ermüdeten Nerven und Muskels übt. Heidenhain[1]) fand zuerst, dass der constante Strom bei längerer Einwirkung auf einen ermüdeten Muskel eine Erfrischung desselben hervorriefe d. h. die herabgesetzte Erregbarkeit aufbessere, ja selbst in einem bereits abgestorbenen Muskel die verloren gegangene Erregbarkeit wieder herstelle. Heidenhain fand ferner, dass die Richtung des Stromes auf die Intensität dieses Effectes von wesentlichem Einflusse sei, indem der aufsteigende Strom eine kräftigere und anhaltendere Erfri-

1) Heidenhain, Pathologische Studien. Berlin 1856. Ueber Wiederherstellung der erloschenen Erregbarkeit durch constante galvanische Ströme p. 56.

schung des Muskels setze, als der absteigende. War endlich durch den constanten Strom, z. B. durch den absteigenden, die Irritabilität des Muskels hergestellt oder gebessert, so liess sich im günstigsten Falle eine Contraction nur erzielen durch Oeffnung desselben (aufsteigenden) oder durch Schliessung des entgegengesetzten (absteigenden) Stromes.

Die Modification der Erregbarkeit des Nerven durch den Wechsel der Stromesrichtung hat Rosenthal[1]) nach seinen Versuchen dahin präcisirt: Jeder constante Strom, welcher eine Zeit lang einen motorischen Nerven durchströmt, versetzt denselben in einen Zustand, in welchem die Erregbarkeit für die Oeffnung des einwirkenden und Schliessung des entgegengesetzten Stromes erhöht, dagegen für die Schliessung des ersteren und die Oeffnung des letzteren herabgesetzt ist.

Wir wenden uns jetzt zu denjenigen Erscheinungen, welche wir bei der Einwirkung des constanten Stromes auf die einzelnen Organe des gesunden menschlichen Körpers wahrnehmen.

Die Centralorgane des Nervensystems sind dem galvanischen Strome, wenn in mässiger Stärke angewandt, nicht zugänglich ausser durch Reizung der peripherischen Endigungen sensibler oder Sinnes-Nerven. In jeder Beziehung gelten die Gesetze des Leitungswiderstandes im menschlichen Körper für den constanten Strom ebenso wie für den inducirten und es findet kein anderer Unterschied Statt, als der, dass der constante Strom die sensiblen und Sinnes-Nerven viel energischer afficirt als der inducirte, und dadurch viel eher zu Störungen der Gehirnthätigkeit, als Schwindel, Ohnmacht, Hallucinationen, Uebelkeit führt. Von einem directen Nutzeffecte des constanten Stromes bei Krankheiten des Gehirns und Rückenmarks, von einer „methodischen Behandlung des grossen Gehirns" oder einer directen „katalytischen Einwirkung auf das Rückenmark" (Remak) kann meines Erachtens nicht die Rede sein, wenn man nicht den sichern Boden der Thatsachen verlassen und sich in gewagten Hypothesen ergehen will.

---

1) Monatsbericht der Academie der Wissenschaften zu Berlin 1857. Dez. pag. 840.

Von den Sinnesorganen zeigt die Retina eine ausserordentliche Erregbarkeit gegen den constanten Strom, welche mit dem Effect des inducirten Stromes gar nicht in Vergleich gebracht werden kann. Schon auf die Application ganz schwacher constanter Ströme (2 Siemens'sche Elemente) in der Nähe des Auges tritt eine lebhafte Lichterscheinung beim Schliessen und Oeffnen der Kette ein; bei starkem Strome steigert sich dieselbe bis zum flammenden Blitze.

Interessant ist die Verschiedenheit der Retina - Reaction bei den einzelnen Individuen. Während ich z. B. bei mir selbst bei einem schwachen constanten Strom durch die Application der Electrode am Unterkiefer oder im Nacken eine ziemlich lebhafte Lichterscheinung hervorrufen konnte, nahm einer meiner Assistenzärzte eine solche bei der gleichen Stromstärke nicht eher wahr, als bis die Electroden in der Nähe des Auges applicirt wurden. Von anderen Autoren wird Gleiches berichtet. Ob diese Differenz nur auf der verschiedenen Dicke der Epidermis beruhe, muss vor der Hand dahingestellt bleiben.

Gewiss fordert aber die grosse Reizbarkeit der Retina zu Vorsicht bei der Anwendung des constanten Stromes im Gesicht auf, und es empfiehlt sich vornehmlich aus diesem Grunde die Benutzung des in die Kette eingeschalteten Moderators oder Wasserrohr's, über welches weiter unten genauere Mittheilungen folgen werden. Bei Personen. deren Empfindlichkeit man nicht kennt, thut man gut, besonders wenn es sich um Galvanisirung des Gesichtes handelt, den Strom Anfangs durch Ausziehen des Kupferstabes im Wasserrohr aufs Aeusserste zu schwächen und denselben erst nach der Application der Electroden allmälig durch Einschieben des Kupferstabes zu verstärken, oder, wenn man nicht im Besitz eines Moderators ist, mit einem schwachen Strome von wenigen Elementen zu beginnen.

Die Geschmacks- und Geruchsnerven werden ebenfalls durch den constanten Strom stärker erregt, als durch den inducirten. Nicht blos bei der Berührung der Zungen - oder Nasenschleimhaut mit den Polen eines einfachen Elementes wird ein saurer Geschmack oder eine saure Geruchsempfindung wahrgenommen, sondern auch durch Ansetzen der Pole im Gesicht, im Nacken, wie Remak, Meyer und ich rücksichtlich des Geschmackes beobachteten.

Das Gehörorgan scheint gegen den constanten Strom verhältnissmässig weniger erregbar zu sein, als die genannten Sinnesorgane. Die Einführung eines Pol's in den mit Wasser gefüllten Gehörgang erzeugt ein starkes Brausen, welches sich wahrnehmen lässt, so lange die Kette geschlossen ist.

Die motorischen Nerven und Muskeln werden durch continuirliche Ströme von geringer Intensität während des Fliessens gar nicht afficirt und nur plötzliche Dichtigkeits-Schwankungen, welche durch Oeffnen und Schliessen des Kreises oder durch Verschiebung der Electroden auf der Haut erzeugt werden, vermögen leichte Zuckungen auszulösen. Experimentirt man an einem bestimmten motorischen Nerven z. B. am Nervus ulnaris an der unteren Hälfte des Vorderarms, indem man beide Electroden etwa einen Zoll von einander entfernt bei wohlangefeuchteter Haut auf den Nervenstamm aufsetzt, mit verschiedenen Stromstärken, so bemerkt man bei den schwächsten Strömen (6 — 8 Siemens'sche Elemente) nur eine schwache Schliessungs-Zuckung und keine Oeffnungs-Zuckung, in welcher Richtung auch immer der Strom ﬂiesse. Bei 10—12 S. Elementen tritt eine schwache Oeffnungs-Zuckung hinzu, während sich die Schliessungs-Zuckung verstärkt. Bei 14 S. Elementen tritt bereits Tetanus in den vom Ulnaris versorgten Muskeln ein, welcher jedoch durch willkürliche Contraction der Strecker und Abductoren des Daumens leicht zu überwinden ist. Bei Vermehrung der Elementen-Zahl nimmt der Tetanus an Stärke zu und ist nur noch mit Mühe durch angestrengte Contraction der Antagonisten zu überwinden. Bei einer Stromstärke von 24 S. Elementen gelingt die willkürliche Lösung der Contraction nicht mehr [1]).

Wechsel der Stromesrichtung mittelst des Commutators bei feststehenden Electroden übt einen weit energischeren Reiz aus als das Schliessen und Oeffnen des Stromes. So erhalte ich an meinem N. ulnaris schon bei 6 S. Elementen eine Zuckung,

---

1) Diese Angaben haben selbstverständlich nicht für alle Versuchspersonen Gültigkeit. sondern sind nur gültig für die an meinem Vorderarm vorhandene Dicke der Epidermis. Der Leitungswiderstand wächst mit Zunehmen der Dicke der Epidermis in riesigen Progressionen und ebenso mit der Länge des eingeschalteten Körpertheils.

wenn der Commutator die Stromesrichtung rasch ändert, während bei derselben Elementenzahl keine Spur einer Zuckung beim Schliessen und noch viel weniger beim Oeffnen des Stromes eintritt.

Die Reizwirkung der negativen Electrode überragt die der positiven sehr bedeutend. Davon kann man sich bei demselben Versuch leicht überzeugen, wenn man nur eine Electrode auf dem Nervus ulnaris ruhen lässt und die andere auf das Os pisiforme aufsetzt. Wenn man nun einmal bei aufsteigender Richtung des Stromes am Stromwähler die Oeffnung und Schliessung vornimmt, während die Electroden unverrückt stehen, so fällt die Zuckung, und bei entsprechender Verstärkung des Stroms auch der Tetanus, viel energischer aus, wenn der negative Pol der Ulnaris reizt als wenn der positive auf ihn einwirkt.

Die sensiblen Nerven werden durch den constanten Strom stärker erregt als durch den inducirten, selbst bei starker Anfeuchtung der Schwämme und energischem Aufdrücken der Electroden, und zwar nicht blos beim Oeffnen und Schliessen der Kette, sondern auch während der Dauer des Kettenschlusses. Die Empfindung von Brennen und Stechen zeigt sich beim Aufsetzen der Electroden am Vorderarm über dem Medianus schon bei einem Strome von 6 S. Elementen; bei 10 Elementen ist der Schmerz und das Gefühl von Wärme stärker und bei Unterbrechungen verspürt man einen deutlichen Schliessungs- und einen ganz schwachen Oeffnungs-Schlag. Wechsel der Stromesrichtung mittelst des Commutators hat eine stärkere Schmerzempfindung zur Folge als einfache Schliessung oder Oeffnung des Stromes. Die Empfindung ist eine äusserst unangenehme und schon bei mittlerer Stromstärke für manche Personen unerträglich. Dies erschwert die Anwendung des constanten Stromes zu therapeutischen Zwecken ausserordentlich. Eine Stromstärke, welche kaum eine Spur von Zuckung auslöst, ist manchen Patienten schon höchst unangenehm und eine solche, welche kräftige Contractionen der Muskeln hervorruft, den Meisten unerträglich.

Auch für die sensiblen Nerven gilt das Prävaliren des negativen Pols.

Neben den sensiblen Hautnerven werden auch die in der Haut gelegenen glatten Muskeln von dem constanten Strome ebenso wie von dem inducirten erregt. Es treten nicht blos die

Haarbalg- und Talgdrüsenmündungen durch Contraction der Hautmuskeln hervor und stellen das Bild der sog. Gänsehaut dar, sondern es findet auch die beim inducirten Strome bereits besprochene Contraction der Gefässmuskeln Statt, vermöge deren das Lumen der kleinen und kleinsten Arterien und Venen verengert wird. Nach einer gewissen Dauer der Verengerung tritt vorzüglich am positiven Pole eine Relaxation der tetanisirten Gefässmuskeln ein, welche eine Erweiterung der Gefässe über die Norm zur Folge hat. Diese secundäre Gefässerweiterung und Hyperämie stellt sich dem Auge dar als Erythem, zu dem zuweilen durch Filtration seröser Flüssigkeit in das Cutisgewebe Knötchen- und Quaddelbildung sich gesellt.

Ausser diesen physiologischen Wirkungen ist der thermische Effect des constanten Stromes, wenn derselbe in grosser Stärke zur Anwendung kommt, höchst lästig und sorgfältig zu vermeiden. Bei kurz dauernden Reizungen hat man keine thermische Wirkung zu besorgen. Sobald man aber die Electroden längere Zeit auf der Haut fixirt hält, entsteht am positiven Pol lebhaftes Erythem, auf dem sich fernerhin Papeln und Quaddeln erheben. Bei starken Strömen erscheint die Oberfläche der Papeln nach längerer Einwirkung verschorft. Zu weiteren tiefer greifenden Verbrennungen dürfte es selten kommen.

———

Was nun die Einwirkungen des constanten Stroms auf den kranken Muskel und Nerven anbetrifft, so sind dieselben bisher noch nicht mit derjenigen Exactheit und Allseitigkeit studirt, welche die Feststellung bestimmter Differenzen zwischen den Wirkungen des constanten und inducirten Stromes in diagnostischer und prognostischer Beziehung, sowie die Aufstellung scharfer Indicationen für die therapeutische Anwendung der einen und der anderen Stromesart ermöglichen. Indem wir im Nachstehenden den heutigen Standpunkt der Frage zu skizziren unternehmen, halten wir es für unsere Aufgabe, einerseits diejenigen Thatsachen, welche von zuverlässigen Beobachtern festgestellt der Wissenschaft zum Eigenthum erworben sind, möglichst klar hinzustellen, andrerseits solche Punkte zu bezeichnen, welche weiterer Untersuchungen bedürfen. Selbstverständlich werden wir bei dieser Betrachtung von den Hauptlehrsätzen ausgehen, welche Remak auf Grund seiner persönlichen Beobachtung und Erfahrung aufstellte.

Remak vindicirt dem constanten Strom hervorragende Heileffecte in folgenden drei Richtungen:

I. Katalytische Wirkungen.

Als katalytische oder als antiphlogistische bezeichnet Remak die Effecte, welche der constante Strom bei entzündlichen Zuständen und deren Folgen herbeiführt. Katalytisch nennt Remak [1]) die Wirkung deshalb, weil ihm eine Zergliederung der Thatsachen ergibt, „dass die Wirkung des Stromes, wo er einen abnormen, durch Fehler des Blutlaufes oder durch krankhafte Ausschwitzung gestörten Zustand von Geweben beseitigt, nicht blos beschränkt sei auf Electrolysis im engeren Sinne d. h. auf eine der Wasserzersetzung analoge Veränderung der Gewebe, sondern dass hiebei die durch Erweiterung der Blutgefässe bedingte Erleichterung des Blutlaufes und Resorption eine wesentliche Rolle spielen."

„Diese „katalytische" Wirkung entfaltet der constante galvanische Strom nach Remak in folgenden Zuständen:

1) bei entzündlichen Zuständen:
   a) der Gelenke, sowohl bei acuten, chronischen, traumatischen wie bei rheumatischen;
   b) bei chronischen schmerzhaften Rheumatismen der Gelenke, der Muskeln, Muskelscheiden, Sehnen, des Periosts, der Nerven (Neuralgien) sowie bei mannigfachen krampfhaften Zufällen, die durch solche örtliche Reizung bedingt werden;
   c) bei entzündlichen Zuständen des Rückenmarks, durch welche Lähmung der unteren Extremitäten, der Harnblase und des Mastdarms bedingt werden;
   d) bei entzündlichen Zuständen des grossen Gehirns, durch welche Zittern und andere krampfhafte Zufälle entstehen.

2) Bei Exsudaten, die nach den oben erwähnten entzündlichen Zuständen zurückbleiben, namentlich bei Gelenkwassersucht;

3) bei schmerzhaften und entzündeten Geschwülsten.

---

1) Galvanotherapie pag. 203.

Das Verfahren anbetreffend hebt Remak [1]) hervor, dass man zunächst von dem Gesichtspunkte ausgehen müsse, dass ein Transport von Flüssigkeiten vom positiven zum negativen Pole stattfinde, und dass man demgemäss mit der im Zustande der Entzündung befindliche Stelle die negative Electrode in Verbindung bringen und die positive in möglichster Nähe aufsetzen müsse; dagegen solle man die Stromesrichtung umkehren, wenn sich mit der Entzündung Erscheinungen von wässriger Ausschwitzung verbunden zeigten. Da ferner der positive Pol die Erregbarkeit der Nerven herabsetze, der negative sie zu steigern pflege, so müsse man auf den Charakter der Entzündung Rücksicht nehmen und bei erethischem Zustande den positiven, bei torpiden den negativen ausschliesslich oder abwechselnd mit dem entzündeten Theil in Verbindung setzen. Die Stärke des Stromes müsse eine mässige sein (etwa 20 Elemente), dagegen die Dauer eine beträchtliche (wenigstens mehrere Minuten). Als zeitliche Grenze der Einwirkung möge die Abstumpfung der Sensibilität in den von dem Strom getroffenen Nerven gelten.

Die Erfahrungen derjenigen Beobachter, welche Remak's Angaben prüften, lauten im Allgemeinen der katalytischen Wirkung des electrischen Stromes sehr günstig, besonders bei chronischen Geschwülsten der Drüsenapparate und stabilen Exsudaten in und an den Gelenken. Allein die bisher veröffentlichten Beobachtungen gestatten nicht ein bestimmtes Urtheil darüber, ob diese auflösende oder resorptionsbefördernde Wirkung dem constanten Strome in höherem Grade zukomme als dem inducirten, wie Remak behauptet [2]).

II. Antispastische Wirkungen.

Dieselben sollen theils darauf beruhen, dass „der Strom die Willensherrschaft über die im Krampf oder Zittern begriffenen Muskeln steigert oder durch seine katalytische Einwirkung Reize entfernt, welche den Krampf hervorrufen," theils darauf, „dass eine gesteigerte Erregbarkeit der Nerven oder Muskeln, welche örtliche Krämpfe zu bedingen scheint, durch zweckmässige Anwendung des Stromes herabgesetzt wird "

---

1) Galvanotherapie pag. 307.
2). Vergl. Erdmann l. c. pag. 278 und Frommhold l. c. pag. 380 u. ff.

Solche antispastische Wirkungen erhielt Remak [1])
1) bei den sog. Reflexkrämpfen z. B. Blepharospasmus und
Prosopospasmus;
2) bei Tremor artuum;
3) bei Paralysis agitans in einzelnen Fällen, wo die Krankheit in ihren Anfängen war;
4) bei Nystagmus;
5) beim Schreibekrampf, bei geringer Dauer der Krankheit;
6) beim Stottern, im kindlichen Alter;
7) bei Chorea in allen Stadien.

Diese antispastischen Wirkungen, welche Remak beobachtet haben will, haben mit Recht bei den Aerzten die grössten Bedenken gegen die Zuverlässigkeit der Beobachtung erregt
und ermangeln bisher gänzlich derBestätigung von anderer Seite.

In den oben erwähnten Vorträgen, welche Remak im
Jahre 1864 in Paris hielt, finden sich die antispastischen Wirkungen überhaupt nicht erwähnt; dagegen spricht er daselbst
von „beruhigendeu" Wirkungen bei Contracturen und Hy-
perästhesien. Letztere, mögen sie nun entzündlichen oder einfach neuralgischen Ursprungs sein, weichen nach Remak [2])
schwachen und unschmerzhaften Strömen von 15—25 Elementen
bei stabiler Einwirkung d. h. bei unverrückt gehaltenen
Electroden, so zwar, dass die Magnetnadel des Galvanoscops,
deren Ausschlag nicht über 20° hinausgehen darf, einen festen
Stand gewinnt. Die positive Electrode soll in Form einer grossen
Platte auf der schmerzhaften Partie, die negative an einem entfernteren indifferenten Punkt aufgesetzt sein. Nach einer Einwirkung des Stromes von 5—10 Minuten langer Dauer soll der
Schmerz erheblich abnehmen. Die beruhigende Wirkung soll
sich ferner auch zeigen, wenn man die Berührung der schmerzhaften Partie ganz vermeidend die positive Electrode auf den
Nervenstamm, dessen Zweige sich in der hyperästhetischen Partie ausbreiten, möglichst weit von derselben aufsetzt und für die
negative einen indifferenten Ansatzpunkt wählt.

Für die Behandlung der Contracturen fand Remak die
Unterbrechungen des constanten Stroms wirksamer als die

---

1) Galvanotherapie pag. 270.
2) Leçons, pag. 12.

stabile Einwirknug, während er im Allgemeinen den Unterbre-
chungeu eine güustige Wirkung abzusprechen geneigt ist.

III. Antiparalytische Wirkungen.

Dieselben wurden von Remak beobachtet bei folgenden
Zuständen:

1) Bei sccundären Paresen und Atrophien mit oder
ohne Contracturen, dic nach Gelenk- und Muskelrheumatis-
men oder nach Pseudoankylosen zurückbleiben.

2) Bei primären Atrophien der Muskeln in den ersten
Stadien, auch wenn sie sich als progressivc ausweisen.

3) Bei traumatischen, dnrch Quetschungen oder Dehnungen
von Nerven und Muskeln bedingten Lähmungen.

4) Bei Hemiplegien iunerhalb der durch die Beschaffeuheit
der centralen Verletzung gesetzten Grenzen.

5) Bei Paraplegien, namentlich bei gewissen Formen der
sog. Tabes dorsalis, offenbar nach Massgabe der bereits aus-
gebildeten Atrophie des Rückenmarks.

6) Bei Anästhesien, mögen dieselben als selbstständige
Krankheiten oder als Nebenerscheinungen motorischer Läh-
mungeu auftreten.

Später[1] hat Remak die antiparalytische Wirkung des Stroms
als eine „erregende" und „wiederbelebende" bezeichnet. Zur
Erzieluug derselben bedient er sich sowohl der stabilen Ströme
(application du courant en repos), als auch der sog. „labilen"
(application du courant eu monvement). Letztere werden nach
Remak dadurch erzielt, dass er die Electroden anf der Haut
hin und her gleiten lässt. Es versteht sich, dass bei diesen Verschiebungen der Electroden die Stromdichtigkeit nicht unverändert bleiben kann, sondern dass sie Schwankungen erleiden
muss, welche durch die Veränderung der Widerstände beim Hin-
gleiten der Stromgeber über die Körperoberfläche bedingt sind.
Remak stellt als differeutielles Moment zwischen seinen „labilen" galvanischen und den gewöhnlichen Inductiousströmen
auf, dass bei letzteren ein Fallen des Stromes von seinem Maximum auf Nnll stattfinde, während bei den labileu der Strom
zwar von seiner Höhe falle, aber immer bedeutend über Nnll
bleibe. Dieser Unterschied ist aber illnsorisch, wie ich schon
früher ausgesprochen habe. Man darf bei der labilen Anwen-

---

1) Leçons etc. pag. 10 ff.

dung nicht mehr von constanten, sondern nur von continuirlichen Strömen mit ungleichmässig schwankender Stärke sprechen. Nachdem in der Folge Rosenthal[1]), Oppenheimer[2]),
Sinsteden[3]) u. A. meiner Ansicht beigetreten sind, hat Remak diesen Irrthum in der neuern Zeit selbst zugeben müssen[4]).

Allein abgesehen von diesen Unklarheiten in der Methode
der Galvanisirung bieten Remak's Angaben betreffs der antiparalytischen Heilwirkungen noch manche andere Punkte dar,
welche gerechte Bedenken einflössen müssen. Dies gilt besonders von den centripetalen Wirkungen des Stromes,
welche Remak theils aus einer directen Einwirkung auf Gehirn
und Rückenmark und zwar vorzüglich vermöge einer Einwirkung auf die vasomotorischen Nerven erklärt, theils als Reflex-
wirkungen auffasst.

In Betreff der ersteren bewegt sich Remak durchweg in
Hypothesen der kühnsten Art[5]). Nicht nur eine Regulirung der
Circulation im Gehirn glaubt Remak durch Galvanisirung von

1) Medicinische Central-Zeitung 1859. Nr. XXII.

2) Lehrbuch der physikalischen Heilmittel 1861. pag. 127.

3) Preussische Vereinszeitung. N. F. IV, 1 u. 2.

4) Leçons pag. 9: Il y a contradiction apparente eutre les termes:
courant coustant et couraut en mouvement, vu que le mouvement
n'est pas de la constance; mais cela importe peu. Il nous faut seulement un appareil, dout le couraut soit coustant tant que la résistance est la même. Evidemment, si la résistance change, le courant n'est plus réellement constant.

5) Eine Stelle aus seinen Vorträgen pag. 14 möge hier als Beleg dienen: L'effet excitant ou plutôt rauimant du couraut constant se
manifeste dans plusieurs circonstances. D'abord il faut uoter, que
cette recrudéscence des forces de tout le corps au moyen du courant
n'a pas lieu seulement dans les paralysies centrales, mais encore
dans les paralysies périphériques; et d'autant mieux que l'application
est faite plus près de la région cérébrale et cervicale. Cet effet
se montre surtout quand la faiblesse des centres nerveux est causée
par une contraction des grands vaisseaux cérébraux, qui ne laissent
pas passer le sang; en ce cas, on voit disparaître bientôt la pâleur
de la face, qui pourrait faire croire à une anémie réelle. D'autre
part, l'application du courant sur les fonctions des uerfs de la re-
spiratiou et de ceux du coeur peut améliorer l'état du saug, de sorte
qu'après une application prolongée, on voit des gens faibles et
pâles recouvrer de vives couleurs et offrir un pouls plus accéléré."

Sympathicus - Geflechten oder - Ganglien bes. des Ganglion cervicale supremum zu Wege bringen zu können, sondern auch durch dasselbe Verfahren die Reizung der Gehirnsubstanz in der Umgebung apoplektischer Heerde vermindern und die Resorption des ergossenen Blutes beschleunigen zu können, wodurch der Entstehung von Contracturen in der gelähmten Körperhälfte vorgebeugt werde, und zwar um so sicherer und leichter, je frischer die Hemiplegie sei. Das Verfahren Remak's besteht für solche Fälle in labiler Application der Electroden über den Cervicalganglien des Sympathicus und Anwendung einer Kette von 20—30 Elementen.

Auf das Rückenmark glaubt Remak ebenfalls durch labile Application eines Stromes von 20—30 Elementen in der Gegend des Plexus solaris und der sympathischen Lendengeflechte eine Heilwirkung bei aufsteigender spinaler Lähmung, Bewegungsataxie, hysterischer Paraplegie und anderen von Rückenmarksveränderungen abhängigen Bewegungsstörungen erzielen zu können.

Wenn es schon bei oberflächlicher Prüfung dieser Behauptungen Bedenken erweckt, dass so schweren anatomischen Störungen gegenüber überhaupt eine rapide und überraschende Heilwirkung als möglich angenommen wird, so soll doch aus diesem Grunde eine eingehendere, insbesondere klinische Prüfung nicht von der Hand gewiesen werden. Es muss jedoch in Hinsicht der Methode von vornherein höchst zweifelhaft erscheinen, ob es auf dem Wege, den Remak einschlägt, überhaupt möglich ist, Reizungen der sympathischen Ganglien und Geflechte zu erreichen. Wir haben oben gesehen, dass die Dichtigkeit eines in den Körper eintretenden electrischen Stromes, unmittelbar nachdem er die Haut passirt hat, vermöge der sich nunmehr darbietenden feuchten Leiter so schnell abnimmt, dass Muskeln oder Nerven, welche durch eine mässig dicke Schicht gut leitenden Gewebes (z. B. Muskels) von der Oberfläche getrennt sind, nicht mehr gereizt werden können, wenn man sich nicht eines äusserst starken Stromes bedient. Wie viel weniger ist nun von dem relativ schwachen Batteriestrome aus 20—30 S. Elementen, welcher noch dazu labil applicirt wird, zu erwarten, dass er bis zu dem Gangl. cervicale supremum oder gar bis zum Plex. coeliacus mit einer zur Erzielung eines Reizeffectes ausreichenden Dichtheit eindringen werde.

Aber angenommen, es sei der Beweis geliefert, dass eine directe Einwirkung des Stromes auf jene nervösen Organe möglich sei, so bleibt doch immer die weitere Frage, ob denn die Reizung der Geflechte und Ganglien des sympathischen Nerven die von Remak supponirte resp. beobachtete Wirkung auf die Centralorgane wirklich habe oder überhaupt haben könne. Von der Function der Ganglien wissen wir doch so gut wie gar nichts, und vom Halssympathicus wissen wir, dass bei Thieren Durchschneidung oder Lähmung aus anderen Ursachen eine Erweiterung der Gefässe und Steigerung der Wärme auf der entsprechenden Gesichtshälfte und besonders am Ohr zur Folge hat, Reizung dagegen eine Verengerung der Gefässe, Verminderung der Blutmenge und der Wärme in den genannten Weichtheilen hervorruft. Will also Remak eine Erweiterung der intracephalen und intraspinalen Blutgefässe durch Galvanisirung des Sympathicus resp. der Ganglien desselben erzielen, wie er in der oben angeführten Stelle und an andern Orten ausspricht, so darf er sich diese Einwirkung nicht als eine Reizung, sondern als eine lähmende Einwirkung des Stromes vorstellen. Eine solche lähmende oder richtiger leitungshemmende oder verzögernde Wirkung ist nun zwar beim physiologischen Experiment für die positive Electrode erwiesen — es ist dies der Zustand des Anelectrotonus —; allein am Menschen hat man sich bisher vergebens bemüht, einen solchen anelectrotonischen Zustand hervorzurufen, und insbesondere haben die Versuche von Fick [1] und von mir in dieser Richtung durchaus negative Resultate ergeben.

Wir sehen, in welches Chaos von Hypothesen wir uns an der Hand der Remak'schen Lehrsätze begeben!

Nicht weniger schwankend ist der Boden, auf dem seine Angaben über die galvanotonischen Reflex-Contractionen sich bewegen. Dieselben gehen nach Remak durch Vermittelung der Centralorgane vor sich und treten bei Reizung peripherischer cerebro-spinaler oder sympathischer Nerven auf, und zwar bei Erregung eines motorischen Nerven nicht in den

---

1) Medicinische Physik 2. Aufl. pag. 378.

dazu gehörigen Muskeln, sondern entweder in den Antagonisten derselben z. B. in den Streckern am Vorderarm, wenn der N. medianus gereizt wurde (galvanotonisch antagonistische Contraction) oder in entsprechenden Muskeln der entgegengesetzten Körperhälfte (gekreuzte galvanotonische Contraction) oder endlich durch Reizung zweier von den zu erregenden Muskeln weit entfernter Punkte auf der entgegengesetzten Seite (diplegische Reflex - Contraction). Als den wichtigsten Punkt, dessen Reizung mit dem positiven Pol vorzunehmen sei, sieht Remak die der Höhe des Gangl. cervicale suprem. entsprechende Fossa auriculo - mastoidea zwischen aufsteigendem Unterkieferaste, Ohrmuschel und Zitzenfortsatz an. Setzte Remak bei Gelähmten z. B. bei an progressiver Atrophie der Muskeln beider Oberextremitäten Leidenden die knopfförmig endende positive Electrode an dieser Stelle auf der rechten Seite ein und schloss den Kreis durch die mit grösserer Contactfläche versehene negative Electrode, welche am linken Rande des 6. Brustwirbels zu stehen kommen soll, so erfolgte bei 30 — 36 S. Elementen eine Contraction der gelähmten Handmuskeln linker Seite, und andererseits Contraction der gelähmten Muskeln der rechten Hand, wenn die positive Electrode in die linke Fossa mastoidea ant. bei unverrückter Haltung der negativen Electrode eingedrückt wurde. Mit der letzteren kann man übrigens, ohne dass die Contractionen in der Hand verschwinden, bis zur Lendengegend hinabrücken; sobald man aber mit derselben nach oben über den 5. Halswirbel resp. über eine durch denselben gelegte horizontale Linie hinausgeht, so verschwindet die Contraction.

Es würde zu weit führen, noch genauer auf die Details dieser gänzlich unverständlichen Reflexcontractionen Remak's einzugehen. Dass an eine Erklärung bei dem jetzigen Stande unserer Kenntnisse nicht zu denken ist, giebt Remak selbst zu, indem er sagt, dass diese Thatsachen mit den Gesetzen der Physiologie und Physik im Widerspruch ständen, da nach diesen der Reizeffect um so energischer ausfallen müsse, je näher sich die Electroden ständen, während doch hier gerade die Zuckung ausbliebe, wenn beide gleichzeitig oberhalb des 5. Halswirbels ständen. Remak vermuthet übrigens, dass es sich hier um gleichzeitige Reizung zweier von einander entfernter Sympathicus-Ganglien handle, und dass von diesen aus die Erregung auf das

Rückenmark und von hier auf die motorischen Fasern derselben oder der entgegengesetzten Seite übertragen werde.

Den therapeutischen Effect dieser diplegischen centralen Erregung schildert Remak als sehr erheblich. Die atrophirten Muskeln, welche gegen den constanten Strom bei directer Reizung keine Reaction mehr zeigten, verkürzten sich nicht nur, sondern blähten sich auf und gewönnen ihre verlorene Kraft wieder [1]).

Uebrigens fand Remak solche diplegische Contractionen in den Handmuskeln auch zuweilen bei Arthritis nodosa im fieberhaften Anfangs-Stadium. In diesem Falle habe die diplegische Anwendung eine Verminderung der Schmerzen und der Gelenkschwellung, Zunahme des Muskelumfanges, Verlangsamung des Pulses und eine Verminderung der Körperwärme zur Folge. Uebrigens sei die Erweckung von Muskelcontractionen nicht immer nothwendig; auch eine schwache dauernde Einwirkung ohne solche führe zur Heilung, wenn nicht schwere Veränderungen am Rückenmark oder in den Ganglien des Sympathicus vorhanden seien. Die innere Anwendung von Strychnin bringe endlich die diplegischen Zuckungen deutlicher zur Wahrnehmung, wo diese fehlen sollten.

Es soll nicht behauptet werden, dass Remak diese Erscheinungen nicht wirklich gesehen habe — kommen doch bei Hysterischen, um die es sich bei Remak's Beobachtungen vielfach handelt, noch viel wunderbarere Dinge zu Tage —; allein es ist zu beachten, dass die angeführten Beobachtungen bisher jeder Bestätigung von zuverlässiger Seite her ermangeln.

Je unbefriedigter wir dieses Gebiet unklarer Beobachtungen, ungenügend motivirter Diagnosen und hypothetischer Erklärungen zweifelhafter Heilwirkungen verlassen, mit um so grösserer Befriedigung betreten wir wieder den Boden der Thatsachen, welche, auf dem Wege nüchterner Forschung erworben, schon jetzt als werthvolles Eigenthum der Wissenschaft anzuerkennen sind.

---

1) Leçons, pag. 29—31.

Diese Beobachtungen betreffen die durch den electrischen Strom bewirkte Veränderung der Erregbarkeit gelähmter Muskeln und Nerven für den Willen sowohl als für den electrischen Reiz.

Die Thatsache, dass inducirte Ströme die Erregbarkeit geschwächter oder völlig gelähmter Muskeln meist ziemlich schnell bessern, wenn die electro-musculäre Contractilität erhalten oder doch nur wenig abgeschwächt ist, fand Duchenne schon in den vierziger Jahren.

Er kam jedoch auf der anderen Seite zu dem Resultat, dass gänzlicher Verlust der electro-musculären Contractilität ein für die Prognose der Lähmungen im Allgemeinen ungünstiges Symptom sei, insofern es eine lange Dauer derselben und grosse Hartnäckigkeit gegen die Einwirkung von Heilagentien anzeige. Ja, bei den traumatischen Leitungs-Lähmungen gemischter Nerven, bei denen totaler Verlust der electro-musculären Contractilität nachweisbar sei, erklärt Duchenne die Anwendung des Inductionsstromes in den ersten 6—10 Monaten geradezu für nutzlos, da die Nervenverletzung noch nicht geheilt sei; später sei wieder Nutzen von der Faradisirung zu erwarten.

In der Folge constatirte Duchenne noch die merkwürdige Erscheinung, dass die Zunahme der Erregbarkeit des motorischen Nerven oder des Muskels, welche durch die Einwirkung inducirter Ströme sich vielfach nur dem Willensreiz gegenüber documentire, dass also die Motilität [1]) wiederkehre, während der Mangel der Erregbarkeit für den inducirten Strom fortbestehe. Duchenne beobachtete dieses eigenthümliche Phänomen, dass Muskeln, welche sich willkürlich tadellos verkürzen und die ihnen obliegenden Bewegungen ausführen, sich vollkommen stumm gegen den Reiz des Inductionsstromes verhalten [2]), bei Bleilähmungen, traumatischen Lähmungen und Paralysen des Nervus facialis.

Diese Thatsachen sind seitdem vielfach bestätigt. Wir können somit heute als festgestellt betrachten:

---

1) Unter Motilität wird ein für alle Mal nur die Eigenschaft des Muskels, auf den Willensreiz mit Contraction zu antworten, verstanden.

2) Electrisation localisée II. Aufl. p. 330. „L'intégrité de la contractilité électro-musculaire n'est pas nécessaire à l'exercice des mouvements volontaires.

1) Dass Lähmungen, obgleich denselben Nerven oder Muskel betreffend und aus derselben Schädlichkeit hervorgegangen, das eine Mal eine normale faradische Contractilität, das andere Mal eine Verminderung, ein drittes Mal gänzlichen Verlust dieser Eigenschaft darbieten können.

2) Dass die Steigerung der Erregbarkeit für den Willen, welche die Application des faradischen Stromes zur Folge hat, im ersten und zweiten Falle rascher und augenfällig eintritt, während sie im letzten Falle spät oder gar nicht zu beobachten ist.

3) Dass die Erregbarkeit der gelähmten Muskeln und Nerven für den Willensreiz unter Anwendung des Inductionsstromes in manchen Fällen vollständig wiederkehrt, während die Erregbarkeit für den Inductionsstrom auch ferner mangelt und erst spät, jedenfalls viel später als die erstere Eigenschaft wiederkehrt.

Die letzten Jahre haben nun unsere Kenntnisse über diesen Gegenstand durch mehrere ebenso interessante als praktisch wichtige Thatsachen bereichert, welche aus der durch Remak angeregten Anwendung des Batteriestromes bei Lähmungen hervorgingen.

Remak kam zuerst im Verlauf seiner Versuche zu der Ueberzeugung [1]), dass constante („labile") Ströme die Erregbarkeit der motorischen und sensiblen Nerven gegen denselben continuirlichen Strom sowohl als gegen den inducirten steigern, zugleich aber auch die mechanische Leistungsfähigkeit des Muskels erhöhen, während inducirte Ströme die Erregbarkeit zwar ebenfalls etwas steigern, die Leistungsfähigkeit der Muskeln aber herabsetzen.

Diese Versuche stellte Remak vorzugsweise an kranken, aber auch an gesunden Muskeln und Nerven an. Leider sind seine Angaben über die Ergebnisse derselben ungenau und durch die absonderliche Art der Darstellung verworren. Ich hebe daraus nur hervor, was für die vorliegende Frage von Wichtigkeit ist, dass nach Remak [2]) „die Erregbarkeit der Muskeln und Nerven

---

1) l. c. pag. 97 sqq., pag. 131 sqq.
2) l. c. pag. 93.

für inducirte Ströme und für den Ein- und Austritt constanter
Ströme, soweit sich darüber urtheilen lässt, in der Regel sich
gleich verhält, dass es aber auch Fälle giebt in gesunden und freilich deutlicher in gelähmten Gliedern,
wo die Erregbarkeit für die eine oder die andere
Stromesart in unzweideutiger Weise vorwiegt."
Diese von Remak ganz allgemein bezeichnete Differenz
zwischen der Einwirkung inducirter und constanter Ströme ist
nun der Gegenstand zahlreicher eingehender Beobachtungen geworden, welche im Nachstehenden auszugsweise mitgetheilt werden sollen.

Das Resultat derselben ist im Grossen und Ganzen folgendes: In complet gelähmten Muskeln und Nerven ist
die Erregbarkeit für Batterieströme zuweilen erhalten
oder selbst gesteigert, während die Erregbarkeit für
den Inductionsstrom vollständig verloren gegangen
ist. In solchen Fällen ist die Heilwirkung des constanten Stromes der des inducirten überlegen. Mit
der Wiederkehr der Motilität ändert sich gewöhnlich
die Erregbarkeit für beide Stromesarten.

Die erste einschlägige Beobachtung wurde von Baierlacher[1]) im Anfang des Jahres 1859 veröffentlicht; ihm gebührt
also ohne Zweifel das Verdienst, auf diese interessante und wichtige Thatsache zuerst aufmerksam gemacht zu haben. Ich gebe
den Fall in kurzem Auszuge wieder.

M. B., 28jährige Fabrikarbeiterin, kam nach 8wöchentlichem Be-
stande einer halbseitigen Faciallähmung in Behandlung. Inducirte Ströme
von grosser Stärke hatten nur eine höchst geringe Reaction zur Folge.
Nach 3wöchentlicher Behandlung mit dem Inductionsstrom keine Veränderung. Jetzt wurde ein galvanischer Strom aus 15 Elementen applicirt,
welcher kräftige Zuckungen in allen Muskeln hervorrief. Schon nach
3 Sitzungen mit Application des constanten Stromes auf Nervenstamm
und Muskeln war eine erhebliche Besserung bemerklich, und nach weiteren 4 Sitzungen war die Lähmung fast vollständig beseitigt.

---

1) Baierlacher: Beiträge zur therapeutischen Verwerthung des galvanischen Stromes. Bayerisches ärztliches Intelligenzblatt. 1859.
Nr. 4.

Es folgten nun Mittheilungen von Schulz[2]) über mehrere Fälle von Facialislähmungen, bei denen der Inductionsstrom auf der gelähmten Seite keine Contractionen bewirkte. Schulz erhielt bei der Prüfung mit dem constanten Strome folgende Resultate: Auf der gelähmten Seite wird durch einen Strom von 8 Daniell'schen Elementen an allen Muskeln eine deutliche Schliessungs- und Oeffnungszuckung erzielt, gleichviel ob der Strom in aufsteigender oder in absteigender Richtung fliesst, während derselbe schwache Batteriestrom auf der gesunden Gesichtshälfte keine Zuckung auslöst. Beim Einschalten neuer Elemente (bis zu 20) zucken auch die Muskeln der gesunden Seite bei jeder Schliessung und Oeffnung, werden aber von denen der gelähmten Seite in der Zuckungsgrösse bedeutend übertroffen.

Dieses Verhalten ändert sich aber im Laufe der Behandlung. Die erhöhte Erregbarkeit der gelähmten Muskeln für den constanten Strom nimmt nach und nach ab, die Zuckungen werden von Sitzung zu Sitzung 'schwächer und bleiben endlich ganz aus, wie auf der gesunden Seite, wenn man nicht die Zahl der Elemente allmälig steigert. Diese Abnahme der Erregbarkeit für den constanten Strom ist nach Schulz als das Ergebniss der Behandlung und als ein Zeichen der Besserung anzusehen, da mit derselben die Wiederherstellung der Erregbarkeit für den Willen gleichen Schritt hält. Der frühere oder spätere Eintritt dieses Symptomencomplexes giebt den sichersten Anhaltspunkt für die Beurtheilung der Dauer der Lähmung. Je früher die Erregbarkeit für den constanten Strom abnimmt, desto kürzer ist die Gesammtdauer der Paralyse und umgekehrt. Mit dem Verschwinden der Lähmungserscheinungen kehrt auch die Erregbarkeit für den Inductionsstrom wieder und stellt sich derselben Eigenschaft der Muskeln auf der gesunden Seite mehr und mehr gleich.

An diese Beobachtungen von Schulz schloss sich zunächst eine solche von M. Meyer[1]) an:

---

1) Schulz: Ueber das Verhalten der Muskeln bei Paralysis nervi facialis gegen den inducirten und constanten electrischen Strom. Wiener Wochenschrift 1860. Nr. 27.

2) Die Electricität in ihrer Anwendung auf praktische Medicin. II. Aufl. 1861. pag. 323.

Der Fall betraf eine 48jährige Fiau, welche bei einer linksseitigen Faciallähmuug nacb 14tägigem Bestehen jede .Spur von Reaction
auf den Inductiousstrom vermissen liess, während auf den Scbluss einer
nur aus 6 Bunsen'scheu Elementen bestehenden Kette sofort eine kräftige Zusammenziehung der gelähmten Muskeln erfolgte. — Unter der
Behandlung mit dem constanten Strome scbritt die Besserung langsam,
aber doch sicbtlicb von Sitzung zu Sitzung vor.

Die von mir im Jahre 1864 in der 2. Auflage dieses Buches
mitgetheilte, aber damals noch unvollständige Beobachtung kann
ich jetzt vervollständigt wiedergeben.

Marcus Windisch, 18 J. alt, Schreinergeselle, macbte vom 3.—6.
November 1863 bei nasskaltem windigem Wetter den Weg von Regens-
burg nacb Erlangen zu Fuss. Bei seiner Ankunft in Erlangen am 6. No-
vember Mittags hatte er Schlingbeschwerden und lebhafte reissende
Scbmerzen in der linken Gesicbtsbälfte: auch bemerkte er sogleich eine
Verziehung des Gesichts nacb rechts und sah sich am Abend beim Zu-
bettegeben ausser Stande, das Licht auszublasen. Die Schmerzen im
Gesicbt ve·loren sicb in den nächsten Tagen, die Schiefstellung des Ge-
sichts aber blieb trotz einer energiscben Schwitzcur unverändert. Am
Am 27. November — also gerade 3 Wochen seit dem Eintritt der
Läbmung — stellte sich Patient, ein kräftiger bis dahin stets gesunder
Mensch, in der Klinik vor. Es ergab sich bei der Untersucbung eine
complete Läbmung des N. facialis sinister und zwar aller ausserbalb des
Foram. stylomast. abgehender Zweige. Die Uvula steht zwar etwas nach
links gewandt, dagegen zeigt die Stellung des Velum sowie die Geschmacks-
tbätigkeit keine Anomalie. Die Sensibilität scbeint auf der linken Seite
erhöht zu sein, denn es wird der inducirte Strom sowohl als der constante auf der gelähmten Seite schmerzhafter cmpfunden als rechts.
Die anfänglichen reissenden Schmerzen in der linken Gesichtshälfte sind
verschwunden. Die Zunge wird gerade herausgestreckt. Im Uebrigen
findet sich ausser einem mässigen Bronchialkatarrh nichts Abnormes.

Der inducirte Strom, auf alle Muskeln uud Facialiszweige der
gelähmten Gesichtshälfte localisirt, ergiebt selbst bei starken
Strömen keine Spur von Contraction — nur in dem M. corrugator supercilii lässt sich bei Reizung des entsprechenden Facialiszweiges durch starke Ströme eiue äusserst geringfügige Verkürzung hervorrufen. Auch die Ohrmuskeln verhalten sich durchaus stumm.

Der constante Strom, auf die cinzelnen Muskeln und dereu
Facialiszwcige (mit möglichster Vermeidung von Stromesschwankungen
und Verschiebung der Electroden) localisirt, ergiebt an allen ziemlich gleichmässige, kräftige Schliessungszuckungen, denen
nacb inzwiscben erfolgter Erschlaffung sebr schwache Oeffnungs-
zuckungen folgen. Die Reizung ist dem Pat. sehr schmerzhaft, be-

sonders anf der linken Gesichtshälfte. Lebhafte Lichterscheinnng begleitet jede Application des constanten Stromes, ebenso eine säuerliche Geschmacksempfindnng, welche nach jeder Sitzung mehrere Stunden fortbesteht.

Im Verlanfe der nnn folgenden 12 Sitznngen stellten sich noch nachstehende Ergebnisse heraus.

Die Znckungen anf der gesunden Seite erreichen die der gelähmten Mnskeln nicht an Grösse. Eine geringe Zahl von Elementen (6—8 Bnnsen'sche der Stöhrer'schen Batterie) oder bedeutende Abschwächnng eines stärkeren Stromes vermittelst des Wasserrohrs lässt an der gesunden Seite keine Zncknngen mehr entstehen, während derselbe schwache Strom anf der gelähmten Seite zwar schwache aber noch deutlich sichtbare Znckungen hervorruft. Bei allmäliger Steigernng der Stromstärke mittelst des Wasserrohrs tritt ein Moment ein, wo die Muskeln der gesnnden Seite wieder — wenn anch äusserst schwach — mit Zucknng reagiren. Derselbe Strom auf die gelähmte Seite applicirt ruft hier schon ziemlich energische Einzel-Contractionen hervor. (Ich bemerke, dass ich mit einer feinen, mit fenchtem Schwamm armirten Electrode den Strom anf die einzelnen Nerven oder Muskeln localisirte, während der andere Pol vom Assistenten im Nacken fixirt wurde). Dieser Befund blieb derselbe, ich mochte nnn eine oder beide Electroden anf der betreffenden Gesichtshälfte in Anwendnng ziehen.

Die Application des constanten Stromes anf einen gelähmten Mnskel oder dessen Facialiszweig ist nicht im Stande, in demselben die Erregbarkeit gegen den indncirten Strom herznstellen. Mochte der constante Strom einmal oder mehrmals, schwach oder stark anf den Mnskel oder Nerven eingewirkt haben: — die nachfolgende Prüfnng mittelst des indncirten Stromes (in allen Stärkegraden) ergab constant dasselbe Resultat, wie vorher: völligen Mangel der faradischen Contractilität. Anch der Wille erlangt durch die Einwirknng des constanten Stromes nicht die geringste Herrschaft über den gelähmten Mnskel.

Versnche mit ganz langsamen Unterbrechungen des Indnctionsstromes, so zwar, dass Schliessnng nnd Oeffnnng je eine Secnnde in Ansprnch nimmt, ergeben: Auf der gesunden Seite erfolgt eine starke Schliessungs- und eine schwache Oeffnungsznckung an dem einzelnen gereizten Muskel. anf der gelähmten Seite dagegen keine Znckung, weder beim Schliessen noch beim Oeffnen.

20. Decemb. Während die Muskeln der gelähmten Seite sich sowohl dem Willen als dem Indnctionsstrome vollkommen nnzngänglich

zeigen, erscheint die Erregbarkeit für den constanten Strom gesteigert. Am schwächsten fällt die Contraction am M. orbicul. palpebrar. aus.

24. Decemb. Derselbe Befund in Betreff der Einwirkung des Willens und des Inductionsstromes. Die Erregbarkeit für den constanten Strom ist auf der kranken Seite entschieden gebessert und scheint sich im Laufe der Sitzung noch zu steigern (Abnahme des Leitungswiderstandes von Seite der Epidermis in Folge erhöhter Durchfeuchtung und Aufquellung?).

3. Jan. 64. Die Deformität unverändert. Bei angestrengten Versuchen, die Augenlidspalte zu schliessen, vermag Pat. einzelnen Fasern des Orbicul. palpebrar. eine Spur von Contraction zu verleihen. Derselbe Muskel sowie der Corrugator supercil. zeigen Spuren von Zusammenziehungen auf Reizung ihrer Facialiszweige mittelst des Inductionsstromes. Dagegen lässt sich eine Abnahme der Erregbarkeit gegen den Batteriestrom constatiren in den Mm. corrugator supercil., orbicularis palpebr., zygomatic major et minor, triangularis et quadratus menti. Höchst energisch ist dagegen die Reaction in M. sphincter oris, und bessert sich noch im Laufe der Sitzung. — Seit einigen Tagen verspürt Patient einen fixen drückenden Schmerz in der linken Wange in der Höhe der Krone des ersten oberen Backzahns.

11. Jan. (10. Woche). Entschiedene Abnahme der Verziehung des Gesichtes nach rechts, aber noch beträchtlichere Abnahme der Erregbarkeit für den constanten Strom in allen Muskeln der linken Gesichtshälfte mit Ausnahme des M. sphincter oris. Sowohl schwache als starke Batterieströme lösen auf der gesunden Seite stärkere Zuckungen aus, als auf der kranken.

22. Jan. (12. Woche). Bei Ruhe der Gesichtszüge ist keine Deformität mehr wahrnehmbar, dagegen zeigt sich bei Bewegungsversuchen das Gleichgewicht zwischen den Muskeln beider Gesichtshälften noch erheblich gestört. Das linke Auge kann noch immer nicht geschlossen werden. Der Inductionsstrom ruft bei Prüfung mit verschiedenen Stromstärken nur jene bereits erwähnten minimalen Contractionen im M. orbicular. palpebrar. und Corrugator supercil. hervor. Die Erregbarkeit für den Batteriestrom in allen Stärken von 6—24 Buusen'schen Elementen angewandt ist auf der gelähmten Seite jetzt völlig erloschen, und nur noch der M. sphincter oris und levat. labii super. alaeque nasi reagiren, aber auch diese schwächer, als die homologen Muskeln der rechten Seite.

3. Febr. (14. Woche). Nicht nur in der Ruhe halten sich die homologen Muskeln das Gleichgewicht, sondern fast vollständig auch bei gemässigter Mimik. Pat., der Flöteuspieler ist, theilt mit grosser Freude mit, dass er in der letzten Woche wieder habe Flöte blasen können. Die Erregbarkeit für den Inductionsstrom fehlt noch immer. Das

Verhalten gegen den Batteriestrom ist dasselbe, wie am 22. Jan. Die
Differenz der Muskel- und Nerven-Erregbarkeit in beiden Gesichtshälften tritt besonders bei Anwendung starker Batterieströme (18 — 24 Elemente) höchst frappant zu Tage. Während rechts die stärksten Zuckungen ausgelöst werden, verhalten sich links die Muskeln vollkommen
stumm bis auf die Mm. sphincter oris und levat. lab. sup. alaeque nasi,
deren Erregbarkeit übrigens noch weiter gesunken ist. Selbstverständlich
wird hier von der Contraction des M. masseter und temporalis abgesehen,
welche beiderseits gegen jede Stromesart gleichstark (mit Zähneklappen)
reagiren. Dass die Erregbarkeit der Muskeln der gesunden Gesichtshälfte
sich durch die häufige Galvanisirung nicht verändert hat, braucht wohl
kaum besonders hervorgehoben zu werden. Noch immer ruft hier ein
schwacher Batteriestrom (unter 10 Bunsen'schen Elementen) keine
Zuckung hervor, dagegen ist die Reaction gegen eine 16 elementige
Batterie schon sehr kräftig und bei 24 Elementen enorm stark.

16. Febr. (15. Woche). Der constante Strom vermag auf der gelähmt gewesenen Seite nur noch am M. sphincter oris eine Spur von
Zuckung zu erzielen, und auch dies nur bei 24 Elementen. Alle übrigen
Muskeln derselben Seite verhalten sich stumm sowohl gegen den Bat-
terie- als Inductionsstrom; dagegen ist die Motilität fast ganz normal.

2. März. (17. Woche). Die willkürliche Motilität ist linker Seits
fast vollständig hergestellt. Selbst bei lebhaftem mimischen Muskelspiel
kann man kaum ein Ueberwiegen der rechtsseitigen Muskeln constatiren.
Der Schluss der Augenlider links geht noch nicht ganz vollständig vor
sich. Mit der nunmehr fast normalen Motilität contrastirt um so schärfer der völlige Mangel der Erregbarkeit in den linksseitigen Muskeln
sowohl für den inducirten als constanten Strom.

Da Pat. bald nachher auf Reisen ging, so musste die Beobachtung abgebrochen werden. Nach seiner Rückkehr, 1 Jahr später, theilte
er mit, dass die letzten Spuren der Lähmung etwa 4 Wochen nach der
Beendigung der Behandlung verschwunden seien, dass er jedoch eine
gewisse Schwäche in den Augenlidern bei kräftigem Lidschlusse noch
länger bemerkt habe.

Ende März 1866 — also 2⅓ Jahre seit dem Eintritt der Lähmung — hatte ich Gelegenheit, den Kranken mehrmals wieder zu unter-
suchen und seine beiderseitigen Gesichtsmuskeln und Nerven auf ihre
Erregbarkeit zu prüfen. Die Untersuchung ergiebt vollständiges Nor-
malverhalten der Gesichtszüge sowohl in der Ruhe als bei mimischen ·Actionen. Auf der linken Gesichtshälfte bemerkt man vielfache
fibrilläre Zuckungen, besonders häufig nach längerer Galvanisirung. Die Uvula steht noch immer nach links abgelenkt. Geschmacks-
thätigkeit normal. Die Sensibilität zeigt sich links erheblich
herabgesetzt, was vorzüglich von der Schmerzempfindung bei der

Einwirkung electrischer Ströme gilt. Der Inductionsstrom erzielt auf der früher gelähmt gewesenen Gesichtshälfte Contractionen in allen Muskeln sowohl bei intra- als bei extramuskulärer Reizung, jedoch fallen dieselben viel schwächer aus als auf der gesunden Seite. Ganz ebenso verhält sich die Erregbarkeit für den constanten Strom. Bei 8 B. Elementen (positiver Pol im Nacken, Ausschlag des Galvanoscops bis 20°) bemerkt man rechts schwache aber deutliche Zuckungen, während links Alles stumm bleibt.

Bei 16 B. Elementen (posit. Pol im Nacken, Ablenkung der Magnetnadel bis 60°) rechts kräftige Zuckungen sowohl bei isolirter Reizung einzelner Muskeln und Facialzweige, als auch beim Aufsetzen auf die Parotis. Links dagegen wird von der Parotis aus keine Zuckung ausgelöst; die Zuckungen der Mm. frontalis, corrugator, orbicular. palp. bei isolirter Reizung weit schwächer als rechts, die Mm. sphincter oris, levator und quadratus menti reagiren noch schwächer, als die ebengenannten; gar keine Zuckung erhält man von den Mm. pyramidalis, levator labii sup. alaeque nasi, zygomatici.

Ein Strom von 22 B. Elementen (pos. Pol im Nacken, Ablenkung der Magnetnadel bis 80°) erzeugt rechts bei unveränderter Haltung der Electroden kräftigsten Tetanus, auch von der Parotis aus, links dagegen nur ziemlich kräftige Schliessungszuckungen, aber jetzt auch von der Parotis aus. — Ausser den Lichterscheinungen erscheint auch jetzt wieder der säuerliche Geschmack auf beiden Zungenhälften, welcher nach jeder Sitzung etwa 3—4 Stunden anhält.

Dieser Fall hat durch die längere Beobachtung an Interesse gewonnen. Während die vom linken Nervus facialis ausstrahlenden Zweige und die von ihm innervirten Muskeln schon 3 Wochen nach dem Eintritt der Lähmung ihre Erregbarkeit für den Willen und für den Inductionsstrom völlig eingebüsst hatten, war dieselbe für den constanten Strom nicht nur erhalten, sondern im Vergleich zu der gesunden Gesichtshälfte sogar gesteigert. Von der 10. Woche an nimmt nun die Erregbarkeit für den constanten Strom fast im ganzen Gebiet des Facialis merklich ab, während die Schiefstellung des Gesichtes sich ausgleicht. In der 12. Woche ist die Reaction auf den Batteriestrom völlig erloschen und in der 14. Woche ist nicht nur die normale Stellung der Gesichtshälften vollständig, sondern auch die Herrschaft des Willens über die gelähmt gewesenen Muskeln wieder hergestellt. Bei der Entlassung des Kranken in der 17. Woche ist die Mimik linkerseits fast tadellos, während die Erregbarkeit für den inducirten und den constanten Strom gänzlich mangelt.

Zwei Jahre später zeigt sich bei ganz normaler Motilität die Erregbarkeit für den electrischen Strom zwar wiedergekehrt und zwar für beide Stromesarten gleichmässig, allein sie steht der auf der rechten (gesunden) Seite zu constatirenden Erregbarkeit bei Weitem nach, und auch die Sensibilität steht auf der linken Seite erheblich unter der Norm.

Ich kann jetzt dieser Beobachtung eine weitere, ebenfalls den Nerv. facialis betreffende anfügen, welche in mancher Beziehung noch reiner und durchsichtiger ist als die eben angeführte und für die Deutung der in Rede stehenden Erscheinungen von besonderer Wichtigkeit sein dürfte. Sie betrifft eine reine traumatische Gesichtslähmung, herbeigeführt bei Gelegenheit eines operativen Eingriffes, bei welchem die Durchschneidung des N. facialis unmittelbar nach seinem Austritte aus dem Canalis Fallopiae nicht zu vermeiden war.

Barbara Seifert, 19 Jahre alt, wurde auf der chirurgischen Abtheilung des Universitätskrankenhauses zu Erlangen von Prof. Thiersch wegen eines Sarcoms der linken Parotis am 29. Mai operirt. Im Verlauf der Operation zeigte sich, dass die ganze Parotis in der Entartung aufgegangen war und es konnte desshalb bei der Exstirpation die Durchschneidung des N. facialis am Foram. stylomastoid. nicht umgangen werden. Die Operationswunde schloss sich in der Folge nur zum kleinsten Theil durch prima intentio.

Befund am 18. Juni (20. Tag).

Eine frische, tief liegende, 5,5 Ctm. lange Narbe zieht sich linkerseits von der Grenze zwischen Meatus auditor. ext. und Basis des Proc. mastoid. durch die Fossa auriculo-maxillaris bis an den Rand des Unterkiefers hin. Die linksseitigen Gesichtsmuskeln sind sämmtlich vollständig gelähmt, Nase und Mund etwas nach rechts verzogen, Lagophthalmus, Uvula und Gaumen stehen normal, Zunge wird gerade herausgestreckt. Die Sensibilität ungestört. was sich besonders bei der electrischen Prüfung constatiren lässt. Wange links in der Nähe der Narbe noch etwas verdickt.

Der Inductionsstrom ruft auf der gelähmten Seite keine Spur einer motorischen Reaction hervor, mag er nun schwach oder stark, rapid oder langsam unterbrochen zur Anwendung kommen. Selbst Unterbrechungen von mehreren Secunden Dauer ändern nichts an dem durchaus negativen Resultate.

Der Batteriestrom ergiebt bei weniger als 10 S. Elementen
auf keiner Gesichtshälfte motorische Reaction. Bei 10 S. Elementen
(posit. Pol im Nacken, Ablenkung der nach längerer Fixirung der Electroden zur Ruhe gekommenen Nadel des Galvanoscops bis 5°, Spielen
des Commutators) ergiebt sich:

An allen Muskeln der linken Gesichtshälfte ist bei directer Muskel - Reizung eine Contraction wahrnehmbar, welche bei Reizung durch
den negativen Pol stärker als bei Reizung durch den positiven Pol ausfällt. Diese Contractionen sind fast durchgängig schwächer, als die
von den Muskeln der gesunden Gesichtshälfte durch directe Reizung erzielten mit Ausnahme des M. sphincter oris, an dem die Contraction
linkerseits überwiegt. Dasselbe Resultat bei Vermehrung der Elementen-
zahl. Die Contraction der gelähmten Muskeln bei directer stabiler galvanischer Reizung erscheint träger, zögernder, als auf der gesunden
Seite, wo die Verkürzung den Charakter der normalen Zuckung mit dem
blitzähnlichen Kommen und Gehen zeigt. Diese Differenz ist, an welchen Muskeln auch immer die Prüfung vorgenommen wird, gleich
frappant.

Die isolirte Reizung der einzelnen Zweige des N. facialis, sowohl
der stärkeren als der einzelnen Muskeläste ergiebt auf der gesunden
Seite bei 14 Elementen kräftige Zuckungen, bei 16 Elementen auch von
der Parotis aus. Auf der gelähmten Seite haben sämmtliche
Nervenzweige ihre Erregbarkeit · gegen den constanten
Strom verloren mit Ausnahme des für den M. triangularis, quadratus
und levator menti bestimmten Astes, welcher am Rande des Unterkiefers
in beträchtlicher Entfernung von seinen Muskeln gereizt eine sehr
schwache Zuckung in den genannten Muskeln auslöst, viel schwächer
als die der homologen Muskeln rechterseits bei Reizung ihres gemeinsamen Astes.

Dasselbe Resultat ergab sich bei wiederholter Prüfung an den folgenden Tagen.

Das Detail dieser Beobachtung spricht klar und überzeu-
gend. Der Stamm des Facialis ist sicher vollkommen durchschnitten. Am Ende der dritten Woche nach der
Durchschneidung zeigt sich die Erregbarkeit der
motorischen Nerven für den Willen, für den inducirten und auch für den galvanischen Strom erloschen,
und nur in einem Aste ist die Erregbarkeit für den Batteriestrom noch in geringem Grade erhalten; die gelähmten Muskeln dagegen haben ihre Irritabilität für den constanten Strom bewahrt und antworten auf directe
Galvanisirung mit einer trägen Contraction, welche

bei grosser Stromstärke in Tetanus übergeht. Die Eintritts-
zuckung beim Schliessen ist verloren gegangen und die verzö-
gerte und dauernde Contraction, welche Wundt und Fick als
dem Muskelgewebe eigenthümlich nach Ausschluss der motorischen Nerven experimentell nachgewiesen haben (vergl. pag. 56),
ist geblieben.

Es wird nun in diesem Falle die weitere Aufgabe erwach-
sen, festzustellen, wann die Erregbarkeit des für die Kinnmus-
keln bestimmten Ram. maxillar. inferior erlischt, und wann die
Irritabilität des Muskelgewebes verloren geht.

M. Meyer [1]) fand, dass bei Facialis-Lähmungen diejenigen Fälle, in welchen die Reaction gegen den unterbrochenen
Strom zwar herabgesetzt, aber nicht gänzlich erloschen sei, dieselbe Herabsetzung der Reaction auch gegen den constanten
Strom zeigten und dass solche Fälle als die prognostisch gün-
stigeren anzusehen seien, insoferne sie in wenigen Wochen mit
Genesung zu enden pflegten, während auf der anderen Seite
solche Gesichtslähmnngen, bei denen wenigstens vom 8. Tage
nach ihrem Eintritte an der intermittirende Strom keine Reaction hervorriefe, dagegen ein schwacher Batteriestrom lebhafte
Zuckungen bewirke, prognostisch weit ungünstiger seien, insoferne die Genesung entweder erst nach Monaten eintrete oder
sogar unvollständig bleibe.

Meyer verlegt für die letzteren Fälle den Sitz der Läh-
mungsursache in den Stamm des Facialis innerhalb des Felsen-
beins und hält die durch schwache Batterieströme hervorgerufenen Muskelcontractionen für reflectorische und das Ganglion ge-
niculum für das die Reflex-Zuckungen vermittelnde Organ. Die
Gründe für diese Annahme sucht Meyer in dem krampfhaften
Charakter der Zuckung gegenüber der langsameren natürlicheren
Contraction auf der gesunden Seite, in der unverhältnissmässigen
Grösse der Zuckung und endlich in dem Umstande, dass man
allmälig immer mehr Elemente nehmen muss, um eine Contraction zu erzielen, was auf ein Freiwerden der Bahn schliessen lässt.

---

1) Ueber Facialis-Paralysen, Vortrag gehalten in der Berliner medicinischen Gesellschaft am 9. December 1863. Deutsche Klinik 1864.
Nr. 2.

Im Betreff der Heilwirkung empfiehlt Meyer den Strom, welcher am leichtesten Zuckung hervorruft, als den geeignetsten, also bei den leichteren Fällen den unterbrochenen, bei den schwereren den constauten. Coutracturen sah Meyer nicht nur bei Anwendung des Inductionsstroms, sonderu auch beim Gebrauch des constanteu Stroms eintreten, jedoch wurden dieselben meist durch den letzteren überraschend schnell und zwar selbst nach jahrelangem Bestehen beseitigt.

Es folgt nun eine Mittheilung von Neumann[1]) über einen cinschlägigeu Fall von Facial-Paralyse, welcher in manchen Puukten von den bisher angeführten Fällen abweicht.

Herr H., 60 Jahre alt, zog sich durch Erkältung Eude September 1863 eine Lähmung der linken Gesichtshälfte zu, die anfaugs von heftigen Neuralgien, dauu aber vou geringerer Empfindlichkeit gegen den electrischen Reiz begleitet war. Die motorische Paralyse war complet, das Geschmacksvermögen war auf der entsprechenden Zuugeuhälfte aufgehoben und die Stelluug des Gaumensegels normal. Von Ende October bis zum 4. December wurde der Inductionsstrom in täglicheu halbstündigen Sitzuugeu, jedoch ohne Erfolg, angewandt. Alsdann schritt N. zum constanten Strom, welcher bis zum 24. Januar erhebliche Besserung erzielte. Der inducirte Strom war anfangs in jeder Stärke angewaudt ohne alle Reaction, welche Stellung auch immer die Electroden haben mochten. Mit dem Beginne der Wiederkehr der willkürlichen Erregbarkeit stellte sich auch eine Spur von Reactiou auf den faradischen Reiz wieder ein, jedoch erfolgte dieselbe nur auf directe Muskelreizung uud fiel auf der krauken Seite immer noch viel geringer aus als auf der gesuuden Seite. Dagegen löste der galvanische Reiz auf der kranken Gesichtshälfte stärkere Zuckungeu aus als auf der gesuudeu Seite. Schon bei Anweudung von 6—8 Siemens'schen Elementen zeigte sich Zuckung auf der gelähmteu Seite, während dieselbe auf der gesunden Gesichtshälfte erst bei 10—12 S. Elementen eintrat; auf der letzteren kounte dieselbe durch 14—16 S. Elemeute sowohl auf extramuskulärem als auf iutramuskulärem Wege erzielt werdeu, während auf der ersteren nur die directe Muskelreizung vou Zuckung gefolgt war.

Neumann stellte nun an diesem Falle Versuche an, welche den Weg zu einer physikalischen Erklärung dieser Differenz

---

1) Ueber das verschiedene Verhalteu gelähmter Muskeln gegen den coustanten und inducirten Strom und die Erklärung desselben. Deutsche Klinik 1864. Nr. 7.

der Einwirkung beider Stromesarten zu zeigen geeignet sind.
Neumann findet die physikalischen Eigenthümlichkeiten der
Inductions - Electricität im Vergleich zu den Batterieströmen in
der schnellen Aufeinanderfolge durch Intervalle getrennter Ströme,
in der abwechselnden Richtung und in der ans Momentane gren-
zenden kurzen Dauer derselben. Eine vierte Möglichkeit, dass
etwa die Stärke der einzelnen Inductionsströme hinter der Stärke
des constanten Batteriestroms zurückbliebe und dass diess der
Grund ihrer Wirkungslosigkeit sei, konnte von vorneherein von
der Hand gewiesen werden, da ein Strom von 6 Siemens'schen
Elementen bei Einschaltung des menschlichen Körpers in den
Kreis bekanntlich eine kaum wahrnehmbare Reaction liefere,
während inducirte Ströme bei übereinandergeschobenen Rollen
eine unerträglich starke Reizung setzen.

Zur Prüfung der obigen drei Differenzpunkte wurde der
Hammer des Inductionsapparates festgestellt und in den Kreis
des inducirten Stromes ein Quecksilbernäpfchen eingeschaltet, in
welches Drähte eintauchten. Durch Hervorheben und Wiederein-
tauchen wurden Oeffnungs- resp. Schliessungs-Inductionsschläge
erzeugt; es zeigte sich nun, dass weder die stärksten Oeffnungs-
schläge noch die schwächeren Schliessungsschläge auf der gelähmten Seite Zuckungen erregten, während die letzteren bei demselben Versuch auf der gesunden Seite sehr kräftig ausfielen.
Hiernach konnte nicht mehr die schnelle Aufeinanderfolge der
einzelnen Inductionsschläge, auch nicht mehr ihre abwechselnde
Richtung als die Ursache ihrer Wirkungslosigkeit angeschuldigt
werden, vielmehr blieb nur ihre momentane Dauer als Causal-
moment übrig. Zum Beweis dient der folgende Versuch. Wenn
Neumann die Dauer des Batteriestromes auf das Momentane
reducirte, indem er bei fest aufgesetzten Electroden den Strom
mittelst einer in den Kreis eingeschalteten Vorrichtung derart
schloss, dass er mit der Spitze eines feinen Platindrahtes rasch
über ein Brettchen hinwegfuhr, in welches ein dünnes Platinblech
mit seiner Kante au niveau der Brettoberfläche eingelassen war,
so zeigte sich, dass jetzt selbst die stärksten Batterieströme fast
wirkungslos blieben, während auf der gesunden Seite lebhafte
Zuckung eintrat. Wurde die eine Electrode auf die Wange der
gelähmten Seite, die andere auf das Kinn gerade in der Medianlinie aufgesetzt und nun ein Strom von 50 Elementen mittelst

der beschriebenen Vorrichtung durch die gelähmte Seite momentan hindurchgeleitet, so zeigte sich auf der letzteren nur eine Spur von Zuckung, während die gesunde ausserhalb der eigentlichen Stromesrichtung liegende Gesichtshälfte sich stärker bewegte. Der Hauptstrom wirkte sonach auf die gelähmte Seite schwächer, als die Stromschleifen auf die gesunde, ganz ebenso wie es Neumann von starken Inductionsschlägen bei gleichem Ansatz der Electroden beobachtete.

Neumann beantwortet hiernach die Frage nach der physikalischen Differenz des Inductions - und Batteriestromes in ihrer Einwirkung auf gelähmte Nerven dahin: Die Erregbarkeit der gelähmten Nerven oder Muskeln gegen momentane Ströme und zwar selbst gegen solche von bedeutender Stärke ist erloschen, ihre Erregbarkeit gegen über das Momentane hinausdauernde Ströme auch bei geringer Stärke derselben ist erhalten und selbst etwas gesteigert.

Neumann hat in der Folge [1]) beim Absterben der Nerven und Muskeln von Fröschen nach dem Tode der Thiere ganz dieselbe Erscheinung beobachtet, wie bei den gelähmten Muskeln des Gesichts. Er beobachtete nämlich vor dem völligen Erlöschen der Erregbarkeit ein öfter über mehrere Stunden ausgedehntes Stadium der Verminderung derselben, während dessen starke Inductionsströme bei übereinandergeschobenen Rollen des Schlittenapparates sich unfähig erwiesen, Zuckungen auszulösen, während bei der Schliessung und Oeffnung von Kettenströmen aus 4—6 Siemens'schen Elementen sich noch eine Reaction bemerklich machte und zwar sowohl bei der Erregung des motorischen Nerven als bei directer Reizung der Muskelsubstanz. Neumann wendet für diese Erscheinung ebenfalls die obige Erklärung an, dass nämlich unter den erwähnten Verhältnissen ein starker momentaner Strom einen geringeren Reizeffect ausübe, als die Schliessung oder Oeffnung eines schwächeren Stromes von einer über das Momentane hinausgehenden Dauer, und bezieht sich hierbei auf die oben mitgetheilten Ergebnisse der

---

1) Ueber das verschiedene Verhalten der Nerven und Muskeln gegen den constanten Strom während ihres Absterbens. Königsberger medicinische Jahrbücher 1864. Bd. IV. pag. 93.

Untersuchnngen von v. Bezold und Fick, nach denen beim Zustandekommen der Reizung neben der Dichtigkeits-Schwan-
kung des Stromes sich die Zeitdauer, während deren der
Strom in constanter Höhe Nerv oder Muskel durchfliesst, als
wesentlicher Factor geltend macht.

Im Anschluss an diese Mittheilungen von Neumann hat
Brückner[1]) Versuche an mehreren an Paralysis atrophica adi-
posa leidenden Kranken angestellt, welche die Neumann'-
schen Angaben bestätigten. An den gelähmten Muskeln
blieb der Inductionsstrom ohne Wirkung, während ein Batteriestrom von 20 Elementen eine Schliessungszuckung an ihnen hervorrief. Brückner bemerkte dabei, dass die Zuckung beim
Kettenschlusse nicht mit der Präcision eintrat, die man bei gesunden oder von leichterer Lähmung betroffenen Muskeln zu
sehen gewohnt ist, sondern um einen freilich sehr geringen Zeit-
theil verzögert; dass ferner bei langsamer Folge des Oeffnens
und Schliessens (etwa $\frac{1}{2} - 1$ Secunde) die Zuckungen ergiebiger
ausfielen, als bei rascher Folge (etwa 4 — 5 in der Secunde), dass
ferner bei einer Strömwendung durch den Commutator die
Zuckungen noch beträchtlicher wurden, als bei langsamen Unterbrechungen und Kettenschlüssen; dass endlich bei approxima-
tiv momentaner Unterbrechung eines constanten Stromes die
Zuckung gänzlich ausblieb. Brückner constatirte diese Thatsache am Nervus peroneus, cruralis, ischiadicus und tibialis in
der Weise, dass er den Strom, der durch einen electrischen
Schlüssel geschlossen war, mittelst eines kurzen, leisen Schlages
auf den Knopf des Schlüssels öffnete und wieder schloss. Bei
dieser momentanen Unterbrechung blieb die Zuckung der Muskeln constant aus, während dieselbe bei länger dauernder Unterbrechung allemal kräftig eintrat. Dass eine Unterbrechung
wirklich stattgefunden, ist aus den Controll-Versuchen Brückner's ersichtlich. Mit wieviel Elementen derselbe an den
einzelnen Muskeln und Nerven experimentirte und ob er bis zu
bedeutenden Stromstärken aufwärts gestiegen sei, ist nicht an-

---

1) Ueber das Ausbleiben der Zuckung gelähmter Nerven und Muskeln
   bei momentaner Unterbrechung des constanten electrischen Stroms.
   Deutsche Klinik 1865. Nr. 30.

geführt. Darf man, schliesst Brückner, aus diesen wenigen
Versuchen, einen Schluss ziehen, so ist eine gewisse Langsamkeit
der Nerven dem electrotonischen Zustand gegenüber unverkenn-
bar, indem sie eine längere Stromesdauer erfordern, um in denselben versetzt zu werden und, einmal in denselben versetzt, eine
dauerndere Stromesunterbrechung, um ihn wieder zu verlieren,
während sie bei momentaner Unterbrechung in diesem Zustand
verharren.

Die letzte der hieher gehörigen Beobachtungen verdanken
wir A. Eulenburg[1]). Der Fall betrifft ein 20jähriges Mädchen, das seit 8 Wochen an completer rechtsseitiger Facial-Paralyse rheumatischen oder traumatischen Ursprungs litt. Bei
normaler cutaner Sensibilität zeigte die gelähmte Gesichtshälfte
vollständigen Verlust der Erregbarkeit für intermittirende Ströme
sowohl bei intra- als bei extramuskulärer Reizung, sowohl bei
schnellen als bei langsamen Unterbrechungen, ebenso auch bei
Aenderung der Stromesrichtung. Die Faradisirung, sowie einige
subcutane Strychnin-Injectionen brachten im Verlauf von 41
Tagen nicht die geringste Veränderung in dem Zustande der
Gesichtshälfte zu Wege. Hierauf wurde ein galvanischer Strom
von 18 mangelhaft beschaffenen Daniell'schen Elementen in
Anwendung gezogen; dieser, obgleich so schwach, dass er auf
der gesunden Gesichtshälfte keine Spur einer sensiblen oder motorischen Reaction zur Folge hatte, löste auf der gelähmten Seite
kräftige Zuckungen aus, besonders wenn beide Pole im Gesicht
aufgesetzt wurden. Nach 7 Sitzungen war die Lähmung entschieden gebessert, aber die Differenz in der Einwirkung beider
Stromesarten nicht verändert; nach 19 Sitzungen (vom 27. Febr.
bis 17. März) war jede Difformität beseitigt und die freie willkürliche Bewegung wieder hergestellt. Trotzdem verharrte die
Reaction gegen die beiden Stromesarten unverändert auf dem
anfänglichen Standpunkt; insbesondere nahm die Erregbarkeit für den galvanischen Strom gegen die Heilung
hin nicht ab und die Erregbarkeit für den inducirten
Strom nicht zu, wie diess nach den bisherigen Beobachtungen erwartet werden musste.

---

1) Zur Therapie der rheumatischen Facial-Paralysen. Deutsches Archiv
für klin. Medicin 1866. Band II. Heft 1.

Eulenburg betont mit Recht, indem er die Ansicht
M. Meyer's, dass die vom Facialis erzielten Contractionen Re-
flexzuckungen seien, bekämpft, folgende Momente aus seiner
Beobachtung als mit jener Theorie nicht vereinbar: 1) Das
Gleichbleiben des galvanischen Reizeffectes, 2) das Fehlen ir-
gendwie erheblicher Reizungen der sensiblen und Sinnesnerven, 3) dass die Zuckungen keinen krampfhaften Charakter hatten, 4) dass bei Localisirung des Stromes auf einen Muskel immer nur dieser und kein anderer reagire, 5) dass langsame
Unterbrechung des inducirten sehr schmerzhaften Stromes keine
Zuckung zu Wege brachte.

Eulenburg weist eine modificirende Einwirkung des Stromes auf den Facialis von der Hand, da bei einer solchen Annahme das Ausbleiben der Erregbarkeit für den inducirten Strom
unerklärt bleibe, dagegen ist er geneigt, verschiedene specifische Energien des motorischen Nerven zu statuiren
nämlich für die galvanische, faradische und Willensreizung. Er hält es für möglich, dass unter bisher unbekannten Differenzen der moleculären Anordnung die eine oder die andere dieser Energien
oder selbst zwei gäuzlich aufgehoben sein könnten
unbeschadet der dritten. Eulenburg erinnert hierbei
an jene bisher wenig studirten Fälle, in denen die galvanische
und faradische Erregbarkeit aufgehoben ist, während die Motilität intact fortbesteht, ferner an die Aufhebung des Schmerz-
und Temperaturgefühls bei gewissen Störungen der sensiblen
Sphäre, während der Tastsinn sich normal verhält.

Die bisherigen Beobachtungen, welche im Vorstehenden
auszugsweise mitgetheilt sind, beschränken sich, wie wir gesehen haben, mit Ausnahme der Brückner'schen, auf Lähmungen des N. facialis. Ich lasse nun zunächst zwei Beobachtungen
folgen, welche sich den Brückner'schen anreihen und den Beweis geben, dass jene Differenzen in der Erregbarkeit für die
beiden Stromesarten in derselben Weise auch an anderen Nerven
als am Facialis zur Erscheinung kommen. Die erste dieser meiner
Beobachtungen betrifft eine Lähmung im Gebiet des N. ulnaris,
die andere eine solche im Gebiet des N. radialis.

Ernst Böttler, 26 J., ein kräftiger Bauer, erhielt am 25. Nov. 1861 bei einer Rauferei einen Messerstich in den linken Vorderarm in der Mitte des Ulnarrandes, wobei die Art. ulnaris verletzt und der N. ulnaris durchschnitten wurde. Ausser einer heftigen Blutung war vollständige Lähmung in dem unterhalb der Verletzung gelegenen Gebiete des N. ulnaris die nächste Folge der Verletzung. Durch Maltraitiren der Finger mit Einreibungen, Anhängen von Gewichten pp. entstand am kleinen Finger in der Folge ein Panaritium, durch welches Phalangen- und Sehnenstücke nekrotisch wurden. Der Finger verkrüppelte in Folge dessen.

Am 23. April und 2. Mai 1866 — also 4½ Jahre nach der Verletzung — ergab die Untersuchung folgendes Resultat.

Gesundes muskelkräftiges Individuum. Vorderarm und Hand links beträchtlich abgemagert, Umfang des Vorderams oberhalb der Handwurzel links 16,6 Ctm., rechts 18,5 Ctm., Umfang der Hand quer durch die Vola gemessen links 20 Ctm., rechts 23 Ctm. — In der Mitte des Ulnarrandes des linken Vorderarms eine 3½ Ctm. lange, 1 Ctm. breite Narbe, welche auf einer 6 Ctm. im Durchmesser haltenden halbkugligen weichen Geschwulst (Muskelhernie), mit ihr fest verwachsen, aufsitzt. Um die letztere herum ist der scharfe Rand der Fascie, welche hier einen fast kreisförmigen Defect zeigt, zu fühlen. Lokalisirte faradische Reizung der Muskelhernie erzeugt lebhafte Contraction in der Geschwulst. Bei vertikaler Erhebung des Arms verschwindet dieselbe, bei passiver Streckung des stark gebeugten Mittelfingers wird sie hineingezogen, wobei die Narbe trichterförmig mit hineingezerrt wird.

An der Hand ist der kleine Finger verkrüppelt, klumpig. Der Kleinfingerballen extrem abgemagert, ebenso auch alle Zwischenknochenmuskeln, in geringerem Grade auch die Muskeln des Daumenballens. Zwischen Metacarp. pollicis und indicis auf dem Handrücken eine tiefe Mulde statt des Muskelbauches. Permanente Beugestellung des Ring-, Mittel- und Zeigefingers (bei dem letzten am schwächsten entwickelt), im 2. Phalangealgelenk. Passive Streckung möglich, active nicht.

Vollständige motorische Lähmung in sämmtlichen vom N. ulnaris innervirten Handmuskeln, nämlich im Opponens, Flexor und Abductor digiti minimi, Adductor pollicis, sämmtlichen Interossei und Lumbricalis IV. Vollständige Anaesthesie, durch Nadel und electrischen Strom bestimmt, in der Vola bis zur Ringfingermitte (Gränze nicht ganz scharf zu bestimmen wegen schwieliger Epidermis am innern Handrande), auf dem Handrücken bis zur Mitte des Mittelfingers (am letzteren nicht mehr complet). Am vorderen inneren Rande und auf der Streckfläche einige Zoll oberhalb des Handgelenks ist die Haut anästhetisch. Puls der Art. ulnaris am Handgelenk rechts stark, links sehr schwach.

Constanter Strom. 20 S. Elem. ohne Reaction. 30 S. Elem.

erzielen bei directer Muskelreizung schwache träge Contraction in den Muskeln des Kleinfingerballens und im Inteross. extern. des Ringfingers. Bei 40 S. Elem. ist die Contraction deutlicher, bei 50 Elem. kräftige Beugung der ersten Phalanx des kleinen Fingers, schwache Abduction desselben, kräftige Beugung der ersten Phalanx des Ringfingers mit Abduction. Alle diese Verkürzungen gehen mit einer auffälligen Langsamkeit und Trägheit vor sich. Von Seite des M. inteross. ext. I, II und III ist keine Verkürzung zu erzielen.

Galvanisirung des N. ulnaris am Vorderarm und Handgelenk mit allen Stromstärken ist ohne die geringste Einwirkung auf die obigen Muskeln, während N. median. auf dieselben Ströme mit kräftiger Contraction seiner Muskeln antwortet.

Der Inductionsstrom hat bei directer Muskelreizung in allen Stärken angewandt an den gelähmten Handmuskeln nicht die geringste Reaction zur Folge. Reizung des N. ulnaris am Condyl. int. humeri mit starken Strömen erzielt Verkürzung des M. ulnaris int., des Flexor digitor. prof. und sehr schwache Adduction des Daumens nebst schwacher Beugung der ersten Phalanx des Zeige- und Mittelfingers. Reizung des Ulnaris in der Nähe der Handwurzel erzielt nur bei stärksten Strömen, welche durch die Anästhesie ermöglicht sind, eine schwache Adduction des Daumens und schwache Beugung der ersten Phalanx des Zeige- und Mittelfingers.

Wir sehen hier also folgendes Verhalten. Während sich sämmtliche gelähmte Handmuskeln gegen die directe faradische Reizung stumm verhalten, reagiren die Muskeln des kleinen Fingers und Inteross. ext. quart. bei directer Galvanisirung mit träger Verkürzung. Faradisirung des N. ulnaris ruft schwache Contraction im Adductor pollicis und Interosseus I, II und III hervor, während directe galvanische Reizung dieser Muskeln erfolglos ist und Galvanisirung des N. ulnaris überhaupt keine Verkürzung hervorruft, selbst nicht in jenen auf directe Galvanisirung reagirenden Muskeln des kleinen und Ringfingers.

Babette Balwieser, 1½ Jahr, seit der Geburt theils an Catarrhen, theils an Drüsenschwellungen am Halse kränkelnd, erlitt etwa Anfang März 1866 durch einen Fall vom Stuhl einen Bruch des linken Vorderarms im unteren Drittel. Von den Eltern Anfangs vernachlässigt, wurde das Kind erst mehrere Wochen nach der Verletzung in die chirurgische Klinik aufgenommen. Die Fractur war bereits mit einer leichten Deformität geheilt und die Kranke wurde nunmehr am 17. Mai wegen der Lähmung der Strecker am Vorderarm der medicinischen Klinik übergeben.

Die Untersuchung ergiebt eine Ausbiegung der Vorderarmknochen nach hinten im unteren Drittel, willkürliche Streckung der Hand sehr

schwach. Die Finger werden nur bei Beugung im Metacarpophalangeal-
gelenk gestreckt. Pat. vermeidet selbstständige Bewegungen mit dem
linken Arm und hebt denselben mit der rechten Hand.

Die Prüfung mit beiden Stromesarten in tiefer Chloroformnarkose
ergiebt:

Ein Inductionsstrom, welcher hinreicht, im rechten Vorderarm kräftige Contractionen auszulösen (grosser Schlittenapparat mit 2 B.
El., äussere Rolle wenig über die innere geschoben, 58° der Scala) ergiebt am linken Vorderarm normale Contractionen an den Beugern, schwächere am Extens. carpi rad. und ulnar., Extens. und Abductor poll. long.,
Extens. digiti indic. und minimi prop. Dagegen fehlt jede Reaction
von Seite des Ext. digitor. communis. Derselbe Muskel bleibt
stumm bei directer Reizung des N. rad. am Oberarm. Der constante
Strom löst bei 30 S. E. in dem Extens. digitor. commun. sinister kräftige Zuckungen aus, welche denen desselben Muskels rechter Seits bei
derselben Stromstärke fast gleichwerthig sind.

22. Mai. Behandlung mit beiden Stromesarten in der Chloroformnarkose; dasselbe Resultat in Betreff der Reaction.

30. Mai. Die Motilität scheint sich wesentlich gebessert zu haben.
Das Kind greift spontan mit der linken Hand und hält die Gegenstände
fester, und länger, als sonst.

Nachdem die Haut beider Vorderarme längere Zeit unter feuchter
Wärme erhalten war, um die Epidermis aufzulockern, ergiebt die Prüfung der Erregbarkeit für den electrischen Strom bei intramusculärer
Reizung folgendes: Ein schwacher constanter Strom von 10 S. El.
erregt am M. extens. digitor. commun. links schwache Schliessungszuckung,
rechts keine Reaction. Bei 12 S. El. ist die Zuckung links stärker, während sie rechts auch jetzt noch fehlt. Von 14 S. El. an zeigt sich auch
rechts Schliessungszuckung, dieselbe fällt aber wesentlich schwächer aus,
als die kräftige des gelähmten linken Extens. digitor. comm. Bei 30 S.
El. tritt in demselben Muskel links Tetanus, rechts nur starke Zuckung
ein, und erst bei 40 S. El. erscheint auch in dem gesunden Fingerstrecker
tetanische Contraction. — Die Galvanisirung des N. radialis am Oberarm ergiebt linker Seits ziemlich gleichmässige Verkürzung der Strecker
am Vorderarm; für den gemeinsamen Fingerstrecker ergiebt sich kein
sicheres Resultat.

Die Exploration mit dem faradischen Strome ergiebt im linken
M. extensor. digitor. comm. weder bei schwachem Strom eine Spur von
Contraction noch bei starken Strömen, welche an demselben Muskel
rechts den stärksten Tetanus auslösen.

19. Juni. Sowohl die Stellung der Hand als auch die willkürliche Streckung der Finger linkerseits ist erheblich gebessert. Die Pat.
bedient sich beim Spielen der linken Hand mehr als sonst. — Die Er-

regbarkeit für den Inductionsstrom kehrt wieder. Derselbe erregt jetzt eine wenn auch schwache Contraction des M. extensor. digitor. comm. sinister. Die Erregbarkeit für den constanten Strom hat bedeutend abgenommen, sodass selbst 16 S. Elemente noch keine Zuckung bewirken, während am 30. Mai eine solche. bereits durch 10 S. Elemente erzielt wurde. Von 18 S. Elementen an zeigt sich Contraction, jedoch fällt dieselbe erheblich schwächer aus, als am homologen Muskel des rechten Arm's, und erst bei einer Stromstärke von 40 S. Elementen ist die tetanische Verkürzung beiderseits gleich energisch. — Die Untersuchung geschah, wie früher, in der Chloroformnarkose und unter denselben Vorsichtsmassregeln in Betreff der Anfeuchtung der Haut etc.

Das Resultat ist also folgendes: In der ersten Sitzung erweist sich in dem M. extensor. digitor. comm. sinister bei gänzlichem Mangel der Erregbarkeit für den Inductionsstrom eine solche für den constanten, jedoch ist dieselbe etwas geringer, als in dem homologen gesunden Muskel des rechten Vorderarms. In der 3. Sitzung, 13 Tage später, zeigt sich dagegen neben unverändertem Mangel der Erregbarkeit für den Inductionsstrom eine beträchtliche Erhöhung der Reaction vom constanten Strom, so zwar, dass die Zuckung in dem gelähmten Muskel die des homologen gesunden Muskels bei Weitem überragt. Gleichzeitig ist auch die Motilität gebessert.

In der 4. Sitzung (etwa 3 Wochen später, im 4. Monate des Bestehens der Lähmung) erscheint die Motilität beträchtlich gebessert, die Erregbarkeit für den constanten Strom herabgesetzt, die faradische Irritabilität wiederkehrend.

Bevor ich darangehe, eine Zusammenstellung der wichtigsten aus den mitgetheilten Beobachtungen sich ergebenden Thatsachen zu machen, und daran eine Kritik der bisherigen Versuche zur Erklärung dieser Phänomene zu knüpfen, scheint es mir zur Vervollständigung des Materials nöthig, noch zwei meiner Beobachtungen anzuführen, welche die Mannigfaltigkeit der Erscheinungen vermehren und für die Beurtheilung der inneren Vorgänge nicht unwichtig sind. Der erste Fall, dessen Beobachtung mir durch die Güte des Herrn Dr. Baierlacher in Nürnberg ermöglicht wurde, liefert den Beweis, dass in früher gelähmten Muskeln die Erregbarkeit für den Willen wieder zurückkehren könne, ohne dass der faradische oder galvanische Reiz eine Reaction von Seite der Muskeln zu erzielen vermag.

G. H., 15 J. alt. erlitt im Anfang des Jahres 1865 durch Maschi-
neukraft einen Splitterbruch des rechten Vorderarms mit Zerreissung der
Weichtheile an der Beugeseite; nach circa $1/2$ Jahr war beides geheilt
und Pat. trat wegen der restireuden Lähmung der Vorderarm - und Hand-
muskelu in die Behandlung des Herrn Dr. Baierlacher in Nürnberg.
Seit dem 30. Juli 1865 von demselben abwechselnd mit Inductions - und
constauten Strömen behandelt, haben die Strecker an Leistungsfähigkeit,
und die Beuger, welche Anfangs in starrer Contractur standen, an Beweglichkeit erheblich gewonnen, so dass Pat. schon seit Febr. d. J. wieder leserlich schreibeu kaun.

Eine Uutersuchung am 8. April 1866 ergab:

Rechter Arm im Ganzen mässig abgemagert, Haut kühl mit
hläulicher Färhung. Die Hand steht schwach gebeugt zum Vorderarm, kaun jedoch fast bis zur Axe desselben gestreckt werden. Hierbei spauneu sich die Sehueu der Fingerbeuger straff, welche mit der
6 Ctm. langen, an der Beugefläche schräg nach inuen verlaufenden und
5 Ctm. vom Handgelenk eudeuden Narbe und mit dem Knochen verwachsen sind. Das Handgelenk erweist sich bei passiven Bewegungen
durchaus frei. Willkürliche Beugung der Finger nur beschränkt möglich,
jedoch der Druck der Hand, besonders vou Seiten der Dau-
men- und Kleinfiugermuskeln ziemlich kräftig, uud die Er-
härtung des Daumenballens bei der Contractiou sehr deutlich. Die Motilität der einzelnen Muskeln betreffend. ist eine Verkürzung am M. op-
pouens, flexor und adductor pollicis schwach, aber deutlich wahrnehmbar, ebenso am M. opponens, flexor et abductor digiti minimi, und an
den Interossei und lumbricales. Die Seusihilität der Haut ist auf der
Streckfläche des Vorderarms ahnorm hoch, an der Beugefläche unterhalh
der Narbe erheblich herabgesetzt, in der Vola manus fast völlig fehlend.

Reizung des N. medianus sowie des N. ulnaris am Oberarm und
am Ellbogengelenk sowohl mit dem Iuductions - als mit dem Batteriestrome in allen Stärken hat Schmerzempfindung in den Verästelungeu
beider Nerven an der Hand, aber keiuc Muskelverkürzungen daselbst zur Folge. Ehenso erweisen sich sämmtliche Handmuskeln bei directer Reizung gegeu beide Stromesarten
durchaus stumm. selbst hei Auwendung sehr starker Ströme. Die au
der Beugefläche des Vorderams oberhalh der Narbe gelegenen Muskel-
bäuche reagiren auf directe Reizung gegeu beide Stromesarteu, ehenso
die Strecker der Hand und Finger.

Es war also durch die Verletzung und ihre Folgen eine
Leitungslähmung des N. ulnaris und medianus hervorgerufen,
welche jetzt in der Rückbildung begriffen ist. Die Herstellung
der Leitung in beiden Nerven ist durch die Wiederkehr der

Sensibilität wie der Motilität erwiesen: Allein obgleich die früher
gelähmten Muskeln und motorischen Nerven dem Willensreiz
bereits wieder gehorchen, zeigen sie noch vollstäudigen Mangel
der Erregbarkeit für den galvanischen Strom sowohl als für den
Inductionsstrom.

Wir hätten hier somit denselben Befund $^5/_4$ Jahre nach
dem Entstehen der Lähmung, welchen ich am Facialis des M.
Windisch (pag. 79) in der 17. Woche nach dem Eintritt der
Paralyse constatiren konnte: die Erregbarkeit für den Willen ist
wiedergekehrt, die Erregbarkeit für den faradischen und galvanischen Strom fehlt. Dass dieser Befund nicht ganz isolirt da-
steht, zeigt eine kurze Angabe von Eulenburg (l. c.) über
einen merkwürdigen Fall, in welchem „die electro-musculäre Contractilität sowohl für constante als intermittirende Ströme beinahe an sämmtlichen Muskeln des Körpers fast vollstäudig aufgehoben war, und die willkürliche Innervation derselben nichts
desto weniger kaum eine irgend wahrnehmbare Verminderung
zeigte.“ — Wie weit die von Duchenne beschriebenen Fälle (l. c.
pag. 330) hieher gehören, ist nicht zu constatiren, da in diesen
die Prüfung mit dem Batteriestrome unterlassen ist.

Der zweite Fall betrifft eine Bleilähmung, welche sich bei
noch erhaltenem Muskelgewebe durch gleichzeitigen Mangel der
Erregbarkeit für den Willen und für beide Arten des electrischen
Stromes auszeichnet.

Johann Strobel, 66 Jahre, Tünchergeselle, litt vor 3 Jahren zehn
Wochen lang an Bleikolik, nach deren Beseitigung sich eine Lähmung
der Fingerstrecker zeigte, welche ihn zur Arbeit unfähig machte; auch
eine Lähmung im rechten Deltoideus wurde damals bemerkt, dieselbe
hat sich aber in der Folge wieder zurückgebildet, während die Lähmung
der Vorderarmmuskeln fast unverändert bis heute fortbesteht.

Kleines schmächtiges Individuum mit schwacher Muskulatur und
sehr geringem Fettpolster; beide Vorderarme sind besonders au der
Streckseite etwas abgemagert, am stärksten rechts, ohne jedoch jene
tiefen Läugsfurchen zu zeigeu, welche beim völligen Schwund einzelner
Strecker vorhanden zu seiu pflegen. Der Umfang des Vorderarms beträgt

	rechts	links
unmittelbar unter dem Cubitalgelenk	22 Ctm.	21½ Ctm.
in der Mitte des Vorderarms	17½ Ctm.	18½ Ctm.
unmittelbar unter dem Haudgelenk	14 Ctm.	14½ Ctm.

Die Muskeln der Hände sind nicht abgemagert, die Finger der rechten Hand stehen gebeugt und nur bei starker Flexion des Handgelenks und der Metacarpo-phalangeal-Gelenke können die drei mittleren Finger gestreckt werden. Die Streckung des Daumens, Zeigefingers und kleinen Fingers unkräftig; die Streckung der Hand gelingt bis etwas über die Längsaxe des Vorderarms; links gedeiht die Streckung der Hand nur bis zur Längsaxe des Vorderarms und bis eben dahin auch die Streckung der Finger mit Ausnahme des Mittelfingers, welcher trotz kräftiger Streckung in den beiden vordern Phalangeal-Gelenken im Metacarpo-phalangeal-Gelenk gebeugt stehen bleibt.

Die Exploration mit dem Inductionsstrom ergiebt am rechten Vorderarm schwache Reaction .des Extensor carpi radialis und ulnaris, des Ext. indicis und digiti minimi, sowie des Abductor und Extensor pollicis longus, dagegen völligen Verlust der Contractilität im Extensor digitorum communis.

Am linken Vorderarm Fehlen der Reaction in dem für den Mittelfinger bestimmten Bündel des Ext. digitor. communis, im Uebrigen in allen Streckmuskeln schwache Contraction.

Der constante Strom in den verschiedensten Stärken angewandt erregt keine Zuckung in dem rechten Extens. digitor. comm. und im Mittelfingerbündel desselben Muskels linkerseits; in allen übrigen Streckmuskeln zeigten sich, wenn auch schwache, Contractionen.

Das weitere Detail der Untersuchung kann füglich übergangen werden, insofern hier nur die Thatsache von Belang ist, dass der gemeinsame Fingerstrecker rechts und links (hier nur in einem Bündel) seine Erregbarkeit für den Willen sowohl, als für den inducirten und constanten Strom vollkommen eingebüsst hat.

———

Versuchen wir nun, die in den vorstehenden Beobachtungen niedergelegten, ausserordentlich mannigfaltigen Erscheinungen, welche bei peripherischen Lähmungen durch die Prüfung des gelähmten Nerven und Muskels mit dem inducirten und constanten Strome sich ergeben, übersichtlich zu gruppiren, so erhalten wir folgende Reihen:

I. Lähmungen, bei denen im Muskel und Nerven die Erregbarkeit für den Willen sowohl, als für beide Arten des electrischen Stromes fehlt (Ziemssen).

II. Lähmungen, bei denen die Motilität theilweise erhalten oder wiedergekehrt ist, ohne dass die kranken Muskeln oder

motorischen Nerven für den constanten und inducirten Strom
erregbar sind (Eulenburg, Ziemssen).

III. Lähmungen, bei denen die Motilität völlig erloschen
ist, während die Erregbarkeit für beide Stromesarten gleichmässig herabgesetzt, aber nicht erloschen ist (M. Meyer).

IV. Lähmungen, bei denen Muskel und Nerv die Erregbarkeit für den Willensreiz wie für den Inductionsstrom völlig
eingebüsst haben, während die Erregbarkeit für den constanten
Strom fortbesteht.

In diesem Falle ergaben die vorliegenden Beobachtungen
im weiteren Verlaufe folgende Erscheinungen:

a. Während der Abwesenheit der Motilität.

1) Die Erregbarkeit für den constanten Strom ist gesteigert, so dass ein schwacher Batteriestrom, welcher an den gesunden homologen Muskeln keine Spur einer Contraction hervorruft, an den gelähmten Muskeln schon kräftige Zuckungen
auslöst (Baierlacher, Schulz, Neumann, Eulenburg,
Ziemssen).

2) Die Erregbarkeit für den constanten Strom steigert
sich wesentlich im Verlauf der Behandlung mit demselben
Strome, erreicht rasch ein Maximum, um alsdann abzunehmen
(Ziemssen).

3) Die Erregbarkeit für den constanten Strom ist nicht
immer gleichzeitig in allen Zweigen des gelähmten Nerven gleichmässig gesteigert. In den weniger erregbaren Muskeln und Ner-
venzweigen steigt und sinkt sie später als in den anfänglich
stärker erregbaren (Ziemssen).

4) Die Contraction der gelähmten Muskeln, welche durch
den Batteriestrom erzielt wird, geht nicht mit der Präcision vor
sich, wie an gesunden Muskeln, sondern erscheint etwas verzögert (Brückner, Ziemssen).

5) Die Contraction entsteht in manchen Fällen nur bei directer Reizung des Muskels und nicht bei der Reizung des entsprechenden motorischen Nerven (Neumann, Ziemssen).

b. Mit der Wiederkehr der Motilität.

6) Die Erregbarkeit für den constanten Strom geht mit dem
Wiedereintritt der willkürlichen Beweglichkeit allmälig verloren,
während die Erregbarkeit für den Inductionsstrom mit der letzteren allmälig zurückkehrt (Schulz, Ziemssen).

7) Die Erregbarkeit für den constanten Strom geht mit der Wiederkehr der Motilität allmälig verloren und auch die Erregbarkeit für den Inductionsstrom bleibt trotz der vollständigen Herstellung der Motilität erloschen. Die Erregbarkeit für beide Stromesarten kehrt erst nach Monaten oder Jahren allmälig und gleichmässig zur Norm zurück (Ziemssen).

8) Die Erregbarkeit für den Inductionsstrom kehrt zwar zurück, bleibt jedoch schwächer als an den homologen Muskeln der gesunden Körperhälfte und ist nur bei directer Muskelreizung zu erzielen. Der constante Strom löst auf der gelähmten Partie andauernd stärkere Zuckungen aus als an den gesunden homologen Muskeln, aber ebenfalls nur bei directer Muskelreizung (Neumann).

9) Die Erregbarkeit für den constanten Strom bleibt unvermindert erhalten, die Erregbarkeit für den Inductionsstrom kehrt (wenigstens vor der Hand) nicht wieder (Eulenburg, Ziemssen).

V. In therapeutischer Hinsicht scheinen periphrische Lähmungen — vorausgesetzt, dass sie überhaupt heilbar sind — derjenigen Stromesart am zugänglichsten zu sein, für welche der Muskel seine Erregbarkeit bewahrt hat. Es werden also Lähmungen, bei denen die faradische Contractilität auf die Dauer ganz oder zum Theil erhalten bleibt, mit dem Inductionsstrom, dagegen solche, bei denen die faradische Contractilität verloren, die galvanische erhalten ist, mit dem Batteriestrom zu behandeln sein.

Es liegt auf der Hand, dass eine genügende Erklärung dieser mannigfaltigen Erscheinungen nicht möglich sein wird, ehe wir nicht tiefer in die verwickelten Vorgänge der Ernährungsstörungen eingedrungen sind, welche den Lähmungserscheinungen zu Grunde liegen. Allein zu einer Art von Verständniss für einige Punkte zu gelangen, ist doch schon jetzt möglich.

Prüfen wir zunächst die bisher angestellten Erklärungsversuche für jene Erregbarkeitsdifferenzen gegen constante und inducirte Ströme.

M. Meyer fasst, wie oben pag. 83 angeführt wurde, die an den gelähmten und für den inducirten Strom unerregbaren Gesichtsmuskeln durch den schwachen Batteriestrom zu erzielen-

den Verkürzungen als Reflexcontractionen auf und sieht
das Gangl. geuiculum als das vermittelnde Organ für diese Reflex-
zuckungen an. Die Motive sind 1) das Plötzliche, Krampfhafte
jener Zuckungen gegenüber den auf der gesunden Seite mit dcm-
selben Strome hervorgerufenen Contractionen; 2) die im Verhältniss zu dem angewandten Reiz unverhältnissmässige Grösse
der Zuckung, welche die der gesunden Seite erheblich überragt;
3) die immer grössere Zahl von Elementen der angewandten
Batterie, die (beim allmäligen Freiwerden der Leitung zum Gehirn) zur Hervorrufuug einer ergiebigen Zuckung uothwen-
dig wird.

Dieser Erklärungsversuch fand schon in derselben Sitzung
der Berliner medicinischen Gesellschaft, in welcher Meyer seine
Ausicht vortrug, Widerspruch von Seiten v. Gräfe's, Traube's und Remak's, von denen der letzte erklärte, dass kein
Grund vorliege, diese Zuckungen anders aufzufassen, denn als
Resultat directer Reizung. Eulenburg hat in der Folge die
Einwände, welche sich gegen Meyer's Ansicht erheben lassen,
schärfer formulirt, und legt besonderes Gewicht auf das in seinen Fällen zu coustatirende Gleichbleiben des galvanischen Reizeffectes, ferner auf den Mangel von erheblicher Reizung sensibler oder Sinnes-Nerven, anf den Mangel des von Meyer
behaupteten krampfhaften Charakters der Zuckungen, auf das
Ausbleiben von Zuckungen in anderen als in den direct gereizten
Muskeln und endlich auf das Ausbleiben der Zuckung bei Einleitung eines langsam unterbrochenen, sehr schmerzhaften Inductionsstromes.

Ich muss diesen Einwänden, welche ich für durchaus berechtigt und sachgemäss halte, noch hinzufügen. dass die von
Meyer dem Ganglion geuiculum vindicirte Natur eines Reflex-
Centrums ganz hypothetisch ist, dass ferner solche Coutractio-
nen auch an gelähmten Extremitätenmuskeln durch den
Batteriestrom erzielt werden, trotzdem die Haut hier arm an
seusiblen Nerven ist, und endlich, dass sich die Qualität der
Contraction auf beiden Gesichtshälften nach meinen Beobachtungen geradezu umgekehrt verhält, als es Meyer angiebt.

Neumann ist in seinem Erklärungsversuche glücklicher
gewesen. Derselbe stellte sich Angesichts der differenten Ein-

wirkung der beiden Stromesarten in dem von ihm beobachteten Falle von Facialparalyse (vgl. pag. 84) die doppelte Frage:

1) Auf welche physikalische Differenz der Electricität in Form des Inductionsstroms gegenüber der Electricität in Form des constanten Batteriestroms ist die Wirkungslosigkeit der ersteren, die Wirksamkeit der letzteren zurückzuführen? und

2) Wodurch bedingt diese physikalische Differenz, die unter physiologischen Verhältnissen bei der Einwirkung auf Muskel und Nerv nicht zur Erscheinung komnt, unter den beschriebenen pathologischen Verhältnissen einen solchen Unterschied der Wirkung?

Die Beantwortung der letzteren Frage will Neumann solange vertagt wissen, bis unsere physiologischen Kenntnisse von dem Wesen der electrischen Reizung überhaupt weiter entwickelt seien; die erstere Frage dagegen glaubt er durch die oben (p. 85) mitgetheilten Versuche schon jetzt dahin beantworten zu können, dass die über das Momentane hinausgehende Dauer des constanten Stromes dasjenige physikalische Moment sei, welches jene Reizeffecte an gelähmten Muskeln und Nerven erziele, während selbige durch inducirte Ströme von momentaner Dauer nicht zu erzielen seien.

Ich habe die Neumann'schen Versuche sowohl am eigenen Körper, als an den gelähmten Gesichtsmuskeln der Kranken Seifert (vgl. pag. 81) vielfach in folgender Weise wiederholt: In ein Brett mit fein geglätteter Oberfläche ist ein Platinblech derart eingelassen, dass es mit der Kante genau in der Ebene der Brettoberfläche liegt. Dieses Platinblech wurde nun so in den Kreis eingeschaltet, dass das an der Seite des Brettchens vorstehende Ende des Platins dauernd mit dem Leitungsdrahte verbunden war, während der Schluss der Kette dadurch hergestellt wurde, dass mit der Spitze eines starken Platindrahtes, in welchen der Leitungsdraht auslief, über die Brettfläche resp. die Platinblechkante hingestrichen wurde. Bei langsamem Hinstreichen war selbstverständlich die Berührung des Platindrahtes mit dem Platinblech und damit also die Stromschliessung eine länger dauernde als bei raschem Hinüberfahren. Die Stärke des Stroms wurde durch ein in den Kreis eingeschaltetes, äusserst empfind-

liches Wiedemann'sches Spiegelgalvanometer mittelst Able-
sungsfernrohr bestimmt, die Electroden standen unverrückt bald
auf dem N. medianus oder ulnaris in der Nähe der Handwurzel,
bald auf dem N. facialis, bald auf dem M. opponens pollicis.

Es ergab sich nun bei diesen Versuchen folgendes Resultat
für den gesunden Muskel und Nerven: Je langsamer das Hinüberfahren des Drahtes über die Kante des Platinbleches geschieht, um so stärker fällt der Reizeffect und der Ausschlag
des Galvanometers aus, je rascher andererseits, um so schwächer
treten beide Effecte in die Erscheinung. Wenn ein Strom von 50 S.
Elementen durch langsames Hinüberfahren momentan geschlossen
wird, so verspüre ich im Bereiche des Medianus resp. Ulnaris eine
äusserst energische Contraction und einen unerträglichen Schmerz,
während der Magnetspiegel der Tangentenboussole vollständig
aus dem Gesichtsfelde des Fernrohrs verschwindet. Bei mässig
raschem Hinüberfahren, also bei kürzerer Dauer des Geschlossenseins ist Schmerz und Contraction geringer und die Ablenkung
des Magnetspiegels beträgt 40—80° der Scala. Bei möglichster
Schnelligkeit des Hinüberfahrens endlich, also bei annähernd
momentaner Dauer des Kettenschlusses, sinkt Contraction und
Schmerz auf ein Minimum und die Ablenkung des Spiegels beträgt nur 0,4—1,2° der Scala. Dieser letzte Effect wiederholt
sich immer genau in derselben Weise [1]).

---

[1]) Nach vielfachen Versuchen von mir differirt die Ablenkung
des Magnetspiegels der Wiedemann'schen Tangentenboussole bei
dauernder Einschaltung des menschlichen Körpers in den Kreis
so zwar, dass die Electroden nicht weit von einander auf dem
Sternum stehen, beträchtlich je nach dem Grade der Durchfeuchtung der Epidermis und des Blutreichthums der Cutis. Die Zahlen,
welche ich im Anfang jedes Versuches bekam, wo Schwämme und
Epidermis nur mit warmem Wasser angefeuchtet waren, stelle ich in
die erste Reihe, in die zweite Reihe dagegen diejenigen Zahlen,
welche sich nach längerer Dauer der Versuche, wo die Epidermis
durchfeuchtet und die Cutis äusserst hyperämisch war, ergaben. Die
Zahlen sind im Durchschnitt angegeben:

bei 2 Siemens'schen Elementen	0,8° — 1,7° der Scala		
» 4 » »	1,7° — 3,8° » »
» 6 » »	3,2° — 7,1° » »
» 8 » »	6,3° —10,2° » »

Es steigt und sinkt also hiernach der physiologische Effect in demselben Maasse als der Ausschlag des Galvanometerspiegels bei derselben electromotorischen Kraft proportional mit der Dauer des Stromes. Wir stehen hier, wie wir sehen, auf dem Boden des Pouillet'schen Gesetzes über das Verhältniss der Magnetnadelablenkung zur Stärke und Zeitdauer des den Multiplicator durchsetzenden Stromes, sowie auf dem Gebiete der oben angeführten Untersuchungen von v. Bezold und Fick. Neumann, der jene von mir wiederholten Versuche am eigenen gesunden Nerven und Muskel zuerst anstellte, sah Folgendes: „Es werden die Electroden des Kettenstromes an einen Körpertheil, z. B. an den Vorderarm angesetzt; auf die Schliessung des Stromes durch langsames Herübergleiten des Platindrahtes über die Kante des Platinblechs folgt eine je nach der Zahl der angewandten Elemente mehr oder weniger starke Muskelzuckung. Diese Zuckung wird schwächer, wenn das Hinübergleiten des Drahtes schneller vollführt wird, und seine Intensität nimmt mit zunehmender Schnelligkeit dieses Actes, also mit zunehmender Flüchtigkeit der Berührung der beiden Platintheile immer mehr ab, so dass sie schliesslich bei nicht sehr kräftigen Strömen ganz ausbleibt. Dasselbe beobachtete ich an der gesunden Gesichtsseite meines Patienten, so dass es möglich war, einen Strom von 50 Elementen durch dieselbe momentan hindurchzuleiten, ohne doch gerade einen gefährlichen Schlag hervorzurufen, wie er unfehlbar bei längerem Geschlossensein des Kreises eingetreten wäre. Da wir nun nicht annehmen können, dass diese Abschwächung der Wirkung dadurch bedingt ist, dass der Strom an Stärke verliert, indem es irrig wäre, sich vorzustellen, dass der Strom, um seine volle Stärke zu gewinnen, mehr als einen Moment brauche, so kann der Unterschied in der Wirkung der

bei 10 Siemens'schen Elementen	10,5° — 16,3° der Scala
» 12 » »	19,4° — 23,0° » »
» 14 » »	27,5° — 31,7° » »
» 16 » »	38,2° — 46,2° » »
» 18 » »	54,°3 — 61,6° » »
» 20 » »	65,1° — 87,3° » »

Ueber 20 Elemente hinaus wird die Drehung des Magnetspiegels so beträchtlich, dass die Scala aus dem Fernrohr verschwindet.

Ströme unter den gegebenen Verhältnissen eben nur auf die längeren oder kürzeren Intervalle zwischen Schliessung und Oeffnung zu beziehen sein, und der Einfluss dieses Intervalles wird verständlich, wenn wir mit v. Bezold annehmen, dass die Erregung bei Schliessung und Oeffnung des Stromes wesentlich abhängt von den molekulären Veränderungen, welche Muskeln und Nerven in dem Zeitraume erleiden, während dessen der Strom in constanter Höhe sie durchfliesst. Denn die Stärke der Erregung wird dann der Länge dieses Zeitraums proportional sein müssen, vorausgesetzt, dass Letztere eine gewisse geringe Grenze nicht überschreitet."

Diese Schlussfolgerung Neumann's, welcher ich durchaus beitrete, kann ich nunmehr nach den obigen Versuchen am Galvanometer dahin vervollständigen, dass am gesunden Muskel und Nerv die Stärke der Erregung in demselben Verhältniss wie die Spiegel-Ablenkung an der Tangentenboussole wächst proportional sowohl der Stärke des galvanischen Stromes als der Zeitdauer, während welcher derselbe in constanter Höhe fliesst.

Neumann's Erklärung der am gelähmten Muskel und Nerven zu constatirenden physikalischen Differenz in der Wirkung intermittirender und dauernder Ströme trete ich ebenfalls durchaus bei. Die Wiederholung des Versuches mit dem rapiden Schliessen und Oeffnen bei der an traumatischer Faciallähmung leidenden Seifert (vergl. pag. 81) bestätigte Neumann's Angaben. Die Muskeln der gelähmten Gesichtshälfte, welche auf den constanten Strom von 10 S. Elementen theils mit einer stärkeren, theils mit einer gleichstarken Zuckung reagirten als die homologen Muskeln der gesunden Gesichtshälfte, verhielten sich durchaus stumm, als ich einen Strom von 50 S. Elementen bei feststehenden Electroden durch die oben beschriebene Vorrichtung momentan schloss und öffnete, wobei das Spiegelgalvanometer einen Ausschlag von 0,4—0,6° der Scala ergab. Dagegen erhielt ich bei derselben Stromstärke und demselben Ausschlage des Galvanometers kräftige Zuckungen auf der gesunden Gesichtshälfte sowohl bei intra- als bei extramuskulärer Reizung.

Dieses Resultat stimmt sonach mit den Angaben von Neumann und Brückner überein. Ein galvanischer Strom aus

50 S. Elementen erweist sich selbst bei nur momentaner Dauer
an dem gesunden Nerv oder Muskel des Gesichts noch hinrei-
reichend erregend, um energische Contractionen zu erzielen, während er die gelähmten Muskeln nicht in Verkürzung versetzt,
trotzdem dieselben auf einen länger dauernden Strom von 10 S.
Elementen mit kräftiger Zuckung reagiren.

Ich glaube sonach in Uebereinstimmung mit Neumann
der physikalischen Differenz in der Einwirkung constanter und inducirter Ströme folgenden Ausdruck geben zu können:
Gelähmte Nerven und Muskeln verlieren unter Umständen ihre Erregbarkeit für electrische Ströme von
momentaner Dauer, selbst wenn dieselben in rasche-
ster Aufeinanderfolge und grösster Stärke zur Anwendung kommen; dagegen bewahren sie die Erregbarkeit — und sogar eine über die Norm gesteigerte
— für Ströme von längerer Dauer, selbst wenn die
letzteren eine sehr geringe Intensität besitzen.

Weniger leicht und befriedigend wird die zweite Frage zu
beantworten sein, welche Veränderungen in der Struc-
tur oder Function der Nerven und Muskeln bei Lähmungen nothwendige Vorbedingungen sind für das
Erscheinen dieser eigenthümlichen Differenz in
der Wirkung intermittirender und continuirlicher
Ströme.

Eulenburg [1]) hat bei seinem Erklärungsversuche lediglich
die Störung der Function berücksichtigt, indem er annimmt,
dass den motorischen Nerven verschiedene specifische Energien
für die galvanische, faradische und Willensreizung innewohnen
und dass bei gewissen, bisher gänzlich unbekannten Differenzen
der molekulären Anordnung, wie sie u. A. bei aufgehobener
Leitungsfähigkeit stattfinden können, die eine oder die andere
dieser Energien oder selbst zwei derselben gänzlich aufgehoben
sein können unbeschadet der dritten. Eulenburg erinnert an
ganz analoge Alterationen der Function, welche die sensiblen
und Sinnesnerven darbieten, z. B. an das Fortbestehen des Tast-

---

1) l. c. pag. 77.

sinnes nach Aufhebung des Schmerz- und Temperaturgefühls, den Daltonismus u. s. w.

Dass diese Hypothese ihre Berechtigung hat, obgleich sie, wie Eulenburg selbst einräumt, an sich noch nicht das Mindeste erklärt, muss Angesichts der Mannigfaltigkeit in der Combination der Erscheinungen, wie sie aus der obigen Gruppirung ersichtlich ist, zugegeben werden. Allein man kann diese Annahme nicht als den alleinigen verständigenden Grundgedanken für den Erklärungsversuch gelten lassen, wie es Eulenburg will; man darf die nachweisbaren anatomischen Veränderungen, welche an gelähmten Nerven und Muskeln in höherem oder geringerem Grade vor sich gehen, nicht unbeachtet lassen, sondern man muss suchen, die von ihnen abhängigen Functionsstörungen mit den Ergebnissen der physiologischen Untersuchungen in Einklang zu bringen.

Nehmen wir den von mir beschriebenen Fall der Barb. Seifert (pag. 81) als Ausgangspunkt! Hier ist die Schädlichkeit genau bekannt, der N. facialis ist durchschnitten und es ist die grösstmöglichste Uebereinstimmung mit dem physiologischen Experiment der Nervendurchschneidung hergestellt.

Aus den Arbeiten von Waller [1]), Lent [2]), Schiff [3]), Bruch [4]), Hjelt [5]), Valentin [6]) geht über die Veränderungen, welche bei Thieren nach der Durchschneidung von Nerven auftreten, Folgendes mit Sicherheit hervor: In dem peripherischen Nervenstück zerfällt das Nervenmark unter anfänglichen Einkerbungen, welche allmälig zur Trennung führen, in einzelne Stücke, welche fettig zerfallen und zwischen denen feinkörnige Substanz lagert. Das Nervenbündel zeigt in diesem Stadium

1) Comptes rend. 1851, Bd. XXXIII, 370 u. 418: 1852, XXXIV 164. Müller's Archiv 1852. pag. 392 ff.
2) De nerv. dissect. commutat. ac regenerat. Diss. inaug. Berolini 1855.
3) Archiv für gemeinsame Arbeiten 1853, I. pag. 618.
4) Zeitschrift für wissenschaftl. Zoologie von Siebold u. Kölliker 1854, VI.
5) Ueber die Regeneration der Nerven. Virchow's Archiv 1860. Bd. XIX. pag. 352.
6) Einige Folgen der Nervendurchschneidung. Zeitschrift für ration. Medicin III. Reihe. XI, 1861. pag. 1 ff.

ein gestreiftes fleckiges Aussehen; mit der Zeit wird die verfettete Markmasse ganz oder ·zum grössten Theil resorbirt und es bleiben nur die leeren längsgefalteten Hüllen, vielleicht auch hie und da der Axencylinder. Diese Veränderung erfolgt nach Waller und de Lacrousille [1]) bei jüngeren Thieren rascher (in 2 Monaten), als bei älteren (in 6—7 Monaten); sie schreitet bis an die äussersten Verzweigungen an der Peripherie fort.

Die Wiedervereinigung der Nervenschnittflächen geschieht unter günstigen Verhältnissen entweder durch directe Verwachsung (per primam intentionem, Bruch), wobei eine Degeneration nicht nothwendig eintritt, und Leitungs- und Reactionsfähigkeit oft schon nach 1 Monat wieder hergestellt ist (de Lacrousille) oder — wie z. B. bei Excisionen oder Diastase der Schnittflächen — durch Bildung einer Brücke, welche von dem centralen und peripherischen Stumpfe ausgeht und mit einer Anschwellung oder Knospung beginnt, gebildet durch Kernwucherungen von Seiten des interstitiellen Bindegewebes (Hjelt). Die neugebildeten Nervenfaserverbindungen zwischen den Schnittenden entstehen aus den Bindegewebskörperchen, und die Kerne, welche als solche untergehen, scheinen für die Bildung der Markmasse in den neuen Fasern verwendet zu werden (Hjelt).

Erst nach vollendeter Wiedervereinigung, welche über 6 Monate in Anspruch nimmt, kehrt die Leitungsfähigkeit zurück. Schuh's Beobachtungen [2]) am lebenden Menschen bestätigen die Resultate der Experimente von Philipeaux und Vulpian [3]), dass sich die Regeneration und Leitungsfähigkeit auch nach Excisionen grosser Stücke des Nerven (bis zu 6''' nach Schuh) wieder einstellt.

Die Muskelirritabilität erhält sich trotz vollständiger Degeneration des Nerven (de Lacrousille, Valentin). Nach Valentin nimmt aber ihre Reizbarkeit allmälig ab, und ihre Contraction wird zugleich langsamer, träger.

Die Uebereinstimmung dieser Beobachtungen mit den an der gelähmten Gesichtshälfte der Barb. Seifert constatirten

---

1) Ueber Degeneration und Regeneration der Nerven. L'Union méd. 1864. Nr. 100 u. 101. Schmidt's Jahrbücher 1865. Bd. 128. p. 24.

2) Mittheilungen über Resectionen und andere Operationen an Nerven. Wiener medicin. Wochenschrift XIII. 1863. Nr. 1—5, 9—11.

3) Gazette médic. de Paris 1860. Nr. 27 ff.

Erscheinungen liegt klar zu Tage. Auch hier ist höchst wahrscheinlich jene Degeneration im peripherischen Stücke des Facialnerven eingetreten; der Nerv ist für den Willensreiz leitungsunfähig und für den electrischen Reiz unerregbar geworden, allein die Muskeln reagiren auf den galvanischen Strom mit träger Contraction, welche schwächer ist als die der homologen gesunden Muskeln.

Ganz dasselbe sahen wir bei dem Kranken Böttler, dessen Kleinfingermuskeln $4^1/_2$ Jahre nach der Durchschneidung des N. ulnaris mit einer, wenn auch sehr schwachen, trägen Contraction auf den Batteriestrom antworteten, während Reizung des N. ulnaris selbst keinen Reizeffect an diesen Muskeln zu Tage treten liess. In beiden Fällen sind die motorischen Nervenzweige wahrscheinlich degenerirt, in beiden Fällen fehlt die neuro-electrische Zuckung, während die myo-electrische Verkürzung jenen eigenthümlich langsamen und trägen Charakter zeigt, welchen nach Wundt u. A. das Muskelgewebe (nach Ausschluss der Nerventhätigkeit durch Curare oder Coniindämpfe) bei der electrischen Verkürzung darbietet.

Dass nun dieselbe Degeneration des motorischen Nerven nicht blos nach Durchschneidung, sondern auch in schweren Fällen von Quetschung und Zerrung, von rheumatischen und toxischen Lähmungen zu Stande kommt, wird durch die Uebereinstimmung der in den genannten Fällen und nach der Nervendurchschneidung zu verfolgenden pathologischen Erscheinungen höchst wahrscheinlich. Wir besitzen zwar bisher keine anatomischen Beweismittel, allein die Versuche Hjelt's, der die Folgen der künstlich erzeugten Neuritis studirte, zeigen bei der entzündlichen Reizung Kernwucherung, Infiltration von Eiterzellen zwischen die Primitivröhren und endlich Coagulirung und Verfettung des Inhaltes der Nervenfasern. Diese Veränderungen betrafen je nach der Intensität des angewandten Reizes eine grössere oder geringere Zahl der Nervenröhren. Es hat nun nichts Widersinniges, anzunehmen, dass die klinischen Erscheinungen sich wesentlich nach der durch die Intensität der einwirkenden Schädlichkeit bedingten Ausdehnung der degenerativen Vorgänge und nach der Möglichkeit einer Restitutio in integrum verschieden gestalten werden. Die durch intensiven Druck oder Zerrung eines motorischen Nerven, durch rheumatische

Neuritis etc. entstehenden Lähmungen verhalten sich in Betreff des Verlustes der Motilität und der faradischen Irritabilität, in Betreff des Zeitpunktes, wann die letztere erlischt, und der oft vielmonatlichen Dauer solcher Functionsstörungen ganz wie Paralysen, welche die Folge von Nervendurchschneidung sind. Duchenne hat bereits im Anfang der fünfziger Jahre darauf aufmerksam gemacht, dass bei schweren traumatischen Läsionen motorischer oder gemischter Nerven die electromusculäre (faradische) Contractilität und Sensibilität gewöhnlich zwischen dem 4.—8. Tage verloren gehen und erst nach 4— 10 Monaten zurückkehren. Ich habe ferner vor längerer Zeit [1]) an mehreren Fällen gezeigt, dass bei Quetschungen des N. facialis an der Schädelbasis von Seite starker Extravasate die faradische Contractilität in der 2. Woche erlischt und gleichzeitig mit der Motilität nach circa 7 Monaten allmälig zurückkehrt. Dasselbe beobachteten Meyer, Erdmann und Andere.— Erwägen wir ferner, dass Waller [2]) bei der Durchschneidung des N. vagus bei Thieren schon nach 12 Tagen das peripherische Ende degenerirt fand, so wird der frühe Eintritt der Erregungslosigkeit erklärlich, ebenso wie die physiologischen Erfahrungen über die Regeneration der Nerven für das Verständniss der späten Wiederkehr der Erregbarkeit genügende Anhaltspunkte an die Hand geben. Dass nun bei geringerer Intensität und Extensität der Läsion des Nerven z. B. bei Quetschungen, rheumatischen Neuritiden auch der Verlust der faradischen Contractilität später und die Wiederkehr derselben früher beobachtet wird, kann nicht unverständlich sein, wenn man annimmt, dass nur eine Anzahl von Nervenröhren degenerirt ist.

Hiernach dürfte bei peripherischen Lähmungen die Ernährungsstörung in dem lädirten Nerven das wichtigste Moment für die Genese der consecutiven Erregbarkeitsänderungen gegen den electrischen Strom sein. Nach den vorliegenden Beobachtungen glaube ich auf Grund der klinischen Beobachtung und besonders der Prüfung

---

1) Ueber Lähmung von Gehirnnerven durch Affectionen an der Basis cerebri. Virchow's Archiv XIII. 1858. pag. 210 ff.
2) Müller's Archiv 1852. pag. 394.

mit dem electrischen Strome mehrere Grade der Läsion unter-
scheiden zu können.

Erster (leichtester) Grad. Motilität beschränkt oder aufgehoben, Erregbarkeit für intermittirende und constaute
Ströme normal. — Unbedeutende Ernährungsstörung, von
rascher Wiederkehr der Motilität gefolgt. Dieselben Erscheinungen aber auch in der ersten Woche nach schweren
Läsionen vorhanden, so lange die Degeneration noch nicht
eingetreten ist.

Zweiter Grad. Motilität aufgehoben, faradische und galvanische Contractilität gesunken. — Geringe Ernährungsstörung, baldige Wiederkehr der Motilität und Besserung der
electro-muskulären Contractilität unter der Anwendung
des faradischen Stromes.

Dritter Grad. Motilität aufgehoben, Erregbarkeit für den
faradischen Strom erloschen, für den constauten Strom
erhalten sowohl im Nerven als im Muskel. — Schwerere
Ernährungsstörung, gewöhnlich gefolgt von allmäligem Verlust der galvanischen Irritabilität, womit im günstigen
Falle die Motilität und häufig auch die faradische Irritabilität rasch wiederkehrt. Günstiger Erfolg der Behandlung mit dem Batteriestrome.

Vierter Grad. Die Erregbarkeit der Nerven für den Willen
und für beide Arten des electrischen Stromes erloschen,
dagegen die Irritabilität der Muskeln für den constauten
Strom erhalten. — Völlige Entartung der Nerven bis in die
Muskeln hinein. Erfolg der Behandlung mit dem constanten Strome zweifelhaft.

Fünfter Grad. Sowohl Nerv als Muskel ist der Erregbarkeit für den Willen und für beide Arten des electrischen
Stromes gänzlich beraubt. — Schwerste Ernährungsstörung
sowohl in den Nerven als auch in den Muskeln. Prognose
ungünstig.

Selbstverständlich soll diese Eintheilung nach Graden nur
der vorläufigen Verständigung dienen; denn es wird Niemandem
entgehen, dass eine Anzahl von scheinbar paradoxen Erscheinungen ihre Erklärung auf diesem Wege noch nicht findet.
Unverständlich bleibt bei dieser Auffassung vor der Hand das
differente Verhalten der Erregbarkeit für den Willen und für

den electrischen Strom bei dem dritten Grade der Ernährungsstörung, insbesondere die vollkommene Wiederkehr des Wil-
lenseinflusses bei gänzlichem Mangel der Nerven-Erregbarkeit für
den electrischen Strom, ferner die entgegengesctzte Wirknng der
beiden Stromesarten im Verlaufe der Lähmung und der Mangel
an Uebereinstimmung in den Erscheinungen bei den einzelnen
hierhergehörigen Beobachtungen. Möglich, dass Ungleichmässig-
keiten oder Verschiedenartigkeiten in der Veränderung der anatomischen, physikalischen und chemischen Constitution des Nerven existiren, welche diese Erscheinungen bedingen, unserer
Wahrnehmung aber bisher entgehen; möglich auch, dass, wie
Eulenburg annimmt, dem motorischen Nerven gesonderte
Energien für die verschiedenen Reize innewohnen.

Ich habe diesen Gegenstand mit grösserer Ausführlichkeit
abgehandelt, als in dem ursprünglichen Plane des Buches lag,
weil nach meiner Ansicht diese Untersuchungen nicht nur un-
ser Wissen direct bereichern, sondern weil sie auch den Anstoss
zu weiteren Forschungen gcben. Man sieht an der Entwickelung dieser Frage, wie nothwendig und fördernd für die Lehre
von den Wirkungen des electrischen Stromes am menschlichen Körper die Registrirung sorgfältig beobachteter Einzelfälle,
die physiologische und physikalische Analyse der einzelnen pathologischen Erscheinungen ist. Nur auf dcm Wege exacter
Casuistik werden wir bei diesen schwierigen Fragen vorwärts
kommen. Zunächst ist es nöthig, das vorhandene relativ geringe Beobachtungsmaterial zu vergrössern, damit der Besitz der
bisher erworbenen Thatsachen gesichert und der Erwerb annoch
streitiger Gebiete angestrebt werde. Ausserdem sind manche
Probleme in Angriff zu nehmen, denen die Aufmerksamkeit der
Forscher bisher noch wenig zugewendet war, insbesondere die
Fragen, ob dem positiven und dem negativen Pole verschiedene
physiologische Einwirkungen auch am kranken Nerv und Muskel
zugesprochen werden müssen, und welche Bedeutung für die Therapie die Richtung des Stromes habe; ferner in wieweit sich
der die Erregbarkeit steigernde Effect des constanten Stromes

von dem des inducirten Stromes unterscheide [1]), und welchen
Einfluss die verschiedenen Grade der Stromstärke und der
Reizungsdauer überhaupt am kranken Nerven und Muskel
besitze.

Nachtrag.

Während des Druckes der vorstehenden Zeilen hatte ich
Gelegenheit, einen neuen Fall zu beobachten, welcher nicht nur
die oben angeführten Beobachtungen ergänzt, sondern auch Licht
auf eine bisher ziemlich unklare Frage wirft. Es handelte sich
um eine Lähmung der Muskeln des Gaumensegels und
des Schlundkopfes nach Diphtheritis faucium.

---

1) Während des Druckes geht mir durch Herrn v. Bezold eine interessante in der N. Würzb. Zeit. 1866. Nr. 129 enthaltene Mittheilung
über seine in der Sitzung der physikal. mediciu. Gesellschaft zu Würz-
burg vom 5. Mai 1866 vorgetragenen Untersuchungen über den Einfluss
electrischer Iuductionsströme auf die Erregbarkeit von Nerv und Muskel zu, welche von Herrn v. Bezold in Gemeinschaft mit Herrn Stud
Engelmann unternommen worden. Dieselben enthalten den physiologischen Beweis für die empirisch schon lange als feststehend betrachtete Thatsache, dass schwache Inductionsströme eine ge-
sunkene Erregbarkeit des Nerven, während sie durch
denselben fliessen, steigern, ohne dass sie ihn vorher
erregen oder polarisiren. Diese Erscheinung tritt am augen-
fälligsten an Nerven und Muskeln hervor, deren Erregbarkeit durch
Gift oder im Laufe des gewöhnlichen Absterbens abgenommen hat.
  Am normaleu Nerven erregen die schwächsten, abwechselnd
gerichteten Ströme der secundären Spirale eines mit der Helmholtz'schen Modification versehenen Schlittenapparates fast nie
unmittelbare Reizung des von ihnen durchflossenen Nerven oder
Muskels, sondern in erster Linie eine Erhöhung ihrer Erregbarkeit, welcher nach einer gewissen Zeit die Reizung folgt. Mit
der Schwäche des tetanisirenden Strömungsvorganges wächst das Stadium der Vorbereitung der Erregbarkeit, d. h. die Zeitdauer zwischen dem Beginn des Tetanisirens und dem Eintritt der Zuckungen und des Tetanus: ebenso wie dies früher von v. Bezold für
constante Ströme nachgewiesen wurde. Dieses Stadium der Vorbereitung für den Reiz kann die Dauer von 1 bis 10 Secunden erreichen, ist also ohne feinere Hülfsmittel sichtbar.

Der Kranke ein 17jähriger robuster Bauernknabe, früher stets gesund, hatte Anfang Mai an einer Diphtheritis faucium, welche jener Zeit in seinem Wohnorte häufig war, gelitten und war 14 Tage lang bettlägerig gewesen. Nachdem er das Bett verlassen hatte, dauerte Schwäche in den Extremitäten und eine gewisse Schlaffheit und Mattigheit fort, der Appetit stellte sich jedoch rasch wieder her. Aufang Juni wurde die Sprache plötzlich näselnd und es regurgitirte bei jedem Speisegenuss ein Theil der Speisen, besonders der flüssigen durch die Nase. Dieser Zustand bestand unverändert fort bis zum 27. Juni, wo der Kranke in die mediciuische Kliuik eiutrat.

An diesem Tage ergab die Uutersuchuug: Kräftiger Körperbau, Muskulatur und Fettpolster wohl entwickelt, normale Hautfarbe. Kein Fieber, keine Anomalien von Seiten des Respirations-, Circulations- und Verdauuugsapparates. Bei der Inspection des Rachens zeigen sich keine anatomischen Veränderungen, dagegen stellt sich sofort heraus, dass die willkürliche Beweglichkeit in den Muskeln des Gaumensegels und in dem oberen Schl und kopfschnürer vollständig aufgehoben ist. Die Exploration mit dem Inductionsstrom, welcher mittelst der catheterförmigen Laryngo-Electrode sowohl auf die vordere als auf die hintere Waud des Velum und auf die hintere Rachenwand localisirt wird, ergiebt gänzlichen Mangel der faradischeu Contractilität; dagegen lösen schwache galvanische Ströme von 8—10 S. Elementen (positive Pol im Nacken), welche an den Gesichtsmuskeln keine motorische Reactiou hervorrufen, kräftige Zuckungen im M. azygos uvulae, etwas schwächere im M. glossouud pharyngo-palatinus, sowie im Constrictor pharyuis superior aus. Bei 12—16 S. Elementen wird die Verkürzung der schwächer reagirenden Muskelu kräftiger.

Nach 3 Sitzungen, in denen der coustante Strom läugere Zeit die gelähmten Muskeln durchfloss, zeigte sich die Motilität in geringem Grade wiedergekehrt; nach 9 Sitzungen ist die Motilität fast normal, die Stimme ist nicht mehr näselnd. beim Trinken gelangt keine Flüssigkeit mehr in die Nase. Nach weiteren 5 Sitzungeu waren die letzten Spuren der Lähmung beseitigt. Die Differenz in der Erregbarkeit für beide Stromesarten erhielt sich unverändert, insofern die Erregbarkeit für den coustanteu Strom nicht abnahm, und die Erregbarkeit für intermittirende Ströme nicht wiederkehrte. Diese Differenz bestand noch unverändert, als der Kranke geheilt entlassen wurde, und es erregte insbesondere der Inductionsstrom nicht einmal Spuren von Contraction. Auf deu Rath meines Collegen Beetz, Prof. der Physik, und mit dessen Unterstützuug wurde noch die Erregbarkeit der gelähmten Muskeln für die gleichgerichteten Ströme eines grossen Sinsteden'schen Magnetelectromotors geprüft, welche

die Magnetnadel des trägen Galvanoscops auf einer constanten Ablenkung von 5° erhalten, wenn die Mundschleimhaut in den Kreis eingeschaltet ist. Allein obgleich die Ablenkung der Nadel der durch einen
galvanischen Strom aus 8—10 S. Elementen erzeugten gleich kam und
obwohl die Stärke des Stromes hinreichte, um kräftige Contractionen
der Gesichtsmuskeln auszulösen, so erfolgte doch au den Gaumenmuskeln
keine Contraction.

Diese Beobachtung ist mehrfach werthvoll. Einmal liefert
sie den Beweis, dass jene Differenz in der Erregbarkeit
für constante und intermittirende Ströme auch bei
der diphtheritischen Lähmnng des Velum zur Beobachtung kommt, dass sie auch hier ebensowenig eine
ungünstige Prognose darbietet, wie an anderen Muskeln, insofern die Beseitigung der Lähmung durch Galvanisirung
in 14 Tagen gelang; ferner zeigt sie dieselbe Permanenz
jener Erregbarkeitsdifferenz bis über die Heilung
hinaus, welche einmal von Eulenburg am Facialis beobachtet wurde und welche in der obigen Gruppirung unter IV, 9
ihren Ausdruck gefunden hat; alsdann ergiebt sie, dass die in-
termittirenden Ströme eines magnetelectrischen Rotationsapparates, auch wenn sie gleichgerichtet
sind, sich im Betreff des Mangels der Reaction ganz
ebenso verhalten, wie die Inductionsströme des Schlittenapparates mit abwechselnder Richtung; endlich
macht dieser Fall es höchst wahrscheinlich (was strenge genommen nicht hierher gehört), dass die diphtheritische Lähmung — wenigstens in dieser Region — peripherischen Ursprungs ist.

Von den Apparaten und ihrer Anwendung.

I. Die Inductions-Apparate.

Zu physiologischen wie therapeutischen Zwecken eignen sich die volta-electrischen Inductionsapparate weit mehr als die magnet-electrischen, obwohl beide in ihrer Wirkung auf den Organismus nicht erheblich unter sich zu differiren scheinen. Zunächst ist der Rotationsapparat theurer als der volta-faradische Apparat, und bedarf viel häufigerer Reparaturen, als dieser. Er erfordert ferner bei seiner Anwendung stets einen geübten Assistenten, ja es sind, wenn die Versuche stundenlang währen, sogar mehrere Gehülfen nöthig, welche sich abwechseln müssen, da der einzelne durch das angestrengte Drehen sehr bald ermüdet wird. Die Unterbrechung des Stromes kann sowohl wegen der Construction des Apparates, als auch wegen des ungleichen Kraftaufwandes Seitens des Gehülfen nie eine so gleichmässige und rapide sein, wie bei dem Du Bois'schen Apparate, an dem der Strom selbst die Unterbrechung mit einer immensen Schnelligkeit und mit unveränderlicher Gleichmässigkeit ausführt. Dieser Umstand sowohl, als auch jener, dass die Stromstärke am Rotationsapparate nicht mit solcher Genauigkeit moderirt und berechnet werden kann, als an dem volta-faradischen, macht die Application des magnet-electrischen Stromes an empfindlichen Partien, z. B. am Gesichte oder am Halse, bei sensiblen Personen aber überhaupt am ganzen Körper fast unerträglich schmerzhaft.

Es ist deshalb der magnet-electrische Inductionsapparat aus den Instrumentarien der Kliniken — bei den Aerzten hatte derselbe überhaupt wenig Eingang gefunden — allmälig verschwunden, und der volta-magneto-electrische Inductionsapparat ist an seine Stelle getreten.

Es soll die Aufgabe der nachstehenden Zeilen sein, die praktisch - brauchbarsten und deshalb verbreitetsten Inductionsapparate zu beschreiben und ihre Anwendung zu erläutern.

Die Grundlage aller jetzt gebräuchlichen complicirteren Apparate bildet der Schlittenmagnetelectromotor von Du Bois - Reymond, auch kurzweg Schlittenapparat genannt. Derselbe besteht aus einer kleinen und einer grossen hohlen Rolle von übersponnenem und mit Firniss überzogenem Kupferdraht. Der Hohlraum der kleinen Rolle birgt ein Bündel weicher Drahtstäbe, welche durch einen Firnissüberzug gegeneinander isolirt sind. Der Hohlraum der grösseren Rolle dient zur Aufnahme der kleineren Rolle, über welche die erstere, auf Schienen beweglich, hinweggeschoben wird.

Die Unterbrechung des Stromes wird durch den Wagner'-schen selbstthätigen electro - magnetischen Hammer bewirkt, welcher von Halske modificirt wurde. Derselbe ist in der nebenstehenden Abbildung (Fig. 1) von dem Inductionsapparate getrennt dargestellt.

Fig. 1

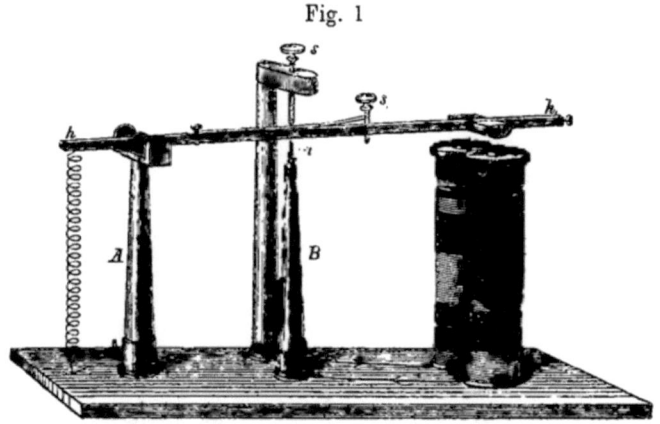

Die Poldrähte des Elements sind am Fusse der Säulen A und B, nämlich bei P (positiver Pol) und Z (Zinkpol oder negativer Pol) in die Klemmschrauben eingelegt gedacht. Der Strom läuft in der Säule A aufwärts, tritt in den Hebel $h h_1$, dessen kürzeres Ende durch eine Spiralfeder bei h niedergezogen, dessen längeres Ende mithin nach oben gegen die Schraube s gedrückt wird. Von s tritt der Strom durch die Säule abwärts durch den auf dem Fussbrett verlaufenden Draht in die Drahtwindungen, welche den Electromagneten umkreisen, und nachdem er diese durchlaufen, durch die Säule B zur Kette zurück. Der Anker von weichem Eisen, welcher sich au dem Hebel hh_1 befindet, wird beim Kreisen des Stromes von dem Electromagneten angezogen, dadurch entsteht aber eine Unterbrechuug des Stromes, indem der Hebel von der Schraube s entfernt wird. Der Electromagnet, durch die Unterbrechung des Stromes seines Magnetismus beraubt, lässt den Anker fahren und stellt dadurch die Verbindung des Hebels mit der Schraube s wieder her. Der von Neuem kreisende Strom giebt dem Electromagneten seinen Magnetismus wieder, so dass derselbe den Anker wieder anziehen und den Strom wiederum unterbrechen muss. Dieser Wechsel von Unterbrechen und Schliessen des Stromes dauert an, solange das zwischen A und B eingeschaltete Element Ströme liefert.

Wagner's electro-magnetischer Hammer ist von Neef mit dem Inductionsapparate in Verbindung gesetzt und von Du Bois-Reymond ebenfalls bei seinem Schlittenapparate verwendet.

Der Du Bois-Reymond'sche Schlittenapparat empfiehlt sich zu ärztlichen Zwecken ganz besonders, und zwar sowohl wegen seiner Zweckmässigkeit und Einfachheit, als auch wegen seiner Billigkeit. Die nebenstehende Abbildung (Fig. 2) stellt

Fig. 2.

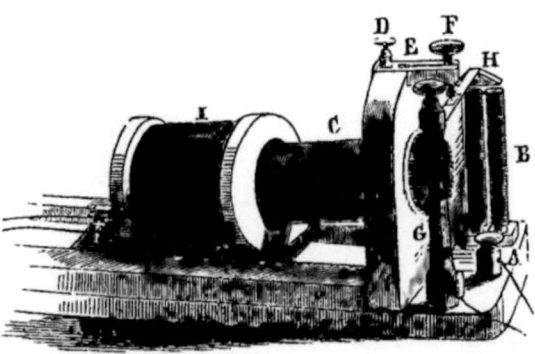

den Apparat in der einfachsten Form dar. Derselbe wird durch ein Daniell'sches, Grove'sches oder Bunsen'sches Element in Thätigkeit gesetzt und liefert Ströme erster und zweiter Ordnung.

Die Entstehung und Fortleitung der Ströme wird sofort einleuchten, wenn wir mit Bezugnahme auf die nebenstehende Abbildung den Kreislauf des (positiven) Stromes verfolgen.

Der negative Pol ist in die Klemmschraube A eingelegt. Der positive Strom verläuft nach dem Schlusse der Kette in der messingnen Säule G aufwärts und in der Feder des Unterbrechungshämmerchens H bis zu dem in der Mitte desselben liegenden Platinblöckchen. Von hier aus tritt er in die Platinspitze der Schraube F, dann durch das Messingstück E nach der Klemmschraube D und von hier in den Draht der inneren Rolle C. Nachdem er diese durchlaufen, tritt er vermittelst der im Fussbrett verborgenen Drahtleitung an den kleinen Hufeisenmagneten B, welcher aus zwei Säulen und einem dieselben verbindenden Fussklötzchen (Alles aus weichem Eisen bestehend) zusammengesetzt ist. In dem diese Säulen umspinnenden Drahte umkreist nun der positive Strom zuerst die eine, dann die andere Säule und nimmt alsdann in dem Leitungsdrahte seinen Weg nach der Klemmschraube A, um sich hier mit dem negativen Pole zu vereinigen.

So lange der Strom in dem Drahte, welcher das Hufeisen umspinnt, kreist, ist dieses ein Magnet und zieht den Anker des Hämmerchens H an. Dadurch wird aber die Verbindung der Platinspitze an der Schraube F mit dem Platinblöckchen auf dem Hammerstiel aufgehoben, also der Strom unterbrochen. In demselben Augenblicke erlischt aber auch der Magnetismus in dem Hufeisen, das Hämmerchen schnellt vermöge der Federkraft seines Stieles aufwärts, und damit ist die Verbindung desselben mit der Platinspitze der Schraube F wieder hergestellt. Der von Neuem kreisende Strom macht das Hufeisen wieder magnetisch. Dieses zieht den Hammer wieder an, lässt ihn vermöge der Stromunterbrechung wieder fahren — und so findet fortwährend eine rapide Unterbrechung und Wiederherstellung des Stromes Statt.

Der Eisenkern befindet sich im Centrum der inneren Spirale, in welche er von rechts her eingeschoben wird, und besteht in einem Bündel gefirnisster Drahtstäbe, welche durch den in der inneren Drahtrolle kreisenden Strom zu Magneten werden.

Will man sich des secundären Inductionsstromes bedienen, so wird die äussere Rolle J, welche nach Art eines Schlittens

auf messingnen Schienen läuft, über die innere Rolle hinweggeschoben, mit der sie übrigens in keiner directen Verbindung
steht. Je weiter man die Rolle J über C vorschiebt, um so intensiver wird der Inductionsstrom in der Drahtspirale der Rolle J,
welcher bei jeder Stromunterbrechung Seitens des Hämmerchens
durch den verschwindenden Extrastrom und den verschwindenden Magnetismus des Eiseukerns inducirt wird.

Der Inductionsstrom wird entweder durch die Klemmschrauben, welche sich an der Rolle J befinden und die Leitungsschnüre aufnehmen, aus dem Apparate entzogen, oder wird,
wenn sich der Apparat in einem Kasten befindet, durch die
Metallschienen bis an die Wand desselben geleitet und den an
der äusseren Fläche derselben befindlichen Klemmschrauben entnommen.

Der Extracurrent wird aus dem Apparate mittelst besonderer Klemmschrauben entzogen, welche auf der umstehenden
Abbildung (Fig. 2) nicht angegeben sind.

Diese einfachsten Schlittenapparate haben nun eine Menge
von Veränderungen erfahren, welche theils die Grösse der Rollen, die Zahl der Drahtwindungen etc., theils die Adaptirung
derselben für den ärztlichen Gebrauch betreffen. Dadurch sind
die Apparate viel kräftiger und zweckmässiger, aber auch viel
theurer geworden [1]).

Die Herren Siemens und Halske in Berlin liefern ausser
den beschriebenen Apparaten dieselben in einem eleganten verschliessbaren Mahagonikasten, an dessen äusserer Wand sowohl
für den primären als für den secundären Strom Klemmschrauben
angebracht sind.

Für die Abschwächung des primären Stromes wird sehr zweckmässig ein Moderator oder Wasserrohr an der äusseren oder
inneren Wand des Kastens angebracht. Dasselbe besteht aus einem
mit destillirtem Wasser gefüllten circa $1/2'$ langen starken Glasrohr,
welches an beiden Enden durch Metallplatten geschlossen ist.
Die obere der Platten wird von einem starken geraden, oben mit

---

1) Der Preis dieses einfachen Schlittenmagnetelectromotors findet sich,
ebenso wie der der später zu beschreibenden Apparate am Schlusse
verzeichnet.

einem Elfenbeinknopf versehenen Kupferstab durchbohrt, welcher verschiebbar ist und durch die Wassersäule hindurch bis zur Berührung der entgegengesetzten Platte vorgeschoben werden kann. Die letztere ist mit einer kleinen Vertiefung zur Aufnahme der Spitze des Kupferstabes versehen. Indem man nun den Strom durch das Wasserrohr leitet, kann man denselben durch Herausziehen des Kupferstabes zwingen, durch eine mehr weniger lange Wassersäule zu gehen, und kann denselben dadurch nach Belieben bis auf ein Minimum abschwächen.

Als electromotorisches Element benutzt man für den Du Bois-Reymond'schen Apparat die constanten Ketten von Daniell, Grove und Bunsen.

Die Daniell'sche Kette empfiehlt sich durch ihre Billigkeit und durch den Mangel von Säuredämpfen. Die stromerregenden Metalle sind Kupfer und Zink. Ersteres, ein breites cylindrisch gebogenes Kupferblech K (vergl. den idealen Durchschnitt in Fig. 3) befindet sich in dem Glase A zu äusserst in einer concentrirten Lösung von schwefelsaurem Kupferoxyd. Das Zink, ein hohler Cylinder Z, steht in einem unten geschlossenen Thoncylinder C und ist von verdünnter Schwefelsäure oder einer concentrirten Lösung von Kochsalz umgeben. Es stehen somit zur Vermeidung von Polarisationsströmen die Metalle in verschiedenen Flüssigkeiten, welche durch eine poröse Thonzelle geschieden sind, ohne dass durch dieselbe das Strömen der Electricität von Zink zum Kupfer gehindert würde. Der am Zink freiwerdende Sauerstoff oxydirt das Metall. Die Schwefelsäure bildet mit dem Oxyd schwefelsaures Zinkoxyd, welches in der Flüssigkeit aufgelöst wird. Am Kupfer wird durch Entwicklung von Wasserstoff das Kupferoxyd zu metallischem Kupfer reducirt, welches sich auf dem Kupferblech niederschlägt, während der Wasserstoff sich mit dem Sauerstoff des Kupferoxyds zu Wasser verbindet.

Fig. 3.

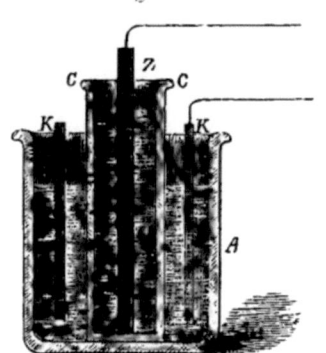

Während somit die Kupferplatte beim Gebrauche sich immer wieder mit reinem Kupfer beschlägt und allmälig verdickt, wird der Zinkkolben oxydirt und dadurch die Constanz des Stromes beeinträchtigt. Es erwächst uns also die Aufgabe, der Oxydation des Zinks entgegenzuwirken. Dies geschieht am besten durch das sog. Verquicken oder Amalgamiren des Zinks. Das Verfahren ist folgendes: Man stellt den Zinkkolben bis zum oberen Rande einige Secunden in verdünnte Schwefelsäure oder Salzsäure, bis das reine weisse Metall zu Tage tritt. Alsdann nimmt man den Kolben heraus und übergiesst ihn innen und aussen mit regulinischem Quecksilber. Obgleich dasselbe rasch einen Ueberzug von Zinkamalgam auf der Oberfläche bildet, so ist derselbe doch nicht vollständig und es ist nöthig, das Quecksilber mittelst eines um einen Stab gewundenen und mit Watte unterpolsterten Leinwandlappens über die ganze Oberfläche zu verreiben. Ist die Oberfläche nicht ganz glänzend, so kann man die Procedur noch einmal wiederholen. Ist die Verquickung genügend, so spült man den Cylinder oder Kolben in Wasser ab und legt ihn alsdann auf Fliesspapier, damit er trockne. Nach einigen Stunden kann er in Gebrauch gezogen werden.

Andere, z. B. Rosenthal [1]) empfehlen eine Lösung von Quecksilber in Salpetersalzsäure, welche auf das Zink nach der Reinigung der Oberfläche durch verdünnte Schwefelsäure mittelst eines Pinsels aufgetragen wird. Die Vorschrift für die Bereitung der Lösung ist nach Rosenthal folgende: 4 Theile Quecksilber werden in 5 Theilen Salpetersäure und 15 Theilen Salzsäure unter gelindem Erwärmen aufgelöst und alsdann noch 20 Theile Salzsäure zugesetzt.

Was die Flüssigkeiten anbetrifft, in welche die Metalle gestellt werden, so ist die Schwefelsäure mit Wasser im Verhältniss von 1 Raumtheil roher oder englischer Schwefelsäure zu 6—10 Raumtheilen Wassers zu verdünnen.

Die Kupfervitriollösung ist durch Einlegung von grösseren Stücken käuflichen Kupfervitriols in das Glas, oder nach Rosenthal noch besser durch Einhängen eines mit pulverisirtem Kupfervitriol gefüllten Florbeutelchens in die Lösung gleichmässig concentrirt zu erhalten.

---

1) Electricitätslehre für Mediciner. Berlin 1862. pag. 50.

Will man die Elemente in gutem Zustande erhalten und lange gebranchen, so muss man sie nach jedesmaligem Gebranche auseinandernehmen, die Säuren in ihre Gläser füllen, die Metalle abspülen, die Thoncylinder in Wasser legen, in dem sie (bei öfterem Wechsel des Wassers) aufbewahrt werden.

Diese Reinigung der Elemente nach jedem Gebrauche, der Zeitverlust, ferner die unvermeidliche Verunreinigung durch die Flüssigkeiten erschweren den Gebranch dieser Ketten der Art, dass sie bei den Aerzten trotz ihrer Constanz und trotz ihrer Billigkeit in der That sehr wenig in Gebrauch gekommen sind.

Siemens und Halske haben das Verdienst, das Zinkkupfer-Element in einer Weise verbessert zu haben, dass der von demselben gelieferte Strom von tadelloser Constanz und von ganz ungewöhnlicher Dauer ist. Man kann jetzt ein Daniell'-Siemens'sches Element so ziemlich ein Jahr ununterbrochen in Gebrauch haben, ohne daran wesentliche Veränderungen vornehmen zu müssen. Ich verweise übrigens auf eine genaue Beschreibung dieses Elements bei den Batterien für den constanten Strom, wo die Siemens'sche Batterie die erste Stelle einnimmt.

Noch grössere Uebelstände als das einfache Daniell'sche Element bietet bei der praktischen Verwerthung das Grove'sche Element.

Fig. 4.   Fig 5.

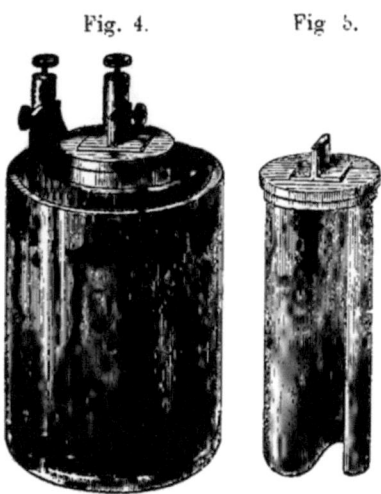

Die **Grove'sche Kette** (vergl. Fig. 4 u. Fig. 5) führt Zink und Platin als Erreger. Das Zink steht aussen im Glase in verdünnter S c h w e f e l s ä u r e, das Platin, zur Vergrösserung der Oberfläche S förmig gebogen (vergl. Fig. 5), ist an einem Porcellandeckel befestigt, welcher die Thonzelle gut abschliesst. Auf diese Weise kommen die Dämpfe der in der Thonzelle befindlichen und das Platin umgebenden S a l p e t e r s ä u r e nicht so sehr zur Wahrnehmung als bei offenem Thoncylinder.

Der electrochemische Vorgang ist am Zink derselbe wie bei dem D a n i e l l' schen Element. Am Platin dagegen reducirt der ausgeschiedene Wasserstoff die Salpetersäure zu salpetriger Säure, indem er sich mit dem Sauerstoff zu Wasser verbindet.

Die G r o v e' schen Elemente besitzen die doppelte electromotorische Kraft der D a n i e l l' schen von gleicher Grösse. Es genügt deshalb, um einen Schlittenapparat in Thätigkeit zu setzen, ein G r o v e' sches Element von circa 3'' Höhe und 2'' Durchmesser.

Der hohe Preis des Platin — ein G r o v e' sches Element von den ebengenannten Dimensionen kostet bei S i e m e n s und H a l s k e 9 Thaler — sowie die widerlichen Dämpfe der salpetrigen Säure, die Einwirkung derselben auf die Metalltheile des Apparates, die Unannehmlichkeiten des Füllens und Reinigens bei jedesmaligem Gebrauche: — alle diese Momente lassen die G r o v e' schen Elemente für den ärztlichen Gebrauch unpraktisch und den D a n i e l l' schen nachstehend erscheinen; auf der andern Seite eignen sie sich jedoch wegen ihres geringen Umfanges zur Einfügung in transportable Inductionsapparate, und sind da, wo es sich um Erzielung t h e r m i s c h e r E f f e c t e handelt — also bei der Galvanokaustik — vor der Hand noch unentbehrlich.

S i e m e n s und H a l s k e liefern Inductionsapparate für ärztliche Zwecke mit einem G r o v e' schen Element von der obigen Grösse in Mahagoni - Kasten, der in der einen Hälfte den Inductionsapparat, in der andern das Element, 2 Flaschen mit den Säuren und 1 Glastrichter, und darunter noch eine Schieblade mit den nöthigen Nebenapparaten (Leitungsschnüren, Electroden etc.) trägt, für circa 34—38 Thaler. Die Compendiosität wie die Kraft dieser Apparate lässt Nichts zu wünschen übrig, allein der hohe Preis, das widerwärtige Ein - und Ausfüllen, die Säuredämpfe erschweren den Gebrauch dieser Apparate ungemein, indem sie die Anwendung des electrischen Stromes jedesmal zu einer unverhältnissmässig zeitraubenden und unangenehmen Procedur machen, welche für jeden beschäftigten Arzt sehr lästig, wenn nicht unmöglich ist.

Es stellte sich somit — sollte überhaupt die Anwendung des electrischen Stromes Eingang in die tägliche ärztliche Praxis erlangen — als ein wesentliches Bedürfniss heraus, dass Apparate construirt würden, welche bei möglichster Billigkeit mit constanten Ketten und zugleich mit einer solchen Einrichtung versehen wären, dass die Ketten jeden Moment in Thätigkeit gesetzt werden könnten, ohne dass die Elemente vor dem Gebrauche zu füllen und nach demselben zu reinigen wären.

Diese Aufgabe hat Emil Stöhrer in Dresden durch die Einführung seiner Zinkkohlen-Elemente mit Hebevorrichtung in die Inductionsapparate auf das Glänzendste gelöst. Mit dieser überaus sinnreichen und doch so einfachen Vorrichtung ist die Anwendung des electrischen Stromes in der praktischen Medicin nach meiner Ueberzeugung um ein Bedeutendes gefördert. Erst jetzt ist dem Arzte die Möglichkeit gegeben, den electrischen Strom mit derselben Leichtigkeit und mit demselben geringen Aufwande von Zeit und Mühe zu diagnostischen und therapeutischen Zwecken zu verwerthen, mit welchem heutzutage das Stethoscop, der Scheidenspiegel, der Kehlkopfspiegel und andere Instrumente in Anwendung kommen. Selbst bei täglicher Anwendung des Apparates genügt es, die Reinigung der Elemente resp. das Verquicken des Zink's, sowie das Einfüllen frischer Säure alle 6—8 Wochen vorzunehmen.

Nach meinen Erfahrungen in den letzten beiden Jahren, während welcher ich mich ausschliesslich der Stöhrer'schen Apparate mit Hebevorrichtung bedient habe, sind diese Apparate für ärztliche Zwecke die weitaus zweckmässigsten und werden nach meiner festen Ueberzeugung binnen weniger Jahre alle übrigen Apparate verdrängt haben. Bei der grossen Wichtigkeit, welche die Faradisation der Nervi phrenici und ihrer Genossen zur Herstellung einer künstlichen Respiration bei Asphyktischen in der neuesten Zeit zu erlangen scheint, wäre besonders zu wünschen, dass diese Apparate in keinem Institute zur Rettung von Verunglückten, bei keiner chirurgischen Operation, welche Chloroform nothwendig macht, fehlen.

Stöhrer hat einen kleineren und einen grösseren transportablen Inductionsapparat construirt. Ersterer besitzt nur ein Zinkkohlen-Element, letzterer deren zwei.

Ich gebe zunächst die Beschreibung des kleineren, demnächst die des grösseren, indem ich im Wesentlichen der von Stöhrer gegebenen Beschreibung folge [1]).

Stöhrer's kleiner transportabler Inductions-Apparat (Nr. I).

A. Die Batterie desselben besteht aus Kohle und Zink, ohne Anwendung einer Thonzelle. Das Innere der Kohle, mit Sand gefüllt, durch einen Glasstöpsel verschlossen, dient zur Aufnahme von Chromsäure, concentrirt in Wasser gelöst; 10 bis 12 Tropfen genügen auf lange Zeit. Bei täglichem und anhaltendem Gebrauch ist diese Portion so oft zu erneuern als die verdünnte Schwefelsäure im Glase.

Das Zink umgiebt die Kohle und wird durch Glasperlen, welche in die Kohle eingelassen sind, von der Berührung mit derselben abgehalten. Zink und Kohle sind an der Wand des Apparats durch Klemmschrauben befestigt. Das kupferne Plättchen, welches durch eine Schraube unmittelbar an die Wand der Kohle gepresst wird, muss man an der Berührungsstelle rein erhalten oder mit Platin überziehen lassen. Letzteres hat sich an meinem Apparate sehr bewährt. Das Glas dient zur Aufnahme der verdünnten Schwefelsäure; es ist vertical verschiebbar und kann in jeder Höhe befestigt werden. Diese Einrichtung hat den Zweck, die Säure ganz oder nur zum Theil mit dem Erreger in Berührung zu bringen, oder beim gänzlichen Herablassen des Glases alle Wirkungen aufzuheben. Da im letzteren Falle die Säure nur das unterste Dritttheil des Glases einnimmt, so kann der Apparat mit der Füllung ohne alle Gefahr transportirt werden. Bei Anwendung engli-

---

1) Preis-Verzeichniss der neuen electrischen Heilapparate nebst Beschreibung und Anweisung zum Gebrauch von Dr. Emil Stöhrer. Dresden 1864. Vergl. auch Erdmann l. c. III. Aufl. p. 55 sqq.

scher Schwefelsäure wählt man am besten eine Verdünnung im Verhältniss von einem Raumtheil Schwefelsäure zu sechs Theilen Wasser.

Es ist eine wesentliche Bedingung zur Erzeugung eines constanten und starken Stromes, dass man das Zink in gut amalgamirtem Zustande erhält, denn sobald das Zink von der Säure angegriffen wird, sinkt der Strom und man hat durch Gasentwicklung üblen Geruch sowie Beschädigung der Metalltheile des Apparates zu befürchten. Das Verfahren, den beschädigten oder noch gar nicht amalgamirten Cylinder mit Quecksilber zu überziehen, ist bereits oben (pag. 117) genauer mitgetheilt.

Bei Bezug neuer Apparate erhält man das Zink schon amalgamirt, nach längerem Gebrauch ist indessen eine Wiederholung des Amalgamirens nöthig, sobald man das Brausen der Schwefelsäure bemerkt.

Fig. 6

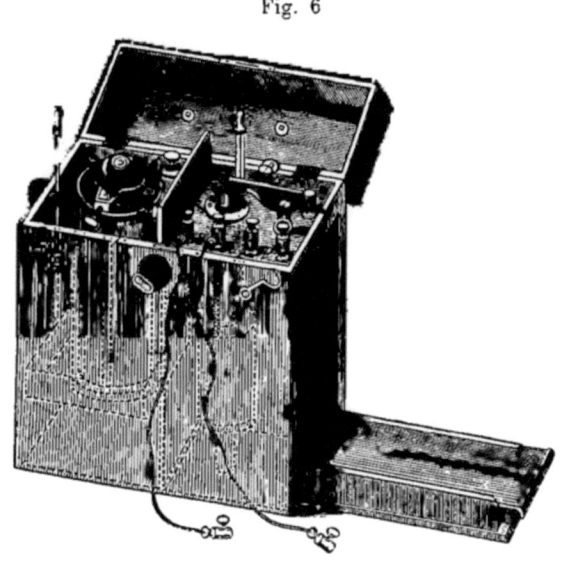

B. Die Handhabung dieser Batterien mit Verschiebung des Glases gestattet in Bezug auf die Erzeugung eines beliebig starken Stromes grosse Vortheile. Bei frischer Füllung hebt man das Glas nur sehr wenig und benutzt überhaupt nur eine so grosse Berührungsfläche der Elemente, als man eben bedarf, um den Apparat in Gang zu setzen. Die Folge dieser Sparsamkeit ist, dass man dieselbe Säure sehr lange benutzen kann und dass das Zink sehr wenig angegriffen wird.

Ferner kann man durch Verschiebung des Glases unmittelbar auf die Stärke des primären und secundären Stromes einwirken und hat hiermit schon ein Mittel zur Graduirung beider Ströme. Endlich ist die Bequemlichkeit und Reinlichkeit, womit man, ohne die Säure aus- und einfüllen zu müssen, sofort bei Hebung des Glases den Apparat in Gang setzt, für den Arzt eine der wichtigsten Eigenschaften dieser Batterien. Beim Tragen des Apparates ist es kaum möglich, Säure zu verschütten, da derselbe bis auf einen Winkel von 60 Grad geneigt werden kann, ehe eine Gefahr eintritt. Dasselbe gilt für das Fahren im Wagen.

C. Der Inductions-Apparat. Durch die Klemmschrauben, welche das Zink und die Kohle an der Wand festhalten, wird der Strom der Batterie in's Innere des Kastens durch die primäre Spirale und den Unterbrecher geführt.

Der Letztere besteht aus einem vierkantigen Eisenstück, welches, leicht beweglich an einer Feder befestigt, vom Electromagnet angezogen wird und, indem es seinen Ruhepunkt an der mit Platinspitze versehenen Stellschraube verlässt, die Leitung trennt; der Electromagnet, welcher nun seinen Magnetismus verliert, lässt den von der Feder zurückgetriebenen Hammer los. Durch wiederholte Berührung des Hammers mit der Platinspitze tritt der Strom von Neuem ein. Es entsteht hierdurch das bekannte Spiel des Hammers und als dessen Folge die Induction in der secundären Spirale. Beide Spiralen befinden sich im Innern des Kastens, die letztere kann durch Aufziehen eines graduirten Stäbchens vertical verschoben werden.

Eine messingne, mit Druckschraube versehene Feder lehnt sich gegen den Hammer und drückt denselben mit grösserer oder geringerer Kraft, je nachdem man die Druckschraube vor- oder rückwärts schraubt, gegen den Platinstift.

Diese Einrichtung hat den Zweck, sowohl die Stärke der Inductions-Stösse in beliebiger Weise abzuändern, als auch das Tempo der Vibrationen des Hammers langsam oder schnell hervorzubringen. Bei starker Spannung der Messingfeder muss der Hammer durch Vorwärtsschrauben der Platinspitze dem Magnet mehr genähert werden, als bei schwächerer Spannung. Langsame Schläge des Hammers erhält man bei starker Spannung der Messingfeder; mit dem Nachlassen der Spannung schlägt der Hammer schneller, am schnellsten bei gänzlicher Entfernung der Messingfeder. Einige Versuche lehren bald, dass durch den Gebrauch dieser Theile des Apparates die Inductionsströme einen willkürlich abzuänderuden Charakter annehmen. An dem Hammer selbst befindet sich eine mit Platin belegte Messingscheibe, deren Rand mit Löchern versehen ist. Dreht man durch eine eingesteckte Nadel diese Scheibe ein wenig, so kommt eine andere Berührungsstelle unter den Platinstift. Man hat dies vorzunehmen, sobald nach langem Gebrauch das Platinscheibchen sehr oxydirt ist.

Zur Ableitung des Stromes zu dem betreffenden Körpertheile dienen vier Schraubenständer. Die mit P bezeichneten führen zu der inneren Spirale und geben den primären, die mit S bezeichneten sind mit der äusseren Spirale verbunden und geben den secundären Strom. Die Mittel, beide Ströme willkürlich stark oder schwach hervorzubringen, sind folgende:

1) Auf die Stärke beider Ströme wirkt die grössere oder geringere Stärke des Batteriestromes, den man, wie oben erwähnt, durch die Stellung des Glases in der Gewalt hat. Ferner können durch starken Druck des Hammers gegen den Platinstift die Schläge kräftiger hervorgebracht werden.

2) Den primären Strom kann man ferner dadurch dämpfen, dass man die Schraubenständer des secundären Stromes durch den beigegebenen Drahtbügel verbindet und die Spirale mit dem Stäbchen hebt.

3) Der secundäre Strom wird durch dieselbe Verschiebung sehr vollkommen regulirt: bei der tiefsten Stellung der Spirale ist der Strom am schwächsten, bei der höchsten am stärksten, wobei bemerkt wird, dass die Scala natürlich nur ein relatives Maass angeben kann, weil die Stärke des Stromes von mehreren Factoren gleichzeitig abhängt. Der Drahtbügel wird bei Anwendung dieses Stromes entfernt und statt dessen sind die Leitungsschnüre einzuschrauben.

Stöhrer's grosser transportabler Inductions-Apparat (Nr. 2).

Die Batterie desselben besteht aus zwei Elementen, welche ganz dieselbe Einrichtung haben wie bei Nr. 1. Man kann mit Hülfe der beigegebenen grösseren Klammern beide Elemente in ein einziges von doppelter Oberfläche verwandeln, wenn man Kohle mit Kohle und Zink mit Zink verbindet. Die kleinere Klammer verbindet die Kohle des einen mit dem Zink des andern Elementes, wenn man zwei Elemente herstellen will. Endlich kann man nur eins der Elemente benutzen, wenn man durch Einsetzen einer langen Klammer das andere ausschliesst. Die Klammern werden unter die oberen kleinen Druckschrauben der Ständer geschoben, wobei vorausgesetzt wird, dass die unteren grösseren Schrauben, welche die starken Kupferdrähte einklemmen, fest angezogen sind. Der Gang der Leitung erklärt sich dadurch, dass die erste Kohle und das letzte Zink für immer mit den Drähten des Apparates in Verbindung stehen.

Fig. 7.

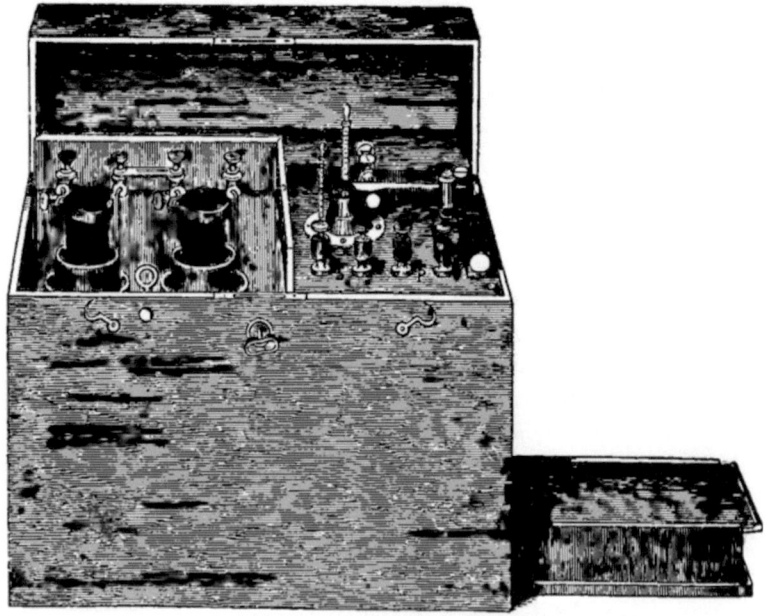

Der Hammer hat hier eine vollkommnere Einrichtung als bei Nr. 1. Derselbe besteht aus einem Balançier von Eisen, dessen Gegendruck durch eine Spiralfeder regulirt wird. Diese Einrichtung gewährt den Vortheil eines ruhigen und sicheren Ganges und giebt den Inductionsströmen grössere Gleichmässigkeit. Der Platinstift mit seiner Stellschraube sitzt hier im Hammer selbst, hingegen ist die Platinscheibe drehbar an einer Feder befestigt, deren Wirkung durch eine dahinterstehende Schraube aufgehoben werden kann. Im letzteren Falle wird der Hammer beim Rückgang auf eine feste Unterlage treffen; gestattet man hingegen durch Zurückstellen der Schraube der Feder einigen Spielraum, so giebt sie beim Rückgang des Hammers nach und verändert dadurch das Spiel desselben. Die Schlagweite des Hammers kann man entweder durch die Schraube mit Platinspitze oder durch Verstellung der hinter der Platinscheibe liegenden Stellschraube willkürlich abändern. Starke Spannung der Spiralfeder verlangt wie bei Nr. 1 kurze Schlagweite des Hammers. Ganz langsames Tempo des Hammers erhält man, wenn man der Platinscheiben-Feder einen geringen Spielraum giebt und die Spiral-Feder anspannt. Das schnellste Tempo wird erzeugt bei feststehender Platinscheibe und schwacher Spannung der Spiral-Feder.

Der primäre und secundäre Strom werden wie bei Nr. 1 an den Ständern P und S abgeleitet.

Die Dämpfung des secundären Stroms geschieht ebenfalls wie bei Nr. 1 durch Herabschieben des graduirten Stäbchens mit der Inductionsspirale (ohne Anwendung des Kupferdrahtbügels). Senken der Inductionsspirale bis auf den Boden des Apparates bringt den secundären Strom zum Verschwinden.

Für die Dämpfung des primären Stroms wird, wie bei Apparat Nr. 1, der Drahtbügel in die Klemmschrauben des secundären Stromes (bei S) eingelegt und die Inductionsspirale so weit wie möglich gehoben. Da aber auf diese Weise der primäre Strom noch nicht so vollkommen abgeschwächt wird, als für sehr empfindliche Partien, z. B. für das Gesicht, nöthig ist, so hat Stöhrer in der neuesten Zeit noch ein kupfernes Rohr im Innern des Inductionsapparates angebracht, welches, durch ein kleines ebenfalls gradnirtes Stäbchen (auf der Zeichnung links vom Eisenkern befindlich) gehoben, sich über die primäre Spirale schiebt und im Verein mit der gehobenen geschlossenen Inductionsspirale den primären Strom fast bis zum Verschwinden abdämpft.

Die Nebenapparate.

Die **Electroden** oder **Stromgeber** müssen kurze, gerade und unbiegsame Metallstäbe sein, welche zur Verhütung der Oxydation, die besonders leicht an der Spitze eintritt, mit einem L a c k überzogen oder v e r g o l d e t oder mit einem P l a t i n - überzug versehen oder endlich mit Stäbchen von p r ä - p a r i r t e r K o h l e armirt werden. Die Dicke sei höchstens die eines Gänsekiels, die Länge betrage mit Einschluss des hölzernen Handgriffes 6 — 7 Zoll. Die Spitze lasse man entweder mit einem Knöpfchen versehen oder einfach abrunden. Im letzteren Falle ist der Stab in der Nähe der Spitze mit einer Furche zu versehen, um vermittelst dieser den Faden, welcher das Schwämmchen umstrickt, und damit dieses letztere selbst sicher fixiren zu können.

Zum Localisiren des electrischen Stromes auf bestimmte Nervenzweige bediene ich mich durchgehends s t r i c k n a d e l - d ü n n e r E l e c t r o d e n (vergl. Fig. 8 b und c), welche die Localisirung des Stromes auf die feinsten Aestchen ermöglichen.

Die von manchen Autoren empfohlenen g e b o g e ñ e n Electroden, welche in eine S c h w a m m z a n g e oder - K l e m m e enden, sowie die c y l i n d e r f ö r m i g e n S c h w a m m h ü l s e n sind ganz zu verwerfen, da sie keine kräftige und sichere Führung gestatten und das Localisiren des Stromes unmöglich machen.

Die S p i t z e n der Electroden müssen mit einigen Schichten feinsten Badeschwammes armirt sein, welche besonders an den dünnen Electroden mit einem Fadengitter bis an die äusserste Spitze hin umwunden sein müssen. Die Umwickelung der Electrodenspitzen mit feuchtem L e d e r, welche D u c h e n n e, R e - m a k und E r d m a u n für subtilere Regionen empfehlen, halte ich für unzweckmässig, weil die Feuchtigkeit von dem Leder schlecht conservirt wird. Durch das Trockenwerden desselben wird nicht nur eine Steigerung des Leitungswiderstandes Seitens des Leders selbst gesetzt, sondern es treten dann auch alle Nachtheile trockener Electroden (grosser Leitungswiderstand der Epidermis, intensiver Hautschmerz etc.) in die Erscheinung.

Es ist rathsam, besonders bei häufigem Gebrauche, die Schwammkappen alle 6—8 Wochen zu erneuern, weil die Schwämme mit der Zeit ihre Weichheit verlieren und einschrumpfen.

Zur Anfeuchtung der Schwämme und der Haut eignet sich für wissenschaftliche Untersuchungen am besten warmes Salzwasser von 30—40° R., welches den grossen Leitungswiderstand der trockenen und kalten Epidermis ungemein herabsetzt und dadurch die Reizung der Hautnerven erheblich vermindert.

Fig. 8·

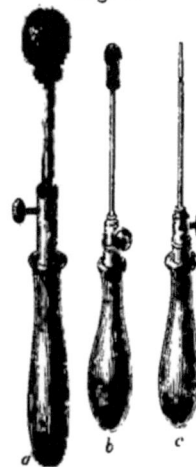
b   c

Fig. 9.

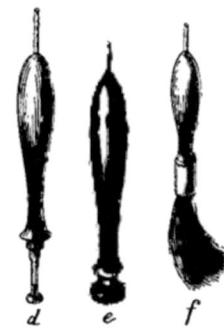
d   e   f

Für den täglichen praktischen Gebrauch ist indessen einfaches warmes Wasser vorzuziehen, weil das Salzwasser, während des Faradisirens verdunstend, auf den berührten Hautstellen sowie an der Wäsche, deren Benetzung nicht gut zu vermeiden ist, Salzkrusten absetzt. Im Nothfalle genügt bei hinreichender Stromstärke auch kaltes Wasser zum Anfeuchten der Electrodenschwämme.

Zur Orientirung für den Leser gebe ich eine Abbildung der von mir gebrauchten Electroden (vgl. Fig. 8), und zwar der feinen, zum Localisiren des Stromes unentbehrlichen — b mit Schwammkappe, c ohne dieselbe — sowie der grösseren Stromgeber (a) mit ihren etwa zolldicken Schwammkappen, welche ich zum Schliessen der Kette auf dem Körper, zur directen Muskelreizung sowie zur Reizung der Nervi phrenici und ihrer Genossen bei Asphyktischen benutze [1]). Ich gebe zugleich eine Abbildung der den Stöhrer'schen Apparaten beigegebenen Electroden (vgl. Fig. 9) und zwar der mit breiter Platinplatte versehenen (e), sowie der mit dem Kohlenknopf armirten Electrode (d), sowie endlich des Pinsels von Silbergespinnst (f).

---

1) Die Holzschnitte geben diese sowie die Stöhrer'schen Electroden (vergl. Fig. 9) in ²/₇ der natürlichen Grösse wieder.

9 *

Dieser Pinsel aus feinen metallischen Fäden, welchen Duchenne sehr bezeichnend die electrische Geissel genannt
hat, ist unentbehrlich, wenn es sich um electrische Reizung der
Hant allein handelt. Derselbe wird auf die trockene Hantober-
fläche aufgesetzt, und erregt, da aus jedem Metallfaden eine
Stromschleife in die Haut eintritt, schou bei mässiger Stromstärke einen äusserst heftigen Schmerz, der bald als brennend,
bald mehr als stechend bezeichnet wird. Auf die energische
Reizung antworten die Hautmuskeln sofort durch Contraction
und Vorziehen der Haarbalg- und Talgdrüsenmündungen — es
entsteht die exquisiteste Gänsehaut. Zugleich aber wird durch
die Reizung der Musculatur der kleinsten Arterien in der Cutis
eine Verengerung der Gefässe und ausgesprochene Ischämie der
Haut gesetzt. Diese verschwindet aber bei audauernder und
energischer Reizung rasch und macht einer intensiven Hyperämie
Platz, welche bedingt ist durch die bereits oben (p. 23) erwähnte
paralytische Erschlaffung der Gefässmuskeln und die secundäre
Erweiternng des betreffenden Stromgebietes. · Das Erythem tritt
bei der Anwendung der Geissel gewöhnlich schneller ein und
erreicht schnell eine grössere Intensität und Ausdehnung, als
dies bei der Anwendung eines einfachen trockenen Metallknopfes
oder gar einer mit fenchtem Schwamm armirten Electrode der
Fall ist.

Was die electrische Geissel oder Moxa in der therapenti-
schen Anwendung vor allen übrigen Hautreizungen auszeichnet,
das ist der Mangel jeder üblen Neben- und Nachwirkung auf
die Haut, selbst bei der höchsten Intensität der Reizung. Sofort
mit dem Abnehmen der Electroden erlischt der Schmerz, und
das Erythem, welches mit einem Gefühl von Wärme in der
Haut einhergeht, verschwindet meist nach kurzer Zeit.

Die Leitungsschnüre, welche die Electroden mit dem
Apparate verbinden, sind Kupferdrähte, welche mit Seide überspounen sind. Siemens und Halske überziehen sie neuerdings
mit feinen Gummischläuchen, was sich bei mir als höchst praktisch bewährt hat. Nicht nur dass die Schnüre ausserordentlich
an Dauerhaftigkeit gewinnen, es wird durch den wasserdichten
Ueberzug auch das unangenehme Ueberspringen des electrischen
Stromes von einer Schnur zur anderen unmöglich gemacht, welches unvermeidlich ist, wenn die Schnüre sich berühren, beson-

ders nachdem sie von dem aus den Electrodenschwämmen herab-
tropfenden Wasser benetzt sind. Ich kann aus diesen Gründen
den Herren Collegen nur rathen, sich ihre Leitungsschnüre noch
nachträglich mit Gummischläuchen zu überziehen, was mit Hülfe
eines langen steifen Drahtes, den man durch den Schlauch vorweg schiebt und an dem man die Schnur nachzieht, leicht geschehen ist. Eine Umwickelung mit Seidenfäden verbindet den
Schlauch an beiden Enden hinreichend mit den Schnüren.

Anfängern, welche sich schnell in der localisirten Anwendung des electrischen Stromes orientiren wollen, empfehle ich
aufs dringendste; Vorübungen am eigenen Körper anzustellen, damit sie sich einerseits möglichst schnell sowohl mit
den anatomischen Verhältnissen der Körperoberfläche, als auch
mit der Verschiedenheit der Sensibilität an den einzelnen Regionen vertraut machen, um nach derselben die Stärke des anzuwendenden Stromes zu bemessen; damit sie andererseits aber
auch den Apparat handhaben lernen, um die Schnelligkeit der
Unterbrechungen zweckmässig einzurichten und den so häufig
vorkommenden Störungen in der Stromerzeugung und Stromlei-
tung auf den Grund zu kommen. Auf diesem Wege gewinnt
man rasch Sicherheit und Gewandtheit in der Handhabung des
electrischen Stromes und hat nicht nöthig, die unentbehrlichen
Vorstudien an seinen Patienten anzustellen. Der letztere Weg
ist jedenfalls der verkehrteste, wenn der angehende Arzt die Absicht hat, sich und seinem Heilmittel beim Publikum Vertrauen
zu erwerben.

Man beginne die Vorübungen an den Extremitäten, besonders an der Hand und am Vorderarm und gehe allmälig zu den
empfindlicheren Partien — Unterschenkel, Hals, Gesicht — über.
Die anfängliche Empfindlichkeit der Haut gegen den electrischen
Reiz stumpft sich durch die Gewöhnung sehr bald ab.

Nächst den Vorübungen am eigenen Körper sind solche an
Versuchspersonen zu empfehlen.

Beabsichtigt man an Patienten zu operiren, so unterlasse
man nie, die Stärke des Stromes vorher am eigenen
Körper zu prüfen. Empfindliche Personen nehmen es sehr
übel, wenn man sie mit einem zu starken Strome überfällt, und

verlieren nicht selten die Lust an der Fortsetzung der Cur. In den meisten Fällen genügt die Prüfung des Stromes an der eigenen Hand; handelt es sich aber um Faradisirung sehr empfindlicher Regionen z. B. des Gesichts, so setze man die Electroden vorher am eigenen Gesichte auf, um sich von der Intensität des Stromes zu überzeugen.

Zur Minderung des Hautschmerzes dient ruhige und sichere Führung der Electroden, kräftiges Aufdrücken derselben und Vermeidung eines unsichern Hin- und Herfahrens mit den Stromgebern. Will man bei empfindlichen Personen ganz sicher gehen, so setze man die Electroden bei sehr geringer Stromstärke fest auf und verstärke alsdann durch Verschiebung der Inductionsrolle den Strom allmälig bis zu dem nöthigen Intensitätsgrade.

Ferner ist beim Faradisiren darauf zu achten, dass der Körper oder wenigstens das betreffende Glied sich in einer sicheren Lage befindet, dass die Haut beim Ansetzen nicht verschoben wird, was bei mageren Individuen gar leicht geschieht, endlich dass die Lagerung des Gliedes bei der jedesmaligen Faradisirung dieselbe ist. Ist das Glied nicht fixirt, so weicht es dem Drucke aus und gestattet keine präcise Führung der Electroden. Wird die Haut verschoben, so verfehlt die Electrode den motorischen Nerven und bringt gar keine Wirkung oder eine unerwünschte Reizung sensibler Nerven zu Wege. So ereignet es sich z. B. sehr leicht, dass man vom N. musculocutaneus auf den Medianus abgleitet, oder vom motorischen Zweige des N. vastus internus auf den N. saphenus major. Ich fixire, um dies zu vermeiden, bei schlaffer Haut die Stelle, unter welcher der betreffende motorische Nerv verläuft mit dem Daumen, wie die Vene beim Aderlass, und setze vor der Spitze desselben die Electrode auf.

Wird die Lage des Gliedes geändert, so verändert sich häufig auch das Lageverhältniss der Hautoberfläche zu den tieferen Partien und das Verhältniss der letzteren unter sich. Es werden deshalb die bei gestreckter Haltung einer Extremität bezeichneten motorischen Punkte sich in gebeugter Stellung derselben häufig als nicht zutreffend erweisen. Man thut aus diesem Grunde gut, im Anfange die Versuchsperson stets in derselben Lage zu faradisiren, am besten in der horizontalen Lage und zwar deshalb, um alle Muskeln gleichmässig zu erschlaffen.

Wenn man die faradische Behandlung bestimmter gelähmter Muskeln beginnt, ist es zweckmässig, sich sogleich in der ersten Sitzung die motorischen Punkte zu suchen und mit Argent. nitricum auf der Haut zu fixiren, damit nicht in jeder folgenden Sitzung das schmerzhafte und zeitraubende Suchen und Hin- und Herfahren mit den Electroden von Neuem beginnt und dem Kranken die Lust an der Fortsetzung der Cur benimmt.

Es ist ferner von Wichtigkeit zu wissen, dass der negative Pol eine stärkere Wirkung auf die motorischen sowohl als auf die sensiblen und Sinnes-Nerven ausübt, als der positive — vorausgesetzt, dass die Electroden von gleicher Dicke sind. Man kann sich davon leicht überzeugen, wenn man am eigenen Körper sensible Partien reizt und die Pole wechselt. Bezeichnet man sich ferner die motorischen Punkte zweier homologer Muskeln im Gesichte mit Tinte und reizt nun die beiden Facial-Aeste gleichzeitig, den linksseitigen mit dem positiven, den rechtsseitigen mit dem negativen Pole, so wird die dadurch gesetzte Contraction und Sensation rechts energischer sein als links; mit dem Wechsel der Pole wird sich die Sache aber umgekehrt verhalten. Ich bediene mich des negativen Pols wegen dieser seiner stärkeren Wirkung stets zur Reizung der Muskelnerven und schliesse mit der positiven Electrode, welche, um die Stärke des negativen Pols zu erhöhen, mit einer grösseren Contactfläche versehen ist, die Kette an einem indifferenten Punkte des Körpers. An welchem Punkte des Inductionsapparates der positive Strom austritt, ermittelt man leicht durch die bekannte Electrolyse des Jodkaliums [1]).

---

1) Das Verfahren bei der Bestimmung der Pole des Batteriestroms ist folgendes: Ein Stück Fliesspapier wird in flüssigen Stärkekleister gehängt, dem eine gute Dosis Jodkaliumlösung zugesetzt ist. Ist das Papier vollständig durch- und überzogen, so setzt man die in Platindrähte auslaufenden Enden der Leitungsschnüre ganz nahe bei einander auf dasselbe auf. Sobald die Kette geschlossen ist, entsteht am positiven Pole vermöge der Electrolyse des Jodkaliums resp. des Freiwerdens des Jod's am positiven Pol eine blaue Färbung — d. i. Jod-Bläuung des Amylum.

Auf dieselbe Weise werden die Pole am Inductionsapparate bestimmt, jedoch ist hier der Hammer festzustellen und der Oeffnungsstrom auf das Papier zu leiten. Selbstverständlich muss, wenn die

Duchenne führt in seinem Werke kurz an, man thue gut, bei der Faradisirung der Gesichtsmuskeln die Kette nicht auf dem Muskel, sondern in dessen Nähe, z. B. am Halse, zu schliessen, um den Strom recht abzuschwächen. Dies ist der einzige Fall, wo Duchenne die Kette nicht auf dem Muskel schliesst. Remak sagt in Bezug hierauf, man könne bei den Gesichtsmuskeln die Kette ausserhalb des Muskels schliessen, da es bei der grossen Erregbarkeit der Facial-Aeste genüge, wenn eine Stromschleife (?) dieselben träfe. Dies liesse sich auf alle Muskelnerven anwenden, wenn man sich mit einer Abschwächung des Erfolges begnügen wolle. Indessen sei diess eine Spielerei, mit welcher man allerdings den „Nichteingeweihten" in grosses Erstaunen setzen könne. Sie möge vielleicht nützlich werden, sobald man die Absicht habe, zwei Muskeln gleichzeitig von ihren Randpunkten aus mit demselben Strome in Bewegung zu setzen.

Ich habe dieses Verfahren einer genaueren Prüfung unterworfen und gefunden, dass dasselbe einen weit grösseren praktischen Werth besitzt, als Duchenne und Remak annehmen. Ich erinnere zunächst an das Gesetz, dass der electrische Strom um so mehr abgeschwächt wird, je grösser der eingeschaltete Körper ist, insbesondere aber, je mehr Leitungswiderstände der Strom im Verlauf durch denselben zu überwinden hat. (Ohm'sches Gesetz.) Somit fällt die Contraction z. B. des Triangularis menti, dessen Nerven ich mit der negativen Electrode reize, am schwächsten aus, wenn ich den positiven Pol am Fusse aufsetze, stärker wenn ich ihn auf dem Sternum oder gar in der Nähe jenes Muskels aufsetze. Am kräftigsten wird stets die Contraction sein, wenn man die Kette auf dem Muskel selbst schliesst, weil dann nicht allein eine kurze Strecke des besten Leiters (nämlich des feuchten Muskel- und Unterhautzellgewebes) zwischen den Polen eingeschaltet ist, sondern auch, weil einerseits der negative Pol den motorischen Nerven, andererseits der positive Pol die im Muskelbauche verlaufenden, mehr oder weniger

Bestimmung für die Zukunft richtig sein soll, auch die Richtung des primären Stroms immer dieselbe sein, d. h. der positive Strom muss immer an ein und derselben Klemmschraube in den Inductionsapparat eintreten.

durch Abzweigung verdünnten Aeste des Nerven oder wenigstens deren peripherische Ausbreitung sowie die Muskelsubstanz selbst reizt.

Bei der praktischen Anwendung des Verfahrens, die Kette ausserhalb des Muskels zu schliessen, kommt die Abschwächung des Stroms natürlich gar nicht in Betracht, da man diesem Umstande durch Steigerung der Stromstärke abhelfen kann. Wenn ich im Gesichte oder am Halse agire, schliesse ich die Kette stets auf dem Rumpfe, um die unvermeidliche und sehr schmerzhafte Reizung der Zweige des Trigeminus und der sensiblen Cervicalnerven durch den positiven Pol zu vermeiden. Auch am Rumpfe bediene ich mich stets dieses Verfahrens, wo es mir auf eine genaue Bestimmung des anatomischen Verhaltens der Nerven, oder auf die Beurtheilung pathologischer Zustände in den Muskeln oder Nerven ankommt.

So lange zwei Electroden auf dem Muskel stehen, ist nicht festzustellen, von welcher Electrode aus, und an welchem Punkte nun eine Reizung geschieht. Bei kleinen Muskeln ist endlich auf diese Weise eine gleichzeitige Reizung benachbarter Muskeln und Nerven kaum zu vermeiden.

Ausgezeichneten Nutzen hat mir das obige Verfahren gewährt bei der am Lebenden vorgenommenen Bestimmung des Verlaufes der Nerven und ihrer Eintrittsstellen an den Muskeln. Hier liess ich die positive Electrode von der Versuchsperson selbst oder von einem Gehülfen auf dem Sternum oder über der Patella — also an Hautstellen, welche die Abwesenheit von motorischen Nerven und Muskelfasern und die Armuth an sensiblen Nerven als möglichst indifferente erscheinen lässt — fixirt halten. Mit der negativen Electrode suchte ich nun am Muskel den Punkt, dessen Reizung eine möglichst complete Verkürzung zu Wege brachte und bezeichnete ihn durch eine gefärbte Lapislösung. Bei den Muskeln, welche von mehreren Nerven versorgt werden, konnte ich auf diese Weise den Eintritt jedes einzelnen Astes eruiren.

Es ist ferner selbstverständlich, dass der Verlauf mancher Nerven, bevor sie in ihre Muskeln eintreten, es gestatten wird, erstere in mehr oder weniger grosser Entfernung von ihren Eintrittsstellen zu reizen und somit Muskel-Contractionen zu erzielen, ohne dass der Muskel selbst in die Kette eingeschaltet ist. Dies kann man für einzelne Muskeln sehr schön an den Zweigen des N. facialis, am äussern Aste des N. accessorius Willisii, für ganze Muskelgruppen an den meisten Nervenstämmen z. B. am N. radialis, ulnaris, medianus, peroneus u. A. demonstriren.

Es wurde oben nachgewiesen, dass jeder Pol des Stromes geeignet sei, motorische und sensible Nerven zu erregen. Dasselbe gilt von jedem Derivat des einzelnen Poldrahtes, indessen äussern alle Zweige des negativen Pols eine grössere Energie als die des positiven. Für die praktische Anwendung des Faradismus lag nun Nichts näher, als bei der isolirten Reizung von Muskeln oder Nerven mit jedem Pol einen besonderen Muskel oder Nerven zu reizen, besonders wo es sich darum handelte, homologe Muskeln z. B. Gesichtsmuskeln, gleichzeitig in Bewegung zu setzen, oder complicirte Bewegungen, welche die Thätigkeit mehrerer Muskeln erfordern, zu erzielen.

Duchenne bemerkt mit wenigen Worten, dass er das Verfahren, mit einem Strome zwei Muskeln zu reizen, an den homologen Gesichtsmuskeln versucht, aber auch sofort wieder aufgegeben habe, weil die ungleiche Verkürzung beider Muskeln ihm für seine physiologischen Studien unbrauchbar erschien. Er bedient sich deshalb der getheilten Ströme (courants derivées) zur Reizung zweier homologer Muskeln in der Weise, dass auf jeden Muskel ein Zweig des positiven und ein Zweig des negativen Stromes applicirt wird. Dieses Verfahren muss ich nach eigenen Versuchen als umständlich und für die therapeutische Anwendung unbrauchbar bezeichnen, da es Gehülfen und viel Zeit erfordert.

Remak bemerkt in einer Anmerkung zur zweiten Auflage seiner oben erwähnten Schrift, dass er beide Pole mit Nutzen zur Electrisirung der Zunge und des Gaumensegels verwandt habe.

Das Verfahren ist jedoch praktisch brauchbarer, als man nach diesen Aeusserungen von Duchenne und Remak annehmen sollte. Freilich verhindert die Differenz in der Energie des positiven und negativen Poles die Anwendung derselben bei homologen Muskeln. Die Verkürzung des von der negativen Electrode gereizten Muskels ist stets stärker, als am positiven Pole, und es gelingt z. B. an den Gesichtsmuskeln auf diesem Wege nicht, die mimische Wirkung zweier homologer Muskeln ganz tadellos zu demonstriren. Bei grösseren Muskeln aber, besonders wenn sie von ungleicher Stärke und Ausdehnung sind, ist die gleichzeitige Verwerthung beider Pole für zwei Muskeln entschieden zu empfehlen, besonders wenn man der Differenz in der Polwirkung soweit Rechnung trägt, mit dem negativen Pol den stärkeren, mit dem positiven Pol den schwächeren Muskel zu reizen.

Für die gleichzeitige Erregung zweier homologer Muskeln, besonders im Gesichte, bediene ich mich eines Verfahrens, welches dem Duchenne'schen ähnlich ist, jedoch grössere Einfachheit der Ausführung und Reinheit des erzielten Effectes vor demselben voraus hat. Ich theile den stärkeren (negativen) Poldraht in 2 Drähte, und zwar dadurch, dass ich in die Klemmschraube des negativen Pols 2 kurze Kupferdrähte einlege, welche sich innerhalb der Klemmschraube mit ihren durch Abfeilen gebildeten Flächen innig berühren, welche aber ausserhalb derselben von einander gebogen sind. An jeden dieser Drähte befestige ich eine Leitungsschnur nebst der daranhängenden feinen Electrode. Der positive Poldraht bleibt ungetheilt: seine Leitungsschnur endet in eine Electrode mit grosser Schwammkappe, welche die Versuchsperson auf dem Sternum fixirt. Ich habe alsdann durch die Theilung des negativen Poldrahts 2 Electroden für die isolirte Reizung der homologen Muskeln gewonnen, welche durchaus gleichstarke Ströme liefern, während der Patient selbst das Schliessen der Kette an einer indifferenten Hautstelle mittelst des positiven Pols ausführt.

Es verdient endlich erwähnt zu werden, dass ein starkes Fettpolster die localisirte Faradisirung wesentlich erschwert, indem dasselbe zwischen der Haut und dem zu reizenden Muskel oder Nerven eine starke Schicht gut leitenden Gewebes bildet, welche zu comprimiren schwer, ja oft geradezu unmöglich ist. Steigerung der Stromstärke ermöglicht zwar Ueberwindung des Hindernisses, das tiefere Eindringen des Stromes, allein dadurch wird die Schmerzhaftigkeit der Procedur erheblich erhöht.. Dieser Umstand ist aber nicht gering anzuschlagen, da sich ein stark entwickelter Panniculus adiposus gerade bei kleinen Kindern findet, welche gegen den electrischen

Strom ohnehin lebhaft reagiren und dadurch eine ruhige Beurtheilung pathologischer Veränderungen in den Muskeln z. B. bei der so häufigen spinalen Kinderlähmung, ungemein schwierig und die electrische Behandlung solcher Zustände sehr unerquicklich machen. In Fällen, wo eine genaue Untersuchung solcher empfindlicher Patienten mittelst des localisirten faradischen Stromes in diagnostischer und therapeutischer Hinsicht von besonderer Wichtigkeit ist, bleibt Nichts übrig, als die Exploration in der Chloroformnarkose vorzunehmen.

II. Die Batterien für den constanten Strom.

Zur Erzeugung eines constanten galvanischen Stromes eignen sich selbstverständlich nur die oben angeführten constanten Ketten. Die Daniell'sche empfiehlt sich auch hier, wie bei den Inductionsapparaten, durch Billigkeit in der Anschaffung sowie durch die Entbehrlichkeit der Salpetersäure; es macht sich jedoch hier der oben beregte Uebelstand des täglichen Füllens und Auseinandernehmens der Elemente noch in höherem Maasse geltend, weil es sich um eine grosse Zahl vón Elementen handelt. Wer nicht einen geübten Diener zur Disposition hat, ist ausser Stande, eine Daniell'sche Batterie zu unterhalten.

Diesen Uebelständen hat Siemens[1]) durch eine ingeniöse Verdickung des Diaphragmas mittelst Pappmasse sowie durch die Stellung der Metalle übereinander abgeholfen. Durch diese Veränderung ist nicht nur die Constanz des Stromes gesteigert, sondern auch die Dauer desselben unglaublich verlängert. An die Stelle der täglichen Reinigung tritt hier eine jährliche und nur alle 1—2 Monate ist, wie in der Natur der Sache liegt, ein Nachfüllen von Wasser und Kupfervitriol nöthig, welches etwa eine halbe Stunde in Anspruch nimmt und ohne Verrücken oder Auseinandernehmen der Batterie bewerkstelligt wird. Dass die Ströme, welche diese Elemente liefern, bei den äusserst beschränkten und verlangsamten chemischen Vorgängen

---

1) Zeitschrift des deutsch-österreichischen Telegraphen-Vereins 1859. Nr. 32. Vergl. Poggendorf's Annalen der Physik und Chemie. Bd. 108. 1859. pag. 608.

nur schwach sein können, liegt auf der Hand, allein diesem Mangel ist durch Vermehrung der Zahl der Elemente leicht abzuhelfen.

Durch die Einführung dieser Elemente in die medicinische Praxis haben sich Siemens und Remak ein wesentliches Verdienst erworben. Die constante Zinkkupferbatterie genügt in dieser Form allen Anforderungen der Wissenschaft und der Praxis. Sie liefert zunächst fast absolut constante Ströme und zwar von erstaunlich langer Dauer. Nach Remak (Lecons pp.), welcher sich in den letzten Jahren ausschliesslich dieser Elemente bediente, verändert sich die Intensität des Stromes erst nach 10 Monaten, nach Krüger und Hirschmann dagegen, welche seit Kurzem die Anfertigung der electrischen Heilapparate von Siemens und Halske überkommen haben, erhält sie sich bei der jetzigen Form der Elemente mehrere Jahre ganz ungeschwächt. Ausserdem erfordern diese Elemente nur höchst geringe Mühwaltung, sie können ferner, da beim jedesmaligen Gebrauch an der Batterie keine Veränderung vorgenommen zu werden braucht, ausserhalb des ärztlichen Arbeitszimmers, z. B. im Vorzimmer oder auf dem Corridor, aufgestellt und mit dem Stromwähler in dem Arbeitszimmer durch Telegraphendrähte verbunden sein [1]).

Die Siemens-Remak'sche Zinkkupferbatterie nebst Stromwähler und Galvanoscop.

Die Batterie besteht aus 60 Siemens'schen Elementen, welche in einem eigens für die Batterie construirten und von

---

1) Ich habe die Siemens'sche Batterie in meinem chemischen Laboratorium in dem dazu gehörigen Schranke, welcher nur einen geringen Raum beansprucht, aufgestellt, Von der Rückwand des Schrankes aus gehen 13 Telegraphendrähte durch die Wand zu dem Stromwähler, welcher sich auf einer Console in dem Zimmer für diagnostische und therapeutische Apparate befindet. Letzteres ist durch eine Thür mit meinem Arbeitszimmer und dieses wieder direct mit dem Poliklinikum verbunden, sodass vorkommenden Falles bei ambulanten Kranken die diagnostischen und therapeutischen Proceduren sofort und ohne weitere Vorbereitung in Anwesenheit der Klinik vorgenommen werden können.

deu Fabrikanten Krüger und Hirschmann sogleich mitge-
lieferteu Schranke von Tanuen - oder Mahagoniholz aufgestellt ist.

Jedes Element (Fig. 10 stellt eiuen idealen Durchschnitt
dar) befindet sich in einem Glase vou 15 Ctm. Höhe und 11 Ctm.
Durchmesser. Ein in mehrere Schneckenwiudungen gebogener,
etwa einen Zoll breiter Streifen von Kupferblech (c), au den
ein Kupferdraht (d) angelöthet ist, steht auf dem Grunde des
Glases mit der Kaute auf. Ueber denselben ist eine Thonzelle
gestülpt, deren Bodeu einen Ausschnitt besitzt. In letzteren ist
eiu nach oben über den Rand des
Glases hinausrageuder 2,5 Ctm. weiter Glascylinder (b) eingekittet. Oberhalb dcr Thonzelle, dieselbe umge-
bend und bis auf den Boden des
Glases reichend, liegt eiue Schicht Papiermasse (Papier mâché) (i i), welche
vor dem Einstopfen mit einem Vier-
tel ihres Gewichts an euglischer
Schwefelsäure übergossen und solange gerührt wird, bis die ganze
Masse eine homogene klebrige Beschaffeuheit annimmt. Hierauf mit
der vierfacheu Menge Wasser bearbeitet und sodann unter einer
Presse bei starkem Druck vou dem
überflüssigeu saureu Wasser befreit,
wird die Masse sehr fest in das
Glas, in welchem sich das Kupfer-

Fig. 10.

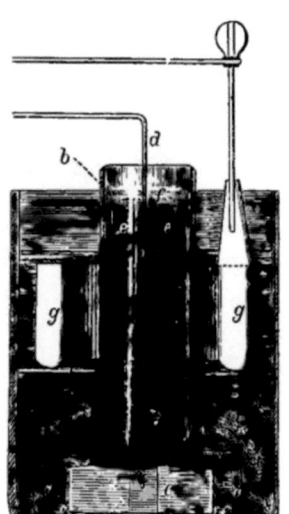

blech nebst der Thonzelle und dem Glascyliuder befiudet, hinein-
gestopft, so zwar, dass die Schicht des Papier mâché, vom Boden des Glases gemessen, die Höhe von etwa 7 Ctm. besitzt.
Der Zinkcylinder (g), welcher 4,5 Ctm. hoch und 1,5 Ctm. dick
ist, wird nun auf die Oberfläche der Papiermasse, welche von
einer zwiefachen Meuge von Barchent bedeckt ist, gestellt. Derselbe befiudet sich also oberhalb des Kupferblechs und ist vou
dem letztereu durch ein sehr dickes Diaphragma getrennt, welches sowohl aus der Thonzelle, als aus der durch die concentrirte Schwefelsäure umgewandelten Pflanzenfasermasse besteht
und die Eigenschaft besitzt, den endosmotischen Vorgaug auf

ein Minimum zu reduciren. Der innere Glascylinder (b) wird bis
oben hin mit Kupfervitriol-Krystallen gefüllt und dann mit
Wasser bis zur selben Höhe angefüllt, so dass die das Kupferblech umspülende Flüssigkeit stets eine vollkommen gesättigte
Kupfervitriol-Lösung darstellt. Alle 4—6 Wochen sind die
Kupfervitriol-Krystalle ebenso wie das Wasser zu ersetzen, so
dass beides immer in dem Glascylinder sichtbar bleibt. Auf den
Zinkcylinder wird einfaches Wasser (h h) gegossen. Dasselbe ist nach
Verlauf einiger Monate durch neues zu ersetzen, damit das durch
den Strom gebildete schwefelsaure Zinkoxyd stets gelöst erhalten werde. Die zur Bildung des Zinkvitriols nöthige Schwefelsäure wird vermöge des Stroms durch das Diaphragma hindurch
transportirt und befreit zugleich die Kupfervitriol-Lösung von
der freien Schwefelsäure, welche die Löslichkeit des Kupfervitriols sehr vermindern würde. Nach 6—8 Monaten ist dem
den Zinkring umspülenden Wasser ein wenig Schwefelsäure
zuzusetzen, wenn die Stromstärke abnehmen sollte, jedoch nur
soviel Säure, dass das Wasser auf der Zunge einen schwach
säuerlichen Geschmack verursacht. Das Mischungs-Verhältniss
von 1 : 30 dürfte vollkommen ausreichend sein.

Sollte das benutzte Kupfervitriol sehr eisenhaltig sein, so
wird man gut thun beim Erneuern der oberen Flüssigkeit auch
die unter dem Diaphragma befindliche Kupferlösung, welche alsdann mit der Zeit sehr eisenhaltig wird, abzugiessen und durch
neues Wasser zu ersetzen. Bei der allgemeinen Reinigung sind
auch die Zinkringe etwa alle 9 Monate neu zu verquicken und
die Barchent-Lagen, welche durch die im Zink enthaltenen
fremden Metalle verunreinigt werden, durch neue zu ersetzen
oder mit verdünnter Salpetersäure auszuwaschen.

Beim täglichen Gebrauche ist vor allem darauf zu sehen,
dass der Zinkcylinder immer mit Wasser bedeckt ist und dass
im innern Glascylinder das Wasser und die Kupfervitriol-Krystalle sichtbar bleiben resp. ersetzt werden. Etwa alle 3 Jahre
ist nach der Meinung der Fabrikanten eine Umstopfung der Papiermasse nothwendig, welche, da sie besondere Schwierigkeiten
bietet, am besten den Fabrikanten überlassen wird, welche 50
Elemente um den Preis von 10 Thalern mit neuer Papiermasse
versehen. Ueber Preis und Aufstellung der Elemente folgen
weiter unten nähere Angaben.

Der Stromwähler (S in Fig. 11) dient zur Regulirung der Stromstärke, indem er mittelst Kurbeldrehung die Verkuppelung von 60 Elementen in jeder Combination, welche sich durch 2 theilen lässt, gestattet. Dieser Apparat besteht aus einer aufrecht stehenden Platte von Mahagoni - Holz, auf welcher 10 versilberte Knöpfe die Zahl der in sie ausmündenden Elemente angeben, nämlich 10, 8, 6, 4, 2—10, 20, 30, 40, 50. In der Mitte des Brettes befinden sich beiderseits in den Mittelpunkten der beiden durch die Metallknöpfe gebildeten Halbkreise die metallischen Ansätze von zwei federnden, mit Elfenbeingriffen versehenen Kurbeln, deren jede in ihrem Halbkreise von Knopf zu Knopf mit Leichtigkeit fortbewegt werden kann, so dass man durch sie die metallische Verbindung des Stromwenders mit jedem beliebigen Zuleitungsdrahte, folglich mit jeder beliebigen Zahl von Elementen herstellen kann. Stehen beide Kurbeln auf dem mit Null bezeichneten Bolzen, so sind alle Elemente ausgeschlossen, ebenso kommt natürlich kein Strom zu Stande, wenn die Kurbeln weder den Bolzen noch die Knöpfe berühren. Die richtige Wahl der Elemente lässt sich am besten aus folgenden Beispielen entnehmen: Steht die Kurbel B 2 auf Null und B 1 auf 2, so sind 2 Elemente in der Kette, und je nachdem B 1 (bei unverändertem Stande von B 2 auf Null) auf 4, 6, 8 oder 10 geschoben wird, bilden 4, 6, 8 oder 10 Elemente die Kette. Steht dagegen die Kurbel B 2 auf 10 und B 1 auf 2 (wie auf der beistehenden Zeichnung), so sind 12 Elemente eingeschaltet und mit jedem Fortschieben von B 2 auf den nächsten Knopf wächst die Zahl der Elemente um 10.

Der Wechsel der Stromrichtung geschieht durch den Commutator C, mit den Anschlägen N (normal) und W (Wechsel). Sind die Leitungsschnüre in die Klemmschrauben K und Z eingespannt, so geht der positive Strom, wenn die Kurbel des Commutators auf N steht, durch die Klemme K in die dazu gehörige Electrode, in den Körper und durch die andere Electrode und Leitungsschnur zum Zinkpol Z. Stellt man dagegen den Kurbelarm des Commutators auf W, so geht der positive Strom in entgegengesetzter Richtung, nämlich von der Klemme Z durch den Körper nach K.

Das Galvanoscop (G) giebt die Stärke des Stromes, wenn die Kette durch Aufsetzen der Electroden auf den Körper ge-

Fig. 11.

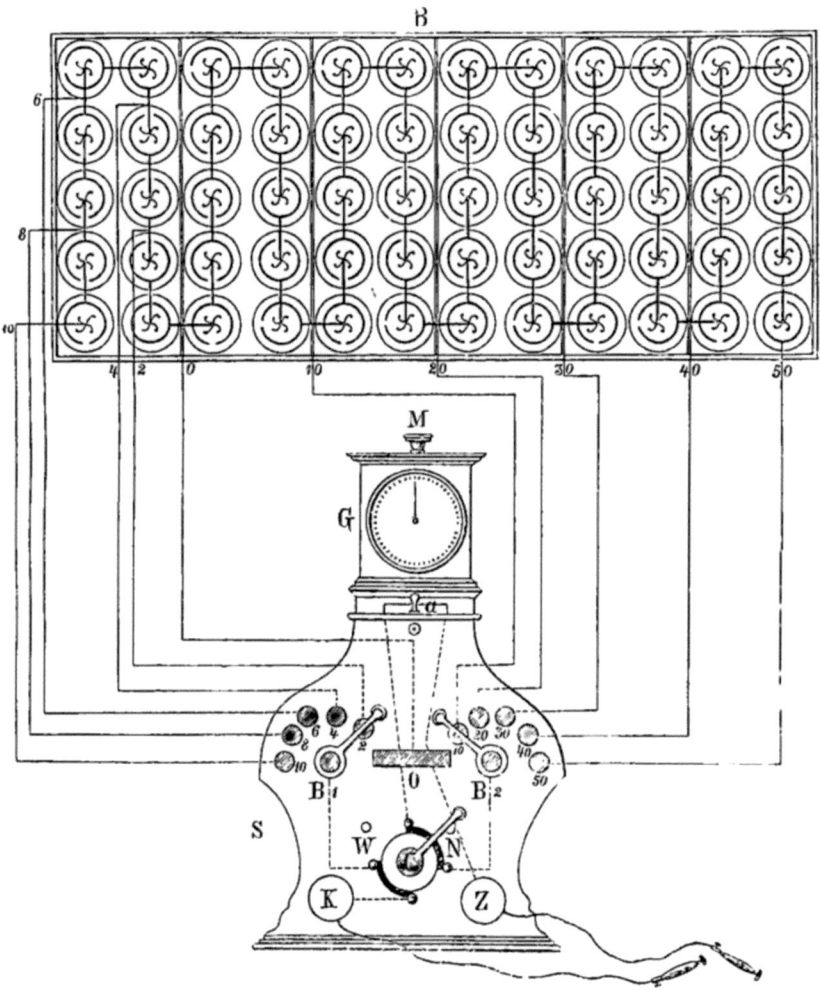

schlossen ist, durch eine entsprechende Ablenkung der Nadel
an, jedoch nur dann, wenn der Stöpsel, welcher bei a die Messingblöcke verbindet, ausgezogen ist [1]). Wenn der Stöpsel bei
a eingesetzt ist, ist das Galvanoscop, dessen Verbindung mit C
und Z aus der Zeichnung ersichtlich ist, ausgeschaltet.

1) Zur Aufnahme des Stöpsels während der Einschaltung des Galvanoscops dient ein kleines Bohrloch unterhalb der Messingblöcke.

An dem Messingknopf M befindet sich im Innern des Kastens ein kleiner gerader Magnetstab, mittelst dessen man durch Drehung nach rechts oder links die Nadel, wenn dieselbe bei offener Kette eine gelinde Ablenkung zeigt, wieder in die Mitte einstellen kann.

Ueber die Aufstellung der **Batterie** ist Folgendes zu merken: Nachdem die einzelnen Elemente gefüllt und in dem Batterieschranke B aufgestellt sind, werden dieselben hinter einander und zwar immèr Kupfer mit Zink verbunden. Ist dies geschehen, und der Stromwähler aufgestellt und befestigt, so führt man den ersten Leitungsdraht [1]) vom Kupferpol des ersten Elementes links nach dem Knopfe 10 der Kurbel B 1 und befestigt ihn mittelst der Messingmutter an der Hinterwand. Der 2. Draht wird in der Klemme, welcher das 2. Element mit dem 3 Element verbindet, eingelegt und nach dem Bolzen 8 geführt und hier in derselben Weise befestigt. Dasselbe geschieh zwischen dem 4. und 5., 6. und 7., 8. und 9. Elemente und werden die Drähte in entsprechender Reihenfolge mit den Bolzen 6, 4 und 2 verbunden. Der Draht zwischen dem 10. und 11. Element wird zu dem mit Null bezeichneten Querbolzen im Centrum des Stromwählers geführt. Vom 11. Elemente beginnend werden nun immer 10 Elemente abgezählt und die Leitungsdrähte zwischen dem 20. und 21., dem 30. und 31., dem 40. und 41., und dem 50. und 51. Elemente eingelegt und in derselben Reihenfolge zu den Bolzen 10, 20, 30 und 40 der Kurbel B 2 geführt. Der letzte Draht wird vom Zinkpol des 60. Elementes zu dem Bolzen des Knopfes 50 geleitet.

Remak's **Electroden** sind von Messing gearbeitet und an der Spitze theils mit Knöpfen von $1/8$ — $2''$ Durchmesser, theils mit Platten von $3''$ Durchmesser, theils mit Querbalken von $3''$ Länge und $1/2''$ Dicke armirt. Sämmtliche Electroden sind mit Schwammkappen versehen, welche mit Leinewand überzogen und mit destillirtem Wasser angefeuchtet werden.

Ich habe meine Electroden für den constanten Strom zur Vermeidung der Oxydation an den Knöpfen und Flächen mit

---

1) Man benützt als Leitungsdrähte am besten die von den Fabrikanten gelieferten mit Gutta-percha überzogenen Kupferdrähte.

Platin überziehen lassen und bekleide die platinirte Oberfläche mit einer düunen Schicht feinen Waschschwammcs, der nach meiueu vielfacheu Versuchen dem Ueberzuge vou Handschuh-Leder vorzuzieheu ist. Da bei der Anweudung des Batterie-stromes schon von der geriugsten Vermehrung der Widerstände in der Leitung sehr erhebliche Abschwächung der Stromstärke zu befürchten ist, so ist für möglichst gleichartige Bedingungen und möglichste Verringerung der Widerstäude zu sorgen, damit die einzelnen Resultate pathologischer Untersuchuugen sich auch iu Bezug auf die Stromstärke mit einander vergleichen lasseu. Dazu ist ganz besonders erforderlich, dass man zur Befeuchtung der Haut und der Schwämme heisses Wasser nimmt, denu kaltes Wasser leitet bekanntlich um Vieles schlechter als warmes, wel-ches zugleich die Epidermis aufquellen macht und dadurch ihren Leitungswiderstaud rasch vermiudert.

Die **Grove**'sche Ziuk - Platina - Kette ist trotz ihrer beträcht-lichen electromotorischen Kraft und Constanz für den iu Frage stehenden Zweck wohl am wenigsten geeiguet, da bei ihr zu dem Uebelstande des täglichen Zusammenstellens und Auseinan-deruehmens noch der hohe Preis sowie die bei eiuer so bedeu-tenden Zahl von Elementen im Zimmer unerträglicheu Säure-dämpfe kommen. Diese Batterien erfordern also im Falle ärzt-licher Anwendung einen besondereu Raum zur Aufstellung uud einen Diener zur Füllung uud Reinigung.

Die **Bunsen**'scheu Zinkkohle-Élemente eignen sich mit der von Stöhrer eingeführten Hebungs- und Senkungsvor-richtung vortrefflich für medicinische Zwecke, wenngleich von rein physikalischem Standpunkte aus den Daniell'schen Ele-menten mit der Siemens'schen Modification der Vorzug grös-serer Constanz zugesprochen werden muss.

Stöhrer's grosse Zinkkohlenbatterie.

Die Batterie (vergl. Fig. 12) besteht aus 24 oder 32 Ziuk-kohle-Elementen, welche mittelst Klemmschrauben au einem langen Träger befestigt sind und mit demselheu vermittelst einer Winde gehoben werden können. Die Kurbel, deren Umdrehung den Träger mit den Elementen hebt resp. senkt, befindet sich in der Abbildung am linken Eude des Apparates. Die Gläser mit der verdünnten Schwefelsäure stehen — jederseits 12—16 in einer Reihe — auf einem Gestelle von Eichenholz, welches mittelst zweier (auf der Abbildung links und rechts sichtbarer) Handhaben von dem ebenfalls aus Eichenholz verfertigten Fussgestell abgehoben werden kann. Die äussere Wand des Gestelles, auf dem die Gläser stehen, kann zur bequemeren Herausnahme der Gläser beim Reinigen niedergelassen werden.

Fig. 12.

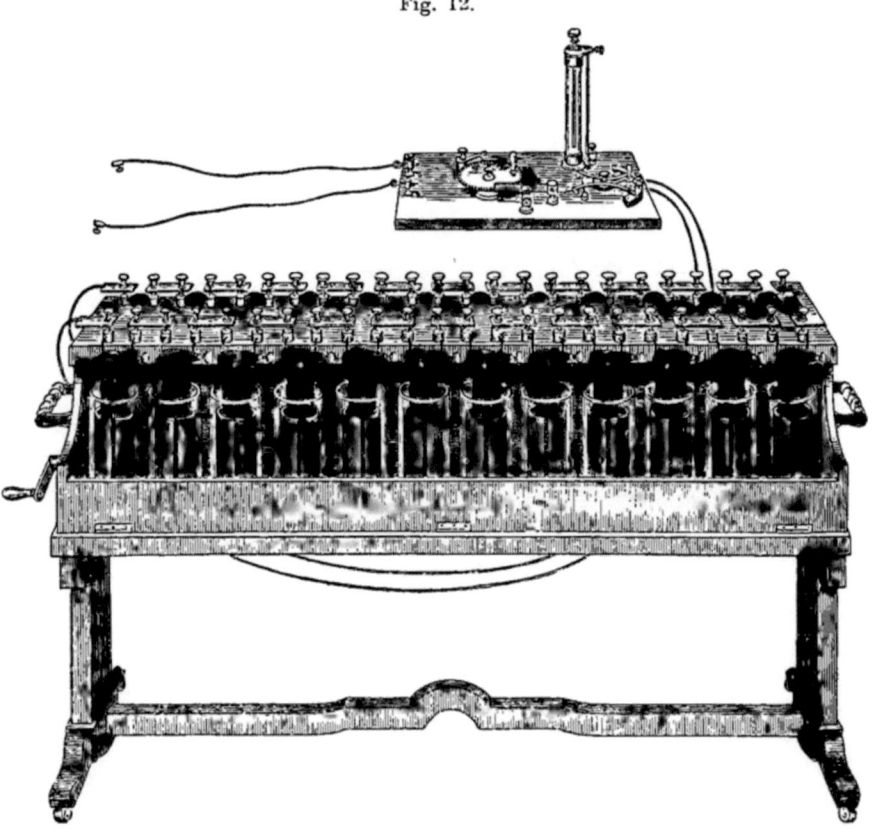

Die Verbindung der Elemente unter einander geschieht durch kupferne Klammern, von denen eine Anzahl längerer und kürzerer beigegeben werden. Die kürzeren Klammern, welche die Kohle des 1. Elementes mit dem Zink des 2., sodann die Kohle des 2. mit dem Zink des 3., und sofort verbinden, sind bestimmt, die Elemente hintereinander anzuordnen. Ist dies in beiden

Reihen geschehen, so sind die (der Kurbel gegenüberliegenden)
beiden letzten Schraubenständer durch eine lange Klammer
zu verbinden. Die Leitungsdrähte werden an den vorderen Enden
beider Reihen, der eine an der Klemmschraube der Kohle, der
andere an der des Zinks eingelegt. Diese Anorduung der Elemente hintereinander ist die bei der mediciuischen Anwendung
des constanten Stroms gebräuchlichste und wirksamste.

Es ist jedoch an dem Apparate die Möglichkeit gegeben,
auch jede andere Combination auf ihre Leistungen zu prüfen.
Will man sämmtliche 24 oder 32 Elemente nebeneinander zu
2 Paaren verkuppeln, so legt man die langen Klammern ein und
verbindet sämmtliche Kohlen, indem man die Klammern von
aussen her einschiebt, und sämmtliche Zinke, indem man die
Klammern von innen her einlegt, unter sich. Verbindet man
nun beide sogestaltete Reihen an den Enden durch eine lange
Klammer, so hat man eine Kette aus 2 Paaren. — Legt man
nun in der Mitte jeder Reihe statt zweier langer Klammern eine
kurze ein, so hat man eine Kette aus 4 Paaren. Auf diese Weise
kann man fortfahren, die Zahl der Paare zu vermehren.

Die ganze Batterie zu 4 Paaren verbunden liefert übrigens
lebhafte Glüherscheinungen und kann zu galvanokaustischen Operationen benutzt werden.

· Neuerdings hat Stöhrer auf der oberen Fläche des Trägers einen sog. Schlussschieber angebracht, welcher die Aus- und
Einschaltung der Elemente sehr erleichtert. Derselbe ist iu Fig. 13
dargestellt. Auf einer Schiene von Holz, die auf die obere
Fläche des Trägers genau in der Mitte angeschraubt ist, lässt
sich ein Schlitten von Holz mit Knopf verschieben.

Fig. 13.

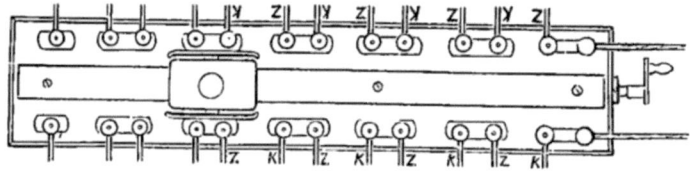

Zu beiden Seiten des Schlittens, in der Höhe der kupfer-
uen Verbindungsklammern, welche mit dem glatten Rücken nach
der Innenseite eingesetzt und möglichst in gerader Linie ge-

richtet sein müssen, befinden sich kupferne Schienen von der doppelten Länge der Verbindungsklammern. Diese Schienen werden durch eine, im Innern des Schlittens liegende, doppelte Metallfeder nach Aussen gedrückt und sind durch die Feder leitend mit einander verbunden. Es wird hierdurch dem Strome ein Weg geboten, von dem betreffenden Elemente der einen Seite nach dem gegenüber liegenden überzugehen. Angenommen, der Strom wird von der Seite der Batterie, wo die Kurbel sich befindet, abgeleitet, für welchen Zweck zum Befestigen der Drähte noch zwei besondere Klemmschrauben angebracht sind, so schaltet der Schlussschieber nur so viele Elemente ein, als zwischen ihm und· der Ableitungsstelle liegen; nach vorstehender Abbildung sind demnach blos 8 Elemente eingeschlossen.

Das der Kurbel gegenüber liegende Ende der Batterie bleibt selbstverständlich offen, d. h. die letzten Klemmschrauben werden nicht, wie bisher, durch eine lange Kupferklammer'geschlossen, sondern jede erhält ein einmal geschlitztes kurzes Kupferstück, wie aus der Abbildung ersichtlich. Bewegt man den Schlussschieber nach der offenen Seite fort, so schaltet derselbe zwei weitere Elemente ein; bevor dies aber geschieht, sind durch die Kupferschienen des Schlittens schon die vorhergehenden Kupferklammern leitend verbunden. Bei der Verringerung der Elementenzahl durch den Schlussschieber geschieht dasselbe im umgekehrten Sinne. Es erklärt sich hierdurch, dass beim Gebrauch dieser Vorrichtung eine Unterbrechung des Stromes nie erfolgen kann. Bei einer Batterie von 24 Elementen lassen sich 12, bei 32 Elementen 16 Abtheilungen, respective verschiedene Stromstärken herstellen, abgesehen davon, dass die Einsenkungsvorrichtung noch weitere Modificationen der Gruppen gestattet.

Auf gute Verquickung des Zinks sowie auf sorgfältige Reinhaltung aller leitenden Metalltheile, vor Allem ·der Kupferplatten, welche durch die Schraube des· Kohlenringes an die Kohle gepresst werden, auf Verhütung gegenseitiger Berührung von Zink und Kohle, sowie endlich auf gute Füllungsflüssigkeiten ist besonderes Gewicht zu legen.

Im Betreff dieser einzelnen Punkte ist Folgendes zu beobachten: Die Füllungsflüssigkeiten sind

1) concentrirte Lösung von Chromsäure, von

welcher auf den das Bohrloch der Kohle zur Hälfte füllenden
Sand etwa 10—12 Tropfen alle 6—8 Wochen gethan werden.

2) englische Schwefelsäure im Verhältnisse von 1 : 6
mit Wasser verdünnt. In Betreff der Schwefelsäure macht
Stöhrer darauf aufmerksam, dass eine mit Salpetersäure ver-
unreinigte Schwefelsäure, wie selbige im Handel vorkomme, dem
Apparate grossen Schaden zufüge, und dass man deshalb stets
die Schwefelsäure vor der Anwendung entweder chemisch prüfen oder dieselbe — gehörig verdünnt — zunächst in ein Element einfüllen müsse, um in Betreff der Verunreinigung sicher
zu sein. Ist nach der Füllung des Elementes der frisch amal-
gamirte Zinkcylinder mit der Kohle durch einen Kupferdraht
verbunden, so bemerkt man bei Reinheit der Säure höchstens
einen Ueberzug des Zinkcylinders mit kleinen Bläschen, aber
durchaus keine Gasentwicklung. Tritt dagegen Gasentwicklung
ein, wird das Amalgam rasch zerstört und das Zink angegriffen,
so ist die Schwefelsäure mit Salpetersäure verunreinigt und muss
mit einer chemisch reinen vertauscht werden. Die mit derselben
in Berührung gekommenen Zinkcylinder müssen aufs Neue verquickt werden. Bei Beobachtung dieser Cautelen ist es selbst bei
täglichem Gebrauche nur alle 6—8 Wochen nöthig, die Säure-
füllung zu erneuern.

Die Kohlen, welche sich allmälig mehr und mehr mit dem
Zinksalz imprägniren, sind eben so oft mit lauwarmem Wasser
auszusüssen. Man stellt zu dem Zwecke alle Kohlen in ein
grosses Gefäss voll lauwarmen Wassers, der Art, dass die oberen
mit schwarzem Lack überzogenen Ringe etwa $1/2''$ über der Was-
serfläche stehen. Man vermeide ein Eintauchen der oberen
Schraubenringes in das Wasser, besonders wenn es sehr warm
ist, weil dadurch der den Messingring bedeckende Lack leicht
abgelöst und das Metall durch die in das Wasser übergehende
Säure oxydirt werden würde. Die Stelle an der Kohle, wo das
Kupfer mittelst der Schraube angepresst wird, ist vorher durch
Bürsten mit lauwarmem Wasser zu reinigen. Das zur Reinigung der Kohlen dienende Wasser muss im Ganzen dreimal
— und zwar etwa alle 2 Stunden — erneuert werden.

Sehr unangenehm ist nach meiner Erfahrung die massen-
hafte Ausscheidung von Zinkvitriol an den Stellen, wo sich Zink

und Kohle berühren, was trotz der Glasperlen besonders am oberen Rande des Zinkcylinders leicht geschieht. Man hat zur Vermeidung dieses Uebelstandes darauf zu achten, dass bei der Einspannung des Zinks und der Kohle in ihre Schraubenständer, zwischen der Oberfläche der letzteren und der inneren Fläche des Zinks keine Berührung stattfindet. Diese Vorsichtsmassregel ist selbstverständlich auch an den Zinkkohle-Elementen der oben beschriebenen Stöhrer'schen Inductionsapparate mit Hebevorrichtung zu beobachten.

Der **Stromregulator** von Emil Stöhrer, welcher in der Abbildung (Fig. 12) oberhalb der Batterie dargestellt ist, besteht aus einem Commutator, einem Dämpfer und einem Unterbrecher. Die Verbindung dieses kleinen aber ziemlich complicirten Apparates mit der Batterie geschieht, wie die Abbildung zeigt, durch Leitungsdrähte, welche von der Batterie zu den am Commutator befindlichen Klemmschrauben des Regulators ziehen.

Dem Stromwender gegenüber befinden sich die Klemmschrauben, welche die Leitungsschnüre mit ihren Electroden aufzunehmen bestimmt sind.

Der Commutator wendet die Stromrichtung durch Veränderung der Stellung seiner Arme. Man thut nach meiner Erfahrung gut, sich am Commutator den negativen und positiven Pol durch die Jodkaliumelectrolyse zu bestimmen und ein für alle Mal durch Zeichen zu fixiren [1]). Der Commutator macht es möglich, beim Galvanisiren, ohne eine Veränderung in der Stellung. der Electroden über dem Nerven oder Muskel vorzunehmen, den bisher aufsteigenden Strom in einen absteigenden, oder umgekehrt den absteigenden in einen aufsteigenden zu verwandeln.

Man hat Sorge dafür zu tragen, dass die Arme des Commutators auf den Metallblöcken fest aufschleifen und kann bei zu starker Reibung die Contactflächen mit etwas gutem Oel anfeuchten.

Vom Commutator geht der Strom zunächst durch das Wasserrohr, auch Dämpfer, Moderator genannt, welches schon oben (pag. 118) beschrieben wurde. Für den vorliegenden Fall

---

1) Vergl. wegen der Bestimmung der Pole durch die Jodkaliumelectrolyse die Anmerkung auf pag. 135.

sei nur erwähnt, dass das Wasser in dem Glasrohr erueuert werden muss, sobald es eiue Färbung anzunehmen beginnt. Der Dämpfer ist hier übrigens nur in Anwendung zu bringen, wenn schon das geringste Eintauchen der Elemente einen für den augenblicklichen Zweck z. B. für die Anwendung des Stromes im Gesicht zu starken Strom liefert. Im Uebrigen lässt man den Kupferdraht stets mit dem Boden in Berührung und regulirt die Intensität des Stromes nur durch geringeres oder stärkeres Einsenken sowie durch Ein- oder Ausschalten der Elemente mittelst des Schlussschiebers.

Vom Dämpfer sowie vom Commutator führt der Strom weiter durch das gezahnte Unterbrechungsrad, durch dessen Umdrehungen man den constanten Strom mehr weniger schnell unterbrechen kann. Je stärker mau die auf den Zähnen des Rades aufschlcifende Feder durch die Druckschraube anspannt, um so empfindlicher und energischer werden die Unterbrechungen. Der Feder gegenüber ist ein beweglicher Sperrhaken angebracht, welcher, wenn das Unterbrechungsrad in Thätigkeit ist, ganz zurückgeschlagen werden muss, welcher aber, wenn der Unterbrecher nicht gebraucht wird, in eine Lücke des Rades eingestellt werden muss. In diesem Falle darf aber die Feder nicht gleichzeitig das gezähnte Rad berühren, sondern muss von den Zähneu desselben abstehen. Die Letzteren sind von Zeit zu Zeit mit etwas Oel zu befeuchteu.

Zur (relativen) Messung der Stromstärke wird von Stöhrer ein Galvanometer abgegeben, an dem die stärkere oder schwächere Ablenkung der Nadel die grössere oder geringere Iutensität des Stromes anzeigt und besonders bei alter oder neuer Füllung einen brauchbaren Anhaltspunkt abgiebt. Man schaltet das Galvanometer entweder an den hiuteren Schraubenstäudern ein, wenn man nur die Stärke des Stromes beobachten will, oder an den vorderen Schraubenständern zwischen der Batterie und dem Commutator, wenn der Strom auf einen Patienten abgeleitet wird.

Anatomisch - physiologische Data

zur Methode der

Localisirung des electrischen Stromes.

Weder die Kenntniss der mitgetheilten physikalischen und physiologischen Thatsachen noch die Ueberwindung der oben erörterten technischen Schwierigkeiten genügen an sich für die praktische Ausführung der Methode der localisirten Electrisirung. Es bedarf dazu noch einer in's Detail gehenden Kenntniss der anatomischen Verhältnisse, insbesondere der Lagerung der Muskeln und ihrer Nerven zu einander, zum Scelett, zu den sensiblen Nerven, und vor Allem zur Körperoberfläche. Die Projection der für die electrische Reizung überhaupt zugänglichen oder besonders geeigneten Stellen der Muskeln und motorischen Nerven auf die Oberfläche — das ist die wichtigste Aufgabe der nachstehenden Erörterungen und der beigegebenen bildlichen Darstellungen.

Auf die sensiblen Nerven ist nur im Texte und auch hier nur soweit Rücksicht genommen, als sie bei der Reizung der motorischen Nerven und der Muskeln in Betracht kommen.

Der physiologische Effect der Contraction ist bei dem einzelnen Muskel in aller Kürze angeführt; auf ein weiteres Eingehen auf die interessanten Fragen der Muskelphysiologie musste ich iu Rücksicht auf Zweck uud Raum der vorliegenden Schrift verzichten. Ich verweise iu dieser Beziehung besonders auf Duchenne's electro - physiologische Studien an den Gesichtsmuskeln [1], auf welche im Nachstehenden wiederholt Bezug genommen ist.

------

1) Mécanisme de la Physionomie humaine ou Analyse électro - physiologique de l'expression des passions, applicable à la ｧ atique des arts plastiques. Album. Paris 1862.

Die Herstellung der Lithographie sowie der Xylographien geschah vermittelst meiner oben (pag. 137) beschriebenen Methode der Localisirung, bei welcher die stricknadeldünne negative Electrode die Reizung der Nerven oder Muskeln ausführt, während die mit dickem Schwammpolster versehene positive Electrode die Kette auf dem Sternum schliesst. Diese Zeichnungen auf der Haut der Versuchspersonen, welche zunächst mit dunkelblauer Kreide [1]) ausgeführt und nach hinreichenden Controllversuchen sofort mit Höllenstein fixirt wurden, sind in der Folge sämmtlich auf photographischem Wege aufgenommen. Nach den Photographien ist der Kopf auf Stein, Rumpf und Extremitäten auf Holz gezeichnet. So machen denn die Darstellungen Anspruch auf Naturtreue, ohne deshalb für jedes Individuum ganz zutreffend zu sein, was bei dem wandelbaren Verlaufe mancher Nerven, besonders der Zweige des N. facialis, geradezu unmöglich ist.

Da in den Bezeichnungen, welche den Abbildungen unmittelbar angefügt sind, Kürze des Ausdrucks vor Allem geboten war, so habe ich hier von einer Unterscheidung, ob Reizung der Muskelsubstanz selbst oder des motorischen Nerven Platz fände, meistentheils Umgang genommen. Ich habe — um ein Beispiel zu wählen — auf der Lithographie den Facialiszweig, welcher den Stirnmuskel innervirt, nicht als Ram. Nervi facial. pro musc. frontal., sondern einfach als M. frontalis bezeichnet. Die Uebersicht wird durch Kürze der Bezeichnungen erleichtert und der Text giebt ja bei etwaigem Zweifel genügenden Aufschluss.

Kopf.

Der Stamm des Nervus facialis wird nach Duchenne's Vorschrift vom äussern Gehörgange aus gereizt, indem man eine dünne Electrode gegen dessen untere Wand andrückt. Dieses Verfahren — schon bei mässiger Stromstärke sehr schmerzhaft — setzt erst bei der Anwendung stärkerer Ströme eine energische Contraction sämmtlicher vom Facialis innervirter Muskeln. Der

---

1) Ich empfehle zu diesem Zwecke die dunkelblaue Sorte der Creta polycolor von Sussner in Nürnberg, welche sich unter allen Zeichenmaterialien am besten zum Zeichnen auf der Haut eignet.

Reichthum des äusseren Gehörganges an sensiblen Nerven vom N. auriculo-temporalis Paris quinti erklärt die excessive Schmerzhaftigkeit hinreichend.

Ich halte es nicht für nöthig, die Electrode in den äusseren Gehörgang einzusenken, sondern erziele durch Aufsetzen des Stromgebers unmittelbar unter dem Porus acusticus externus in einem hier meistentheils vorhandenen Grübchen der Ohrmuschel (vergl. Taf.) einen ebenso kräftigen Effect und verursache geringere Schmerzen.

Noch schmerzloser, jedoch nur bei mageren Personen von kräftiger Wirkung, ist die Reizung des N. facialis unmittelbar nach seinem Austritt aus dem Foramen stylomastoideum, indem man die dünne Electrode unmittelbar unter der Ohrmuschel zwischen Proc. mastoideus und dem Proc. condyloideus des Unterkiefers kräftig eindrückt.

Die Reizung des Facialis-Stammes giebt einen überraschenden Effect. Die ganze Gesichtshälfte wird nach der gereizten Seite verzogen, Nase und Mund schiefgestellt, das Auge fest geschlossen, die Haut der Gesichtshälfte in zahllose Falten gelegt.

Von den Aesten, welche der N. facialis sofort nach seinem Austritt aus dem Canalis Fallopiae abgiebt, schwingt sich der Ram. auricularis posterior am vorderen Umfange des Proc. mastoid. aufwärts, und liegt hier ganz oberflächlich unmittelbar hinter der Verbindung des Ohrknorpels mit dem Schädel (vergl. Taf.). Die Reizung dieses Facialzweiges, welche wegen der vielfachen Anastomosen mit den Nn. auricularis magn. und occipitalis min. sehr schmerzhaft ist, setzt Contraction im M. occipitalis, in den Mm. retrahentes auriculae und attollens (hinterer Theil); der Effect ist Detraction der Kopfhaut nach hinten, sowie Erhebung der Concha nach hinten und oben.

Nach der Theilung des Ram. auricularis post., welche bald höher bald tiefer erfolgt, lassen sich seine beiden Zweige isolirt reizen (vergl. Taf.). Der Ram. posterior ergiebt isolirte Detraction der Galea, der Ram. anterior Erhebung der Concha nach hinten und oben. Eine isolirte Retraction der Auricula ohne Erhebung lässt sich übrigens nicht hervorbringen, weil bei einer Reizung der feinen Zweiglein für die Mm. retrahentes eine Läsion der zum Attollens aufsteigenden Aestchen nicht vermieden werden kann. Einige Male konnte ich allerdings eine isolirte und auffallend energische Retraction der Ohrmuschel hervorrufen, jedoch fehlte hier der M. attollens ganz und es waren die Retrahentes dafür um so kräftiger entwickelt.

Ein Zweiglein des Ram. auricular. poster., welches zum M. tragicus und antitragicus geht, habe ich häufig mitten auf dem Proc. mastoid. oder an dessen innerem Rande gefunden und bis an die Fissura intertragica verfolgen können. Reizung desselben auf dem Proc. mastoid., also in einer Entfernung von $^1/_2 — ^3/_4''$ von seinen Muskeln, setzt Verengerung der Fissura intertragica mit Fältelung der Haut, so zwar, dass der Antitragus dem Tragus genähert wird, beide aber gleichzeitig nach innen und oben gezogen werden.

Die Mm. helicis major und minor verkürzen die Concha ein wenig von oben nach unten; sehr oft aber ist ein Effect Seitens dieser Muskeln überhaupt nicht zu erzielen weder durch Reizung ihrer Nervenästchen, welche aus den Rami temporales abtreten und gewöhnlich in der Nähe des Tragus sich finden lassen, noch durch directe Reizung der Muskelsubstanz.

Die Function der Ohrmuskeln durch Aufsetzen der Electroden auf die Muskeln selbst zu eruiren, wie dies von Duchenne geschieht, giebt bei der Beweglichkeit der Ohrmuschel und der Subtilität der Muskelbewegungen noch leichter zu Täuschungen Anlass, als dies bei den Gesichtsmuskeln der Fall ist. Hier wie dort muss man sich, wo es die anatomischen Verhältnisse überhaupt möglich machen, der Erregung der betreffenden motorischen Nervenäste bedienen.

Die Facialis-Aeste für M. stylohyoideus und M. digastricus lassen sich zuweilen bei mageren Menschen — jedoch höchst selten isolirt — reizen, und zwar, indem man die feine Electrode hinter den processus condyloid. des Unterkiefers tief eindrückt (vergl. Taf.). Ihre Verkürzung manifestirt sich durch Bewegung des Zungenbeins nach aussen, hinten und oben. Nicht blos Fettreichthum des Unterhautzellgewebes ist hier hinderlich, sondern noch viel mehr ein stark entwickeltes und weit nach hinten reichendes Platysma.

Auf der Parotis sind die einzelnen grösseren Aeste des Facialis leicht zu finden und setzen gereizt Contractionen in be-

stimmten Muskelgruppen, welche der gangbaren Eintheilung in
Rami temporales, zygomatici, buccales, subcutanei maxill. iufer.
und subcutanei colli im Allgemeinen entsprechen.

Diejenigen Facialis-Aeste nun, welche die Parotis verlas-
send auf dem Knochen mehr weniger fest aufliegen, lassen sich
mit Hülfe feiner Electroden auf das Genaueste in ihre Zweige
auflösen. Schwerer dagegen und fast uur bei magereu Individuen gelingt es, den Verlauf einzelner Zweige zu verfolgeu,
welche auf oder in Weichtheilen gebettet liegen, nämlich der
Rami subcutanei colli und besonders der Rami buccales, uach-
dem sie deu inneren Rand des Masseter überschritten haben.
Hier muss man sich begnügen, jeden motorischen Zweig in der
Nähe seines Muskels oder beim Eintritt in denselben zu reizen.

Es sei hier vorweg bemerkt, dass sich, wenn mau an einer
grossen Anzahl von Personen die Ausbreitung des Facialis in die
Gesichtsmuskeln untersucht, vielfältige Varietäten finden, so dass
meine Angaben nicht für alle Fälle gauz zutreffend sein köuuen.
Immerhin wird es aber mit ihrer Hülfe leicht sein, sich zu orien-
tireu. — Ausser den Verschiedenheiten in der Ausstrahluug des
N. communicans fand ich an den Muskelu folgende bemerkens-
werthe Abweichungen: der M. frontalis war zuweilen besonders
bei jungen Individueu so schwach entwickelt, dass er kaum einen
Effect zeigte — der Corrugator supercilii zuweilen äusserst kräftig entwickelt — der Zygomat. major weit nach aussen entspringend, wenn ein Zygom. minor vorhanden war; fehlte dieser
ganz, was ich sehr selten beobachtete, so rückte der Ursprung
des Zygom. major weiter nach der Mittelliuie hin. Die Muskelu
der Nase und der Oberlippe fand ich zuweilen so verwachsen,
dass sie sich nicht alle isoliren liessen — den Risor. Santorini
häufig fehlend — den Triangularis und Quadratus meuti in
eiuem Falle nebst dem Platysma ganz fehlend, dafür aber den
Levator menti übermässig entwickelt — das Platysma hypertro-
phisch bei Leuten, welche sehr schwere körperliche Arbeit ver-
richten, z. B. bei Schmieden, Holzhauern u. s. w., weil diese
Leute bei jedem mit Energie geführten Schlage das Platysma
auzuspannen pflegeu. Schlecht entwickelt oder ganz fehlend habe
ich das Platysma häufig bei Individuen mit sitzender Lebeusweise
gefunden, z. B. bei Schneidern.

Die einzelnen Zweige des N. facialis anlangend, so setzt die
Reizung der Aestchen für die Mm. attrahentes auriculae und
den M. attolens auricul. (vordere Partie), welche am besten
auf dem Jochfortsatz des Schläfenbeins geschieht (vergl. Taf.),
Erhebung der Concha nach oben und gleichzeitig etwas nach
vorne. Die unvermeidliche Reizung der sensiblen Filamente des
N. auriculo-temporalis wird einigermassen durch starkes Aufdrücken der Electrode paralysirt.

M. frontalis lässt sich stets isolirt auf extramuskulärem
Wege zur Contraction bringen, da der Facialzweig, welcher ihn
innervirt, bevor er in eine Reihe von Endzweiglein zerfällt, eine
grosse Strecke weit — durch die Schläfe herab bis auf den
Jochbogen — freiliegt und also der Electrode zugänglich ist (vgl.
Taf.). Der Frontaliszweig entspringt gewöhnlich mit dem zu
den Mm. attrahentes et attolens auriculae ziehenden Zweige gemeinsam aus einem grösseren Aste des N. facialis, wie auf der
Tafel zu bemerken. Dass man durch Aufsetzen der Electrode
auf den M. frontalis selbst eine Verkürzung desselben erzielen
kann, ist selbstverständlich, jedoch fällt die Contraction lange
nicht so vollständig und exact aus; ferner behindert die aufgesetzte
Electrode nicht allein die freie Bewegung des Muskels und der
Haut, sondern bewirkt auch ihrerseits Verschiebungen und Fal-
tenbildungen in der Haut, welche den klaren Einblick in die
Function des Stirnmuskels ungemein stören.

Durch die isolirte Contraction des Stirnmuskels wird die
Haut der Stirne in horizontale, in der Mittellinie etwas nach unten eingebogene Falten gelegt, welche um so tiefer und zahlreicher ausfallen, je älter das Individuum ist, welche dagegen bei
kindlichen Individuen sehr spärlich und flach hervortreten. Ausser der Querfaltung der Stirnhaut tritt eine Verziehung der Haut
der Margines supraorbitales, der Glabella und in geringem Grade
auch der oberen Augenlider nach oben ein, sodass die Augenbrauen etwa in der Gegend der Arcus superciliares zu stehen
kommen und die oberen Augenhöhlenränder fingerbreit von glat-
ter haarloser Haut bedeckt erscheinen. Der durch diese Muskelaction hervorgebrachte mimische Ausdruck wechselt je nach der
Intensität der Reizung zwischen Aufmerksamkeit, Erstaunen und
höchster Ueberraschung (Muscle de l'attention, Duchenne),

jedoch bedarf der Ausdruck, um nicht fade zu erscheinen, der
Mitwirkung anderer Gesichtsmuskeln, z. B. des M. zygom. major
(freudiges Erstaunen) u. A. — Personen, welche an Lähmung des
M. levator palpebr. super. leiden, nehmen den M. frontalis behufs Hebung des oberen Augenlides stark in Anspruch. In
2 Fällen von angeborener Lähmung resp. Mangel beider Mm.
levatores palpebr. sup., welche merkwürdigerweise Mutter und
Sohn betrafen, konnte ich eine beträchtliche Hypertrophie der
Mm. frontales constatiren.

M. corrugator supercilii ist ebenfalls der extramusculären
Reizung zugänglich, da sich sein Facialiszweig (nicht selten existiren deren zwei) schon in ziemlich grosser Entfernung von
dem Muskel isoliren lässt (vgl. Taf.). Bei der Nähe der zu dem
M. orbicularis palpebr. ziehenden Nervenzweige, welche unmittelbar unter dem Corrugator-Aestchen hinlaufen, ist eine feine
Electrode unentbehrlich.

Die Contraction des Corrugator bewirkt eine Abflachung
und Depression der Augenbrauen und ihrer Basis nach innen
und unten, sodass das Auge von oben und aussen her beschattet
wird und im äussersten Falle die Augenbrauen das obere Augen-
lid bedecken. Gleichzeitig hebt die innere Zacke des Muskels
den inneren Theil der Augenbrauen zur Stirne empor d. h. nach
oben und innen, wodurch bei doppelseitiger Reizung die Haut
auf der Glabella in verticale Falten gelegt wird.

Der Corrugator vermittelt den Ausdruck des Nachdenkens,
des Ernstes, des Schmerzes und des Zorns; sein mimischer
Effect kann vom ästhetischen Standpunkte aus mit Fug und
Recht als der schönste und ausdrucksvollste unter Allen bezeichnet werden.

M. orbicularis palpebrarum. Der oberflächliche Verlauf
des motorischen Nerven gestattet, wie bei den Vorhergehenden,
eine extramuskuläre Reizung. Dieselbe kann entweder auf dem
Jochbein oder selbst über dasselbe hinaus nach der Parotis zu
geschehen (vgl. Taf.). In der Nähe des Augenhöhlenrandes zerfährt der Nerv gewöhnlich in einen oberen und einen unteren
Zweig, welche der oberen und unteren Hälfte des Muskels entsprechen. Die Reizung des Nerven vor seiner Theilung schliesst
das Auge fest und legt die Haut der Augenlider in zahlreiche

Falten. Nach der mimischen Gesammtwirkung des M. orbicularis palpebr. bezeichnet ihn D u c h e n n e als Muscle du mépris
et complémentaire du pleurer.

In der Nähe der Augenhöhle ist in Betreff der Stromstärke
Vorsicht nöthig, da, wie oben bemerkt, schwache electrische
Ströme bei manchen Individuen lebhafte Lichterscheinungen hervorrufen. Dies gilt jedoch weit weniger von den inducirten, als
von den galvanischen Strömen. Schwache inducirte Ströme
kann man ohne Nachtheil sogar auf Conjunctiva und Augen-
muskeln localisiren, jedoch ist diese Procedur sehr schmerzhaft
und von Röthung der Conjunctiva und lebhafter Thränensecre-
tion gefolgt.

Den **M. malaris** s. orbicularis malaris (H e n l e), zwei glatte,
langausgezogene Muskelbündelchen, welche, nach H e n l e [1]) als
ein Theil des M. orbicul. oculi, über dem Schläfenbogen von der
Galea und von der Nasenwurzel entspringend, und in bogen-
förmigem Verlaufe sich kreuzend in der Haut der Wange sich
inseriren, konnte ich mittelst eines schwachen Stromes meistens-
theils sehr schön zur Anschauung bringen. Das äussere stärkere
Bündel, welches von der Galea entspringend und Fasern aus dem
M. corrugator superc. aufnehmend ziemlich senkrecht über das
Jochbein herabläuft, lässt sich auf dem letzteren (der Ort wechselt) durch zartes Aufsetzen der Electrode reizen; es legt durch
seine Verkürzung die Schläfenhaut in der Nähe der Augenhöhle
in feine Falten, welche nach dem äusseren Augenlidwinkel hin
zusammenlaufen. Gewöhnlich wird hiebei die äussere Hälfte der
Augenbrauen (weil ein Theil der Malarisfasern aus dem M. corrugator stammt) etwas herabgezogen und die Wangenhaut gehoben. Gleichzeitig verkürzt sich gewöhnlich auch das von der
Nasenwurzel zur Wangenhaut herabziehende Bündelchen des M.
malaris und bewirkt eine Verkürzung und Fältelung der Haut
längs des unteren Orbitalrandes.

Die Contraction des äusseren Bündelchens verleiht dem Gesicht einen freundlichen, schalkhaften Ausdruck; sie ist eine fast
constante Begleiterin der Contraction des M. zygomaticus major.
D u c h e n n e, der diese Muskelbündel noch als Orbicularis palpebrar. inf. auffasst, bezeichnet sie als Muscle de la bienveillance.

---

1) H e n l e, Anatomie des Menschen Bd. I, Heft 3. pag. 143.

M. zygomaticus major ist ebenfalls der extramuskulären Reizung zugänglich, jedoch ist eine isolirte Erregung seines Facialiszweiges nur in der nächsten Nähe des Muskelursprunges, am unteren äusseren Jochbeinrande (vergl. Taf.) ins Werk zu setzen, da weiter nach dem Stamme hin eine gleichzeitige Reizung des gewöhnlich von demselben Aste abtretenden Zweiges für den unteren Theil des M. orbitalis, sowie weiterhin des für den Sphincter palpebr. bestimmten Zweiges nicht zu vermeiden ist.

Die Reizung des Zygomaticus-Zweiges gewinnt dadurch, dass das Jochbein dem Druck der Electrode eine sichere Basis bietet, ausserordentlich an Sicherheit; es wird dadurch bei der leicht bestimmbaren Lage des Nerven die Erregung des M. zygomaticus major die leichteste unter den Gesichtsmuskeln und dürfte selbst dem Ungeübten kaum misslingen.

Durch die Verkürzung des M. zygomat. major wird der Mundwinkel und der anstossende Theil der Oberlippe nach aussen und oben verzogen, und die Haut der Wange in tiefe, nicht parallel, sondern theils nach dem Nasenflügel, theils nach der Nasenwurzel zu bogenförmig verlaufende Falten gelegt. Wird gleichzeitig der oben erwähnte, zum M. orbicularis oculi (unterer Umfang) verlaufende Nervenzweig gereizt, wie dies bei manchen Individuen gar nicht zu umgehen ist, so wird ausserdem auch die Haut am untern Augenhöhlenrande in lange feine Falten gelegt, welche wie Radien nach dem inneren Augenwinkel zusammenlaufen.

Der M. zygomaticus major verleiht dem Gesicht den Ausdruck der Heiterkeit, welcher sich je nach der Intensität der Contraction vom zartesten Lächeln bis zum ausgelassensten Lachen, ja bis zur Carricatur steigern kann (Muscle de la joie, Duchenne). Es concurriren übrigens bei dem Ausdrucke der Heiterkeit — wie schon oben bemerkt — der M. malaris und orbicularis oculi.

M. zygomaticus minor ist gewöhnlich isolirt zu erregen, jedoch — wie es mir scheint — meistentheils durch intramuskuläre Faradisirung, da der M. zygomat. major die Eintrittsstelle seines motorischen Nerven deckt. Die zweckmässigste Stelle der Reizung ist (vergl. Taf.) der untere Rand des Jochbeins unmit-

telbar an dessen Verbinduug mit dem Oberkieferbein. Die Reizung ist immer von lebhaftem Schmerze begleitet, weil man hier
auf die Ausbreitungeu des N. infraorbitalis trifft; die Wirkuug
ist Hebuug der Oberlippe nach obeu und etwas nach aussen.

Der mimische Ausdruck, den die Coutraction des M. zygomaticus minor erzeugt, ist der der Missstimmung nud des Schmerzes (Muscle du pleurer modéré et du chagrin, Duchenne).

M. levator labii superioris proprius ist sowohl wegen
seiner tiefen Lage als besonders wegen der excessiven Schmerzhaftigkeit der Reizung — der N. infraorbitalis breitet sich hiuter
dem Muskel aus — nicht immer mit Sicherheit zu isoliren. Er
hebt intramuskulär gereizt (vergl. Taf.) die Oberlippeuhälfte fast
senkrecht iu die Höhe uud entblösst dadurch die Zähue.

Der mimische Ausdruck ist der einer weinerlichen Stimmung (Muscle du pleurer, Duchenne).

M. levator lab. super. alaeque nasi ist stets an der auf
der Tafel angegebeneu Stelle isolirt zu reizen, jedoch nur unter
lebhaften Schmerzen Seiteus der Ausbreitung des N. iufraorbita-
lis, nasociliaris u. A. — Seine Wirkung ist wie der Name be-
sagt, Hebung der Oberlippe und des Nasenflügels.

Der Muskel verleiht iu der Verkürzung, wie der vorher-
gehende, dem Gesicht deu Ausdruck der weinerlichen Stimmung,
der Missstimmung (Muscle du pleurer et du pleurnicher, Duchenne); dieser Ausdruck wird aber bei intensiver Reizung
leicht zur Grimasse.

M. compressor nasi et M. pyramidalis nasi. Diese beiden
kleinen Muskeln können hier füglich zusammengefasst werden,
da eine faradische Reizung an der auf der Tafel angegebenen
Stelle eine gleichzeitige euergische Coutractiou beider verursacht.
Es zeigt sich alsdann eine Eiufältelung der Nasenhaut auf der
entsprechenden Seite iu der Weise, dass die Falten parallel mit
dem Nasenrücken verlaufen. Durch die Verkürzuug des Pyramidalis wird ferner die Haut der Glabella durch Auspauuung
derselben nach unten geglättet, der iunere Theil der Augenbrauen
wird nach unten und innen gezogen uud auf der Nasenwurzel
entstehen einige kurze dicke Falten, welche bei doppelseitiger
Reizung eine horizontale Richtung haben, bei einseitiger Reizung

dagegen mehr eine schräge, nach der gereizten Seite herabziehende Richtnng besitzen.

Je nachdem man von der auf der Tafel bezeichneten Stelle
aus mit der Electrode etwas hinauf oder herab rückt, kann man
den Pyramidalis oder den Compressor nasi isolirt zur Contraction bringen.

Die Contraction des M. Compressor nasi verleiht nach Duchenne dem Antlitz den Ausdruck der Geilheit (Muscle de la
lasciveté, de la lubricité), welche Angabe ich zutreffend finde,
während ich mit der Angabe desselben Autors, dass der Pyramidalis als „Muscle de l'agression, de la méchanceté" fungire,
nicht einverstanden bin.

Mm. dilatator narium anterior und **posterior** sind bei
manchen Personen sehr kräftig, bei anderen dagegen schwach
oder gar nicht entwickelt. Man reizt sie durch directes Aufsetzen auf ihre Substanz an den auf der Tafel bezeichneten Stellen, wobei eine kräftige Hebung des Nasenflügels und Erweiterung des Nasenloches nach aussen (M. dilatat. post.) oder eine
schwächere nach der Medianlinie hin (M. dilatat. ant.) zu Tage
tritt. Zuweilen fand ich den für diese kleinen Muskeln bestimmten Facialiszweig unmittelbar unter dem für den M. levator lab.
sup. alaeque nasi bezeichneten motorischen Punkte, dessen Reizung alsdann eine gemeinsame Action beider Dilatatoren zur
Folge hatte.

Die electrische Reizung aller genannten, an der Nase und
in der Nähe des Foramen infraorbitale liegenden Muskeln ist,
wie schon mehrfach erwähnt, überaus schmerzhaft durch den
enormen Reichthum der Haut an Trigeminusfasern. Man bediene sich deshalb durchaus schwacher Ströme; man verhindert
dadurch die störenden Mitbewegungen benachbarter Muskeln und
kommt eher zum Ziele, als durch stärkere Ströme. Man findet
übrigens bei der Exploration vieler Individuen manche, welche
relativ unempfindlich und deshalb für die einschläglichen Studien
sehr geeignet sind. Am instructivsten ist jedenfalls das Operiren
an tief chloroformirten Personen, welches mir im Beginne meiner
Untersuchungen schätzenswerthe Dienste geleistet hat.

M. orbicularis oris. Die Facialzweige dieses Ringmuskels
treten von vier Seiten an denselben heran, nämlich auf jeder

Gesichtshälfte je einer an die Ober- und Unterlippe. Man braucht also vier Electroden, um den Sphincter oris zur completen Verkürzung zu bringen. Die Nervenzweige sind nur ganz in der Nähe des äusseren Randes des Muskels zu isoliren; zuweilen gelingt es aber auch hier nicht, und man muss sich alsdann mit der directen Muskelreizung begnügen. Reizung eines Nerven hat fast immer nur die Verkürzung der entsprechenden Hälfte der einen Lippe zur Folge. Selten und nur bei stärkerem Strome breitet sich die Contraction auch auf die Muskelfasern der anderen Lippenhälfte aus. Der Effect der faradischen Contraction des ganzen Sphincter oris ist Verkürzung der Lippen mit feiner Faltung der Haut und des rothen Lippensaums sowie Vorschiebung der zugespitzten Lippen. Ob hier eine Action der Mm. incisivi mit ins Spiel kommt, wage ich nicht zu entscheiden.

M. buccinator. Seine Nerven haben einen wandelbaren Verlauf und werden am besten am inneren Rande des M. masseter aufgesucht; zuweilen freilich gelingt es schon an der Parotis dieselben zu reizen, jedoch werden alsdann die für den Sphincter oris bestimmten stets mitbetroffen und man erhält eine gleichzeitige Verkürzung des Buccinator und der betreffenden Hälfte der Ober- und Unterlippe. Die Wange erscheint alsdann an die Zähne gepresst, die Haut derselben in vertikale Falten gelegt, die Ober- und Unterlippenhälfte verkürzt, an die Zähne gedrückt, erheblich nach der gereizten Seite hin verzogen.

Instructiver ist die Reizung des Buccinator von der Mundhöhle aus. Hier wird die Schleimhaut stark gefaltet, die Wange straff verkürzt und an die Zahnreihen gepresst.

Dass dem Buccinator eine bestimmte mimische Function zukomme, möchte ich bezweifeln und kann die Auffassung Duchenne's, der ihn Muscle de l'ironie nennt, nicht theilen.

M. triangularis menti erhält seinen Nervenzweig gewöhnlich aus einem Stämmchen, welches auch dem M. mentalis ein Aestchen sendet. So kommt es, dass man an der auf der Tafel als „Ram. communis pro Mm. triangulari et levatore menti" bezeichneten Stelle die Electrode aufsetzend beide genannten Muskeln gleichzeitig in Contraction versetzt. Der Nervenzweig des M. triangularis läuft nun von hier aus nach innen und etwas nach unten und lässt sich auf dieser kurzen Strecke bis zum äussern Rande seines Muskels (auf der Tafel als M. triangularis menti bezeichnet) isoliren. Man muss hiebei suchen, den Nerv gegen den Rand des Unterkiefers zu drücken, weil alsdann die Verkürzung am exactesten erfolgt.

Der M. triangularis zieht bei seiner Verkürzung den Mundwinkel und den äusseren Theil der Unterlippe nach unten und stark nach aussen, wodurch die Mundspalte bedeutend verbreitert, aber nicht geöffnet wird. Die isolirte Verkürzung beider Triangulares erzeugt eine Grimasse; in Verbindung mit anderen, den Ausdruck des Schmerzes vermittelnden Muskeln z. B. levat. labii sup. prop., levat. labii sup. alaeque nasi wirken sie häufig beim Weinen mit, behalten aber immer einen unschönen, grimassenhaften Effect. Duchenne's Bezeichnung „Muscle de la tristesse et complémentaire des passions agressives" ist nach meiner Beobachtung nicht ganz zutreffend.

M. quadratus menti muss gewöhnlich direct gereizt werden, da es nur dann gelingt, seinen Facialzweig zu isoliren, wenn zwischen Triangularis und Quadratus eine Lücke bleibt, in welcher der Nerv am Kieferrande isolirt werden kann. Nur sehr selten findet man den betreffenden Facialzweig nach aussen vom äussern Rande des Triangularis isolirt.

Der M. quadratus menti zieht die entsprechende Hälfte der Unterlippe nach unten und etwas nach aussen, und presst dieselbe dabei kräftig an die Zähne an. Diese Action verleiht beiderseits ausgeführt den Ausdruck des Hochmuthes, der Vornehmthuerei, und concurrirt hierin entschieden mit der Wirkung des M. levator menti.

M. levator menti lässt sich nicht selten auf extramuskulärem Wege in Verkürzung setzen, da sein Nervenzweig nach der oben angeführten Trennung vom Nerv des M. triangularis sich eine kurze Strecke isolirt verfolgen lässt. Sicherer geht man durch directes Aufsetzen der Electrode auf die Muskelsubstanz am innern Rande des M. quadratus.

Führt man die Reizung des M. levator menti auf beiden Seiten durch 2 feine Electroden aus — bei manchen Personen genügt das Aufsetzen einer Electrode auf der Mittellinie des Kinnes für beide Levatores — so wird durch die Verkürzung dieser kleinen, aber kräftigen Muskeln die Rundung des Kinnes abgeflacht und verbreitert, die Kinnhaut in die Höhe und die Unterlippe nach vorne geschoben, so zwar dass die letztere sich nach vorne überwölbt und den rothen Lippensaum in grösserer Ausdehnung präsentirt.

M. masseter und **M. temporalis** kann man wegen tiefen Eintritts ihrer motorischen Nerven (vom Ram. crotaphitico-buccinat. N. trigemini) nur durch intramuskuläre Reizung in Contraction versetzen, indem man die Electrode auf die Muskel-bäuche oberhalb des Eintrittes oder Verlaufes der motorischen Nerven aufsetzt. Für den Masseter ist die Incisura semilu-naris zwischen Proc. coronoid. und condyloid. mandibulae, als Eintrittsstelle des N. massetericus, der geeignetste Ort. An dem M. temporalis ist die eine Electrode am hintern, die andere am vordern Abschnitte aufzusetzen, entsprechend dem Verlaufe des Ram. temporalis prof. anterior und posterior.

Der Effect der intramuskulären Reizung — welche übrigens auch schon durch eine mit grosser Schwammkappe versehene Electrode jederseits ausgeführt hinreichend kräftig ausfällt — ist bei geöffnetem Munde ein energisches Heranziehen des Un-terkiefers an den Oberkiefer mit lautem Zähneklappen.

Von der Muskulatur der **Mundhöhle** ist zunächst die **Zun-genmuskulatur** allseitig der directen Reizung zugänglich. Die Zunge, auf einer Seite gereizt, verkürzt und verbiegt sich nach dieser Seite hin. Reizt man die nach oben und hinten geschla-gene Zunge an der untern Fläche, so wird sie mit grosser Vehe-menz herabgeschlagen.

Das **Velum** lässt sich durch seitliche Reizung nur wenig verziehen, dagegen ist eine Verkürzung und Dislocation dessel-ben nach hinten und oben durch mittelkräftige Ströme leicht herzustellen, wenn man zwei Electroden in Anwendung zieht.

Der **M. azygos uvulae** lässt sich auf directem Wege reizen, indem man die feine Electrode gegen die Basis des Zäpfchens leise andrückt. Die Wirkung ist höchst überraschend und ko-misch. Die Uvula schnurrt in sich und nach oben dergestalt zusammen, dass an ihrer Stelle nur ein von Schleimhautfalten umsäumtes Knöpfchen (die Spitze der Uvula) am Rande des Velum übrig bleibt.

Der **M. constrictor pharyngis superior** ist ebenso der directen Faradisirung zugänglich, als der mittlere und untere. Localisirt man den Strom mittelst einer feinen langen Electrode auf die hintere Rachenwand und zwar seitlich, so bemerkt man nach dem Schlusse der Kette eine kräftige Verziehung der gesammten Schleimhaut der hinteren Rachenwand nach der gereizten Seite.

Hals.

Um sich mit den complicirten Lageverhältnissen der Nerven und Muskeln am Halse vertraut zu machen, thut man wohl, zuerst magere Erwachsene zu Versuchspersonen zu wählen, welche eine breite, nicht mit Fett oder Drüsengeschwülsten gefüllte Fossa supraclavicularis, und entweder gar kein Platysma oder doch nur ein schwach entwickeltes besitzen. Dem Kopfe gebe man eine Achtelsdrehung mit dem Gesicht nach der entgegengesetzten Seite zu und experimentire jedesmal genau bei derselben Stellung des Kopfes.

M. subcutaneus colli wird sowohl von Seiten des N. communicans faciei als auch des Plexus cervicalis innervirt. Man ist deshalb genöthigt, um eine complete Contraction zu erzielen, die positive Electrode zu Hülfe zu nehmen. Die letztere wird alsdann für die vom 3. Cervicalnerven stammenden Nn. subcutanei colli (med. et inf.) verwandt, deren Verlauf wandelbar ist, deren Reizung aber am besten am innern Rande des M. sternocleido-mastoid. (ungefähr in seiner Mitte, vergl. Taf.) vorgenommen wird. Die negative Electrode wird für die Rami subcutan. colli N. facialis (vergl. Taf.) verwerthet.

Der Effect, welcher bei manchen Individuen (wohl wegen gedrängter Lage der motorischen Nerven) besonders schön, bei andern dagegen viel weniger gut hervortritt, ist höchst eigenthümlich. Der Hautmuskel stellt nämlich in verkürztem Zustande eine Ebene her zwischen dem Unterkieferrande und dem oberen Theile der Brustwand mit nach aussen und unten herablaufenden Furchen. Zugleich wird durch die in der Unterlippe endenden

Fasern des Platysma — der M. quadratus menti ist im Grunde nur eine Fortsetzung oder ein accessorischer Bauch des Subcutan. colli — die Unterlippe nach aussen herabgezogen, so zwar dass bei intensiver Reizung die Zähne entblösst werden.

Die Angabe von Duchenne, dass der Subcutaneus colli bei grossen Gemüthsaffecten, Wuth, Schrecken, Entsetzen u. s. w. mit anderen Affect-Muskeln gleichzeitig contrahirt werde (Muscle de la frayeur, de l'effroi et complémentaire de la colère), erscheint zutreffend, wenn man zu der beiderseitigen Reizung des Platysma gleichzeitig auch die Reizung der Mm. frontales oder corrugatores supercill. hinzufügt.

Der **Nerv. accessorius Willisii** (Ram. extern.) ist stets und selbst für Ungeübte mit grosser Leichtigkeit zu isoliren, da er nach seinem Austritte hinter dem M. sternocleidomastoideus — also nach Abgabe der für denselben bestimmten Aeste — auf seinem ganzen Verlaufe zum M. cucullaris oberflächlich gelegen ist (vergl. Taf.). Seine Reizung oberhalb des Abgangs der Kopfnickeräste bietet ebenfalls keine Schwierigkeiten, und hat auf der Mitte der oberen Hälfte des M. sternomast. durch kräftiges Eindrücken in die Dicke des Muskelbauches zu geschehen (vergl. Taf.). Wenn diese Stelle nicht anspricht, thut man gut, die Electrode hinter den Bauch des Muskels vom äussern Rande her in der· angegebenen Höhe einzuschieben. Der Effect der Faradisirung des Nerven an diesen Stellen ist selbst beim Gebrauch einer feinen Electrode ein ausgezeichnet präciser und besteht in einer gleichzeitigen Verkürzung des Kopfnickers und des Cucullaris. Die Halswirbelsäule wird gebeugt, der Unterkiefer vorgeschoben, zugleich aber der Kopf so um seine Axe gedreht, dass das Gesicht nach der der gereizten Stelle entgegengesetzten Seite zu· stehen kommt. Daneben wird die Schulter stark gehoben und nach hinten und innen gezogen.

M. sternocleidomastoideus lässt sich durch Reizung der Accessorius-Aeste allein in kräftige Contractiou versetzen, indem man von der oben bezeichneten Reizungsstelle des Accessorius-Stammes mit der Electrode etwas herunterrückt. Schon bei schwachen Strömen erhält man von hier aus eine kräftige Contraction.

Will man auch die aus dem Plex. cervicalis zum Kopfnicker tretenden Aeste mit demselben Strome reizen, so drückt man die positive Electrode $\frac{1}{2}''$ unter der ersten hinter oder auf den Muskelbauch (vergl. Taf.). Diese letzte Procedur ist indessen — abgesehen davon, dass die Cervicaläste ziemlich unwesentlich für die complete Verkürzung sind — nicht sehr zu empfehlen, weil hierbei meist eine Reizung des N. auricularis magnus und der Nn. cervicales superficiales (N. cerv. III.), da wo sie sich um den äusseren Rand des Kopfnickers herumschlagen, nicht zu vermeiden ist.

Die durch einseitige Reizung gesetzte Verkürzung eines M. sternocleidomastoideus erzielt folgenden Effect: das Gesicht wird nach der entgegengesetzten Seite gedreht und der Proc. mastoid. resp. das Ohr der gereizten Seite wird dem Sternum genähert.

Die beiderseitige Contraction des Kopfnickers bewirkt nicht ein einfaches „Kopfnicken" also eine Annäherung des Kinnes an das Brustbein, sondern vielmehr eine Vorschiebung des Gesichts mit erhobenem Kinne neben starker Beugung der Halswirbelsäule.

Der **M. cucullaris** erlangt schon durch schwache Reizung des Endastes des N. accessorius, welcher sich in ihm ausbreitet, einen hohen Grad von Verkürzung. Wegen seiner oberflächlichen Lage ist der Nerv überaus leicht erregbar und man thut deshalb im Anfange wohl, die für das Operiren an den Gesichtsmuskeln benutzte Stromstärke in Anwendung zu ziehen, was sich übrigens auch wegen der schwer zu vermeidenden und sehr schmerzhaften Läsion des N. auricularis magnus sehr empfiehlt.

Die Contraction des M. cucullaris wird noch vervollständigt, wenn man gleichzeitig mit der positiven Electrode den circa $\frac{1}{2}''$ unter dem N. accessorius in den Muskel eintretenden Cervicalast reizt. Es erfolgt nun entweder eine Erhebung der Schulter nach hinten oben mit Heranziehung der Scapula an die Wirbelsäule, oder ein Herabziehen des Kopfes nach hinten und aussen, oder endlich beide Bewegungen gleichzeitig, je nachdem Kopf oder Schulter durch die entsprechenden Antagonisten des Cucullaris mehr oder weniger in ihrer Stellung fixirt werden — nicht aber, wie Remak meint, je nachdem man die zweite Electrode am Kopfende oder am Schulterende des Muskels belässt. Die zweite Electrode ist hierbei ohne Belang. Sie bewirkt nur, dass die Muskelportion, auf der sie aufsteht, sich kräftiger contrahirt, als die andere blos extramuskulär gereizte — aus Gründen, die oben erörtert sind. Zur Erforschung der physiologischen Wirkung des auf den Accessorius ausgeübten Reizes kann das Aufsetzen der negativen Electrode auf den Muskel selbst überhaupt nur störend sein. Am schmerzlosesten geschieht übrigens die Reizung des Accessorius in der Nähe des Cucullar-Randes, weil hier keine sensiblen Nerven von Erheblichkeit zu verletzen sind. Weiter aufwärts nach dem Centrum hin trifft man nicht weit von der Austrittsstelle am Kopfnicker den N. occipitalis minor (N. cervic. III.), welcher hier den Accessorius kreuzt.

Dicht unterhalb des N. accessorius Willisii verläuft der aus dem vierten Cervical-Nerven stammende Ast für den M. levator anguli scapulae (vergl. Taf.). Isolirte Erregung desselben, welche nur mit einer ganz feinen Electrode ausführbar ist, setzt eine Erhebung der Scapula, vorzüglich des inneren Winkels nach oben, innen und gleichzeitig nach vorne, während das Acromion, durch das Gewicht des Arms und die Action der Antagonisten fixirt, fast gar nicht an der Erhebung Theil nimmt. Dass die Contraction des Angularis scap. übrigens hierbei eine isolirte ist, kann man deutlich mit den Fingerspitzen fühlen. Die seichte Vertiefung oberhalb und unterhalb der Clavicula wird in tiefe Gruben verwandelt, zwischen denen das Schlüsselbein so stark hervorspringt, dass man es umgreifen kann. Es erhellt hieraus, dass die Angabe der Anatomen, als erhebe der Levat. angul. scapul. die ganze Schulter und bewirke das Achselzucken (Musc. patientiae), nur in sehr beschränkter Weise richtig ist, da die Erhebung des Acromial-Endes der Scapula der Clavicular-Portion des Pectoralis major, dem M. serratus anticus und dem M. cucullaris zuzuschreiben ist, der Lev. ang. scap. dagegen nur die Erhebung des inneren Winkels nach oben innen und vorue vermittelt.

Der **Nerv. hypoglossus** ist dicht über dem grossen Zungenbeinhorne vor dem M. hyoglossus zu erreichen. Der Total-Effect, welchen die Reizung des Hypogloss. hervorruft, ist mir nicht ganz klar geworden. Einigemale bemerkte ich eine deut-

liche Erhebung der Zunge in toto gegen den harten Gaumen.
Anderemale war dies nicht deutlich. Uebrigens ist auch eine
gleichzeitige Reizung des M. hyogloss. und anderer Muskeln unvermeidlich.

Eine Reizung der Ansa N. hypoglossi wird durch den sie
bedeckenden Kopfnicker verhindert, dagegen sind ihre Zweige
am inneren Rande des letzteren leicht zu erreichen. Hierbei ist
zu berücksichtigen, dass ein stark entwickeltes Platysma die
Untersuchung ausserordentlich stört, wenn nicht ganz unmöglich macht. Meine Angaben stützen sich zum Theil auf die faradische Exploration von Individuen, denen das Platysma ganz
fehlt.

Der Zweig für den M. omohyoideus, welcher an der Sehne des
letzteren entlang auch zum unteren Bauche läuft, lässt sich am
inneren Rande des Kopfnickers reizen (vgl. Taf.). Das Zungenbein
wird mit seinen Annexen nach aussen herabgezogen, wobei der
Muskelbauch des M. omohyoid. in der Fosa supraclavicul. deutlich hervorspringt und etwas nach oben rückt.

Auch eine Reizung des unteren Bauches, welche durch das
von den Sehnen des Sternocleidomastoideus gebildete Dreieck
(vergl. Taf.) oder nach aussen von dem Orte der Phrenicus-Reizung leicht gelingt, setzt denselben Effect.

Der M. sternothyreoideus und M. hyothyreoideus, deren
äussere Ränder von dem Sternocleidomastoideus nicht ganz bedeckt werden, gestatten zuweilen Reizung ihrer Zweige, immer
aber directe Reizung der Muskelsubstanz. Ihre Wirkung liegt
auf der Hand.

Der Zweig des M. sternohyoideus, welcher von der Ansa
Hypogloss. ziemlich senkrecht abtritt und am unteren Ende des
Muskels eintritt, lässt sich bei Viertels-Drehung des Kopfes am
besten durch die Lücke zwischen den beiden Ursprungsportionen
des M. sternocleidomastoid. erreichen (vergl. Taf.).

Der N. phrenicus ist am äusseren Rande des Kopfnickers
vor dem M. scalenus antic., oberhalb des M. omohyoideus, zu
finden. Man suche ihn nicht zu tief und drücke die Electrode
sanft gegen den äusseren Rand des Sternocleidomastoideus hinein. Gelangt man mit der Electrodenspitze zu hoch, so trifft

diese den N. cervicalis quintus, welcher mit dem Phrenicus gewissermassen einen spitzen Winkel bildet. Man gehe nach oben
mit der Electrode nicht über die Mitte des Muskels hinaus, sondern halte sich in der Nähe des M. omohyoid., dessen Lage man
ja sehr leicht faradisch feststellen kann. Mit einer feinen Electrode den N. phrenicus zu isoliren hat seine Schwierigkeiten,
weil dieselbe an dem rundlichen Bauche des M. scalenus aut. leicht
zur Seite abgleitet. Für Anfänger, welche die Phrenicus-Reizung
behufs künstlicher Respiration ausführen wollen, empfiehlt sich
aus diesen, wie aus weiterhin anzuführenden Gründen die Anwendung stärkerer Electroden mit grösseren Schwammkappen.

Die Electroden müssen kräftig eingedrückt werden und
zwar in schräger Richtung von aussen nach innen. Beweis dafür, dass der Phrenicus getroffen, ist die rapide Contraction des
Zwerchfells, die Vorwölbung des Bauches und das gewaltsame
Einstürzen der Luft durch die Glottis in die Luftröhre, welches
mit einem dem Schluchzen weinender Kinder täuschend ähnlichen Geräusch verbunden ist. Unzweifelhaft liegt der Grund
dieses Geräusches in plötzlichen Schwingungen der Stimmbänder,
welche bei der unvorbereiteten tiefen Inspirationsbewegung nicht
aus dem Wege geschafft sind. Die Versuchspersonen beschreiben bei beiderseitiger Reizung des Phrenicus eine Empfindung,
„wie wenn ihnen plötzlich der Athem ausbliebe," auch markiren
manche Personen eine Empfindung von der plötzlichen Contraction des Zwerchfells als ein „Reissen" oder „Stossen" im Unter-
leibe in der Gegend der Zwerchfellsursprünge. Lässt man, nachdem man die Electroden bei offener Kette beiderseits auf die
Phrenici aufgesetzt hat, von der Versuchsperson einen hohen
Ton singen und schliesst inzwischen unversehens die Kette am
Apparate, so wird der exspiratorische Sington plötzlich mit einem
kurzen, unreinen Inspirationston abgebrochen. Dies wiederholt
sich bei jedem Versuche.

Der Strom, welchen man für die Reizung der Phrenici verwendet, muss ziemlich kräftig sein; jedenfalls muss man die
Stromstärke so lange steigern, bis man eine deutliche Einwirkung auf die Zwerchfellsnerven beobachtet.

Gefahr bringt weder die einseitige noch die beiderseitige
Phrenicus-Reizung mit sich. Ich habe dieselbe so oft und bei
so verschiedenen Personen gereizt, dass ich jedes Bedenken gegen

diese Procedur als ungerechtfertigt bezeichnen kann. Dieselbe hinterlässt übrigens weder Schmerz noch sonst irgend welche Empfindung bei den Versuchspersonen.

Ich schliesse hieran eine gesonderte Darstellung der künstlichen Respiration durch rhythmische Faradisirung der Nn. phrenici und ihrer Genossen bei Asphyxien, sowohl der Entwicklungsgeschichte und des gegenwärtigen Standes der Frage, als der praktischen Ausführung des Verfahrens und seiner Schwierigkeiten.

Künstliche Respiration bei Asphyktischen durch rhythmische Faradisirung der Nervi phrenici und ihrer Genossen.

Der Gedanke, die auf ein Minimum reducirte oder ganz erloschene Respiration durch Reizungen der Phrenici wieder anzuregen, wenn anders die Möglichkeit der Erhaltung des Lebens überhaupt vorhanden, insbesondere bei Zuständen von Scheintod, welche auf einer Störung des Athmungsprocesses beruhten, ist schon ziemlich alt. Hufeland[1]) war, wie es scheint, der Erste, der das Zwerchfell und seine Nerven als besonders wichtig für die Anbringung von Reizen bei Wiederbelebungsversuchen an scheintodten Kindern bezeichnete. Eine Reizung des Zwerchfells sollte durch Ansetzen des einen Pols auf die Halswirbel, des anderen auf die Herzgrube erzielt werden, und zwar lag diesem, nach unseren jetzigen Begriffen allerdings sehr unvollkommenen Verfahren entschieden schon die Absicht der Phrenicus-Reizung zu Grunde, da Hufeland hinzufügt „ut iter nervi phrenici sequamur." Von Seite Hufeland's scheint es übrigens bei dem Vorschlage geblieben zu sein. Nach ihm hat Marshal Hall[2]) ebenfalls dringend gerathen, beim Scheintode Neugeborner „galvanische oder electrische Strömungen von der

---

1) De usu vir. electr. in asphyxia. Dissertat. inaug. Götting. 1783.
2) Krankheiten des Nervensystems. Deutsch v. Wallach. Leipz. 1842. pag. 171.

Seite des Halses nach der Magengrube hin, oder in der Richtung irgend eines motorischen Athmungsnerven und der betreffenden Muskeln wirken zu lassen." Es geht aus diesen Worten ebensowenig wie aus vorhergehenden oder nachfolgenden hervor, ob dieselben nur einen Vorschlag M. Hall's ausdrücken, oder ob dieser Gedanke von ihm zur Ausführung gebracht ist. Jedenfalls hat Scholz [1]) diese Vorschläge praktisch zu verwerthen versucht und ist, wenn auch vermöge seiner mangelhaften Methode auf einem ganz anderen Wege, als er beabsichtigte, zu günstigen Resultaten gelangt. Scholz setzte bei seinen Wiederbelebungsversuchen an scheintodten Kindern nach dem Vorschlage von Hufeland und M. Hall den einen Pol des electrischen Apparates auf die Halswirbel auf, während der andere bald über den Ansätzen des Zwerchfells, bald über der Herzspitze hin- und hergeschoben wurde. Dass durch dieses Verfahren eine Contraction des Zwerchfells zu Stande gebracht sei, ist im höchsten Grade unwahrscheinlich, da der Phrenicus nicht direct unter die Electrode gebracht wurde und das Aufsetzen des Stromgeber über den Zwerchfellsansätzen nach meinen Versuchen für die Muskulatur des Zwerchfells ganz gleichgültig ist, da der Strom nicht bis auf dieselbe eindringt. Es handelt sich bei Scholz's Versuchen also nur um eine electrocutane Reizung, welche bei Asphyxien freilich ein nicht zu verachtendes Hülfsmittel zur reflectorischen Anregung der Athmungsmuskeln ist, allein mit der durch rhythmische Reizung der Nn. phrenici unterhaltenen künstlichen Respiration nicht in Vergleich gesetzt werden kann.

Auch Duchenne zog im Beginne seiner Studien ebenfalls die electrocutane Reizung mehrmals bei Asphyxien in Anwendung [2]), brachte jedoch im Jahre 1855 [3]), gestützt auf Versuche an Thieren, welche durch Chloroform asphyktisch gemacht waren, die localisirte Faradisirung der Nn. phrenici als die am meisten versprechende Methode in Vorschlag. Seine Schlusssätze lauten:

„L'électricité, employée comme excitant général du système nerveux, peut sauver l'animal, si la respiration est seulement suspendue; elle n'est impuissante que lorsque le coeur a cessé de battre.

---

1) Günsburg's Zeitschrift für klin. Medicin. Bd. II. p. 16 ff.
2) Vergl. Electris. localisée. Ed. II. p. 738 ff.
3) Union medic. 29. und 31. März 1855.

„La respiration artificielle, produite par la faradisation des nerfs phréniques, qui imite parfaitement la respiration naturelle, fait pénétrer l'air dans les parties les plus intimes du poumon, en vertu du vide virtuel qu'elle y produit, et cela avec d'autant plus de force, et en quantité d'autant plus grande, qu'on excite plus énergiquement la contraction du diaphragme. — Cette respiration artificielle peut, comme l'insufflation, rappeler les animaux à la vie, alors même que le coeur a cessé de battre. — Elle est simple et facile à pratiquer. — Il n'existe aucune raison pour lui préférer l'insufflation dans le traitement de l'intoxication chloroformique."

Den factischen Beweis der Wirksamkeit des Verfahrens der directen Phrenicus-Reizung am Menschen hat Duchenne bisher nicht gebracht; es liegt keine Beobachtung von ihm vor, welche beweist, dass er die localisirte rhythmische Faradisirung der Phrenici bei asphyktischen Menschen überhaupt in Anwendung gebracht habe.

Der erste Versuch am Menschen ist im Jahre 1856 von mir angestellt und im Jahre 1857 [1]) veröffentlicht. Die künstliche Unterhaltung der Respiration war in diesem Falle von günstigem Erfolge. Ich will den Fall hier ausführlicher mittheilen:

Asphyxie durch Kohlendunst.

M. H., Dienstmagd, 27 Jahre alt, wurde am 20. Novemb. 1856 Morgens 6½ Uhr, durch Kohlendunst asphyktisch, in ihrem Bette gefunden. Die von Prof. Pohl, dem Hausarzte der Familie, sofort angestellten Wiederbelebungsversuche waren insofern fruchtlos zu nennen, als die Respiration trotz der energischsten äusseren Reizungen nicht in Gang gebracht wurde. Mit dem Aufhören der Reizungen der Haut sank die Respiration sofort fast auf Null, und der Puls verschwand; die Wirksamkeit der äusseren Reizmittel nahm dabei ab, während das tracheale Rasseln allmälig immer reichlicher, die Haut blässer, die Temperatur an den Extremitäten niedriger wurde.

Um 8 Uhr begann ich die rhythmische Reizung der Phrenici mittelst stabförmiger mit dicken Schwammkappen versehener Electroden. Der Erfolg zeigte sich augenblicklich in der Erweiterung des Thorax, in dem Eintreten von Husten, bald aber auch in schwacher Röthung der Wangen und Wärmerwerden der Extremitäten. Die rhythmische Reizung wurde immer mehrere Minuten lang gleichmässig fortgesetzt,

---

1) In der ersten Auflage dieser Schrift pag. 49.

dann kurze Pausen gemacht, in denen Hautreize aller Art (Frottiren der Extremitäten, Anspritzen mit Eiswasser etc.) angewendet wurden. Schon von 10 Uhr an konnten längere Pausen von $1/2 - 1$ Stunde Dauer eintreten und Abends 7 Uhr konnte die Respiration als vollständig gere· gelt angesehen und der Inductionsapparat bei Seite gesetzt werden.

Die Patientin wurde am Abende des nächsten Tages aus dem Kran-kenhause als genesen entlassen.

Die 2. Beobachtung über die Wirksamkeit der faradischen Respiration bei Asphyktischen ist von Friedberg[1]) in einem Falle von Chloroformasphyxie gemacht. Bei der geringen Zahl der überhaupt vorliegenden Beobachtungen halte ich es für noth-wendig, die Geschichte des Falles wortgetreu nach Friedberg mitzutheilen.

Chloroformasphyxie. Künstliche Respiration durch Faradisa-tion des Zwerchfells und durch methodische Compression des Bauches.

Otto Krause, 4 Jahre alt, aus Berlin, wurde wegen einer Balgge-schwulst (Ectasia follic. Meibom.) des linken unteren Augenlides am 7. Mai 1858 in meine Klinik aufgenommen. Nach vergeblicher Anwen-dung zertheilender Topica sollte die Geschwulst am 15. Mai exstirpirt werden. Der Knabe athmete vor der Operation das vor Mund und Nase gehaltene Chloroform ein, welches in der Quantität von höchstens einer Drachme auf einen an eine leinene Compresse gehefteten Schwamm ge-schüttet war. Während der Inhalation wandte ich mich zu dem Prak-tikanten, der die Operation ausführen sollte, um ihm noch einige An-weisungen zu geben. Ich mochte höchstens zwei Minuten meine Auf-merksamkeit dem Kinde entzogen haben, als ich wieder nach ihm sah und eine plötzlich eintretende Veränderung seines Gesichtes wahrnahm. Gleichzeitig bemerkte mein Assistent, dass der Puls soeben sehr klein geworden sei. Ich hörte nur noch eine einzige, kurze, rasselnde Inspi-ration, nach welcher das Athmen ausblieb. Das Gesicht war livid, das Auge gebrochen, die Zungenspitze gegen die an einander gedrängten Zahnreihen gepresst; die Glieder waren erschlafft. Das Kind wurde rasch aufgerichtet, bei geöffneten Fenstern mit kaltem Wasser auf Ge-sicht und Brust besprengt, während Liquor Ammon. caust. ihm vor die Nase gehalten wurde. Ich führte rasch einen kleinen Schwamm über die Epiglottis hin nach dem Kehlkopfe, theils um den etwa hier ange-sammelten Schleim zu entfernen, hauptsächlich aber, um die Schleimhaut

---

1) Virchow's Archiv 1859. Bd. XVI. p. 527 ff.

zu reizen und Husten zu provociren. Während dessen wurde der Thorax bald durch Frottiren, bald durch jähes Anschlagen mit einer in kaltes Wasser getauchten Compresse zu Inspirationsbewegungen angeregt. Diese Wiederbelebungsversuche mochten etwa 2—3 Minuten angehalten haben, als eine weitere Veränderung in dem Befinden des Knaben sich bemerklich machte. Der Puls verschwand gänzlich, die Gesichtsfarbe war jetzt blass, die Züge wie die einer Leiche, der Unterkiefer hing herunter. Als man die Lider von einander entfernte, um die Pupille zu inspiciren, blieb die Lidspalte offen; die Pupille war erweitert. Da alle angewandten Reizmittel, in Folge der Intensität der Chloroformanästhesie, ohne Wirkung blieben und das entfliehende Leben nicht aufhielten, schritt ich sofort zu der künstlichen Respiration, die ja erfahrungsmässig im Stande ist, die erlöschende Energie des Herzens dermassen zu steigern, dass es eine zur Lebenserhaltung ausreichende Thätigkeit wieder entfalten kann. Mit dem Einblasen von Luft durch die Mundhöhle mochte ich mich nicht aufhalten, denn diese Procedur ist immerhin eine unsichere, weil man nicht wissen kann, ob nicht das ganze eingeblasene Luftquantum in den Magen gepumpt werde.

Bei weitem zuverlässiger ist die methodische Compression des Bauches, welche auch bei Otto Krause ausgeführt wurde. Während ein Gehülfe mit beiden flach aufgedrückten Händen den Unterleib des in der Rückenlage befindlichen Knaben unterhalb des Nabels comprimirte, um das Ausweichen des Bauchinhaltes nach unten zu verhüten, drängte ich mit beiden Händen oberhalb des Nabels den Bauchinhalt dergestalt gegen das Zwerchfell hinauf, dass es möglichst rasch und kräftig in die Brusthöhle emporstieg. Die hierdurch bewirkte theilweise Entleerung der Lunge verrieth sich durch ein deutlich vernehmbares Geräusch, welches die austretende Luft verursachte. Sofort wurden die Hände von dem Abdomen zurückgezogen, um diejenige Erweiterung des Brustraums und der Lunge eintreten zu lassen, welche dem Einströmen der atmosphärischen Luft in die Luftwege Vorschub zu leisten geeignet ist. Nach dem Rhythmus des natürlichen Athmens wurde die Procedur ungefähr 3 Minuten lang fortgesetzt, ohne dass ein Erfolg ersichtlich war. Sie liess eine vollkommene Erschlaffung des Zwerchfelles erkennen, denn bei der geschilderten Compression stiess man durchaus nicht auf ein Hinderniss, wie es von der natürlichen Spannkraft des Zwerchfelles hätte dargeboten werden müssen, ebenso wenig bemerkte man in dem der Inspiration zugewiesenen Zeitraume die von der Contraction dieses Muskels sonst hervorgerufene Wölbung des Epigastrium.

Ich schritt nun zu der Faradisation des Zwerchfells, um es zu Contractionen zu veranlassen. Der eine Stromgeber des du Bois-Reymond'schen Inductionsapparates wurde auf den Nervus phrenicus (da, wo der M. omohyoideus an dem äusseren Rande des Sternocleido-

mastoideus liegt) und der andere Stromgeber an die Seitenwand des
Thorax, im siebenten Intercostalraume, angesetzt; der zuletzt bezeich-
uete Stromgeber wurde möglichst tief gegen das Zwerchfell hineinge-
drängt. Diese Faradisation geschah bald rechterseits, bald linkerseits,
die Kette blieb jedes Mal so lange geschlossen, als eine tiefe Inspiration
währt. Der Strom war 10 Mal unterbrochen worden, als die auf eine
Contraction des Zwerchfells hinweisende Wölbung des Banches sich ein-
stellte, zuerst anscheinend nur auf der eben faradisirten Seite, sehr bald
aber deutlich über die ganze Oberbauchgegend hin, und zwar mit einem
kurzen Schluchzen verbunden. Als der Strom jetzt versuchsweise unterbrochen wurde, führte das Kind zu unserer Freude die erste spontane
Inspiration aus, zwar schwach, aber doch deutlich wahrnehmbar. Eine
zweite und dritte Inspiration erfolgte, ohne dass der Inductionsstrom
weiter angewandt wurde. Nach der dritten Inspiration röthete sich
das Gesicht plötzlich und vorübergehend, und der Radialpuls wurde
fühlbar. Ich glaubte nun den Inductionsstrom entbehren zu können und
das Kind versuchsweise sich selbst überlassen zu dürfen. Aber das Athmen und die Herzcontractionen wurden sofort schwächer und drohten
wieder aufzuhören. In der Ueberzengung, dass jetzt Alles auf eine möglichst ergiebige Anstreibung des von dem Blute an die Lungenbläschen
abgegebenen Chloroformgases ankam, wandte ich ohne weiteren Verzug
die methodische Compression des Bauches von Neuem an, welche auch
zur Unterhaltung des Athmens vollkommen ausreichte. Ein unverkenn-
barer Unterschied gegen die frühere Vornahme der Compression zeigte
sich sofort in dem Widerstande, den diese jetzt von der Spannkraft des
Zwerchfelles erfuhr. Der Versuch, die Compression auszusetzen, hatte
übrigens noch nach 10 Minuten ein bedrohliches Schwächerwerden der
Respiration und des Pulses zur Folge. Ich fuhr desshalb, — während
zur Beseitigung der Anästhesie und zur Erweckung von Reflexactiouen
die Extremitäten frottirt, Gesicht und Brust mit kaltem Wasser besprengt
und Salmiakgeist vor Mund und Nase gehalten wurde, — mit der Compression so lange fort, bis bei dem Aussetzen derselben Puls und Respiration die gehörige Energie zeigten. Von dem Beginne der Asphyxie
bis zu diesem Augenblicke waren 20 Minuten vergangen. Erst jetzt war
die Anästhesie so weit gewichen, dass auf das Besprengen des Gesichts
mit kaltem Wasser der Mund sich verzog; und auf das Vorhalten von
Salmiakgeist Husten erfolgte. Das Kind schlug die Augen auf, die einen
natürlichen Ausdruck hatten, das Gesicht nahm die normale Färbung
an und das Kind begann zu schreien. Es war jetzt so weit hergestellt,
dass die Exstirpation der Lidgeschwulst ausgeführt werden konnte.

Gleich nach der Operation verrieth das Kind klares Bewusstsein,
schlief aber alsbald ein. Als es nach einer Stunde erwachte, fühlte es
sich ganz wohl. Eine weitere Nachwirkung des Chloroforms verrieth
sich nicht.

Ausser diesen mitgetheilten 2 Fällen sind seitdem von mir noch 3 Beobachtungen von günstiger Wirkung der faradischen Respiration veröffentlicht, welche bei einer Leuchtgasvergiftung, einer Kohlendunstvergiftung und einer Erstarrung durch Kälte mit Alkoholintoxication angestellt wurden [1]. Auch diese Beobachtungen mögen in Kürze mitgetheilt werden.

Asphyxie durch Leuchtgas.

E. S., 23 Jahre alt, trat am 30. September 1859 Abends 9 Jahr als Köchin in das Greifswalder Universitäts-Krankenhaus ein, und erhielt vorläufig ein kleines Privatkrankeuzimmer angewiesen. Ermüdet von langer Reise ging E. S. sofort zur Ruhe, nachdem sie die in dem Zimmer brennende Gasflamme ausgelöscht hatte, ohne jedoch den Hahn zu schliessen. Als das Zimmer am nächsten Morgen um 8½ Uhr noch verschlossen war, auch auf lebhaftes Klopfen keine Antwort erfolgte, wurde die Thür erbrochen. Die Atmosphäre in dem Zimmer war mit Leuchtgas überladen, E. S. lag auf ihrem Bette mit fast erloschener Respiration, pulslos, mit blasser Haut und Schleimhaut und völlig erschlaffter Muskulatur. Nach sofortiger Translocation der Pat. in ein leeres Zimmer wurden bei geöffneten Fenstern kalte Uebergiessungen und Anspritzungen in einer Badewanne angestellt, die Haut stark frottirt und die rhythmische Compression des Bauches vorgenommen. Durch diese Proceduren wurde die Respiration zwar für den Augenblick etwas angeregt, allein sie blieb durchaus unregelmässig und oberflächlich, und sank mit dem Nachlasse der Reizungen rasch wieder auf ein beunruhigendes Minimum herab.

Um 9 Uhr begann ich die künstliche Respiration durch faradische Reizung der beiden Nervi phrenici und ihrer Genossen. Der Effect der ersten Application der Electroden war im Vergleiche mit den durchaus ungenügenden Resultaten der bisherigen Belebungsversuche ein höchst imponirender. Der Thorax hob sich unter starker Erweiterung nach oben, während gleichzeitig eine deutliche Vorwölbung der Oberbauchgegend die Contraction des Zwerchfelles anzeigte. Die Ausathmung wurde jedesmal sofort nach dem Oeffnen der Kette von einem Gehülfen durch kräftiges Hinaufdrängen des Bauchinhaltes gegen das Zwerchfell unterstützt.

Bei der dritten faradischen Inspiration trat Husten von kurzer Dauer ein, welcher reichliches Secret in den Bronchien bewegte, aber nicht heraufschaffte. Bei den ferneren Reizungen wurde der Husten

---

1) Greifswalder medicin. Beiträge Bd. I, p. 292 u. Bd. II, p. 117 ff.

stärker und erfolgreicher, die Wangen rötheten sich leicht, der Puls wurde voller.

Wiederholt konnten wir im Anfang beobachten, dass, wenn die Reizung der Inspirations-Nerven einige Minuten ausgesetzt wurde, die Haut mehr und mehr erblasste, die Respiration allmälig wieder langsam, oberflächlich und unregelmässig, der Puls klein und träge wurde. Mit dem Wiederbeginn der Faradisirung stellten sich aber schnell kräftige Athembewegungen sowie Aufbesserung der Pulswelle und der Gesichtsfarbe wieder ein.

Nach einstündiger Faradisirung war die Respiration so weit geregelt, dass grössere Pausen gerechtfertigt erschienen. Gegen Mittag konnte der Inductionsapparat ganz in Ruhe gesetzt werden, Nachmittags 4 Uhr war die Kranke vollkommen bei Besinnung, klagte über heftigen Kopfschmerz, Uebelkeit und grosse Schwäche. Am nächsten Morgen bestand nur noch ein dumpfer Kopfschmerz, Appetitlosigkeit und Abgeschlagenheit, und auch diese Erscheinungen waren am 3. Tage verschwunden.

Kohlendunstvergiftung. Wiederherstellung der Respiration durch faradische und andere Reizungen. 3 Tage später Tod durch Diphtheritis laryngo-pharyng., Coli et Recti.

Frau Oske, 40 Jahre alt, wurde am 12. Januar 1863 Morgens nebst ihrem Manne und 2 Kindern in ihrem Schlafzimmer durch Kohlendunst vergiftet gefunden, und um 10 Uhr im Universitäts-Krankenhaus zu Greifswald aufgenommen. Mit ihr wurde der 5jährige Knabe als Leiche, das 4jährige Mädchen jedoch sowie der 30jährige Mann lebend und nur mit starker Benommenheit des Sensoriums hereingebracht, welche letztere nach einigen Stunden ruhigen Schlafes in einem grossen wohlgelüfteten Saale bei beiden vollständig verschwunden war.

Frau Oske selbst, eine schlechtgenährte Person mit schlaffer Musculatur und schmutzig-grauen Hautdecken, verharrt noch um 10 Uhr in tiefster Narcose. Der Körper ist kalt, die Glieder völlig erschlafft, Puls nicht wahrnehmbar, Pupillen beiderseits gleichmässig erweitert, Mund krampfhaft geschlossen, Respiration ganz oberflächlich und unregelmässig, von reichlichem inspiratorischem Rasseln begleitet (circa 44 Athemzüge in der Minute).

Ein Aderlass liefert 8 Unzen sehr dunklen Blutes. Eisblase auf den Kopf. Frottirung der Körperoberfläche mit Essigtüchern. Kaffee mit Aether eingeflösst. Regelmässige rhythmische Reizungen der Inspirationsnerven mittelst des Inductionsapparates.

Mittags 11 Uhr (1 Stunde nach dem Beginn der Behandlung) Temperatur in der Achselhöhle 38,4° C., die Haut fühlt sich jetzt trocken und warm an. Puls ist jetzt fühlbar, aber noch nicht zählbar. Resp. noch immer oberflächlich, unregelmässig. Der Effect der faradischen Reizung manifestirt sich bei vollkommen erhaltener Reizbarkeit der Phrenici und ihrer Genossen durch kräftige Erweiterung und Hebung des Thorax mit entsprechendem ergiebigen und lauten Einströmen von Luft, jedoch hält die Wirkung noch nicht vor. Deshalb fortgefahren! Noch ein Aderlass von 6 Unzen.

Mittags 12 Uhr. Puls ist jetzt kräftiger und fühlbarer (circa 130 Schl.). Temp. 38,6° C. — Noch immer dieselbe tiefe Benommenheit des Sensorium. Ammoniak unter die Nase gehalten ruft keine Reaction hervor.

Ausser der faradischen Reizung der Phrenici, welche natürlich mit Intervallen, aber regelmässig fortgeführt wird, wird eine kalte Uebergiessung im warmen Bade angestellt. Patientin respirirt hierbei einige Male tief, hebt die Augenlider etwas, versinkt aber sofort wieder in Coma. Senfteige auf Brust und Waden.

Mittags 2 Uhr. Puls nicht zählbar, kleiner. Temp. 38,3. Respir. 44, oberflächlich, Rasseln geringer. Erbrechen von sauer riechendem und ebenso reagirendem Schleim nebst einigen braunen Speisebröckeln. Percussion des Thorax normal, Auscultation ergiebt rechts hinten unten reichliches Rasseln. Ordin. Liq. Ammoniac. anisat. stündlich gtt. x. Zweistündlich 1 Esslöffel Wein und Camphor. gr. v.

Nachmittags 4 Uhr. Temper. 38,3, Respir. 40. Die Unempfindlichkeit gegen Reize, selbst gegen den kräftigen, faradischen Strom dauert fort. Unterkiefer fest an den Oberkiefer gepresst, so dass der Mund behufs Einbringung von Medicamenten gewaltsam geöffnet werden muss. Augenlider geschlossen. Hebt man dieselben, so sieht man beide Bulbi sich ganz regelmässig — wie Pendel — von rechts nach links und umgekehrt bewegen.

Abends 6 Uhr. Temp. 37,9. Puls fühlbar aber nicht zählbar. Im Uebrigen derselbe Zustand. Kalte Uebergiessung im warmen Bade.

Nachts 3 Uhr. Temp. 38,1, Puls 112, Respir. 36. Die Sensibilität der Haut kehrt wieder, Patientin verzieht das Gesicht beim Aufsetzen der Electroden am Halse schmerzlich, und versucht nach denselben zu greifen.

13. I. Morgens 7 Uhr. Temper. 38,6, Puls 120, Respir. 36. Die Unbesinnlichkeit dauert an, jedoch tritt auf das Einführen eines Federbartes in die Nase Niesen ein und eine verdriessliche Miene mit Hin- und Herwenden des Kopfes. Die Bulbi gehen noch immer pendelförmig hin und her. — Eine kalte Uebergiessung im warmen Bade hat nur wenige tiefe Athemzüge im Gefolge. Percussion des Thorax normal, Auscultation ergiebt links hinten unten helles kleinblasiges Rasseln, sonst überall vesiculäres Athmen.

Das Schlingen der Nahrung (Milch mit Eigelb abgequirlt) sehr beschwerlich, häufiges Fehlschlucken.

Mittags 1 Uhr. Temp. 37,8; Puls 112, Respir. 28. Die Respiration ruhiger, tiefer und regelmässig und ohne Rasseln. Die Farbe der Haut und Schleimhäute besser. Patientin ist noch immer bewusstlos und schlingt sehr schlecht. Der Inductionsapparat wird jetzt — nach mehr denn 24stündiger Anwendung der künstlichen Respiration — in Ruhe gesetzt.

Abends 6 Uhr. Temp. 38,3, Puls 104, Respir. 32. Ordin. Acid. phosphor. (ʒj ad ʒvj) stündlich 1 Esslöffel.

14. I. Morgens 8 Uhr. Temperatur 39,9, Puls 120, Respir. 52. Die Respiration ist nicht nur frequenter, sondern auch oberflächlicher als gestern. Die Scaleni werden dabei nicht gespannt. Puls voller, regelmässig und an der Arter. radial. gut zählbar. Haut trocken, heiss. Unbesinnlichkeit dauert an, jedoch reagirt Patientin auf Reize.

Abends 6 Uhr. Temp. 40,3, Puls 120, Resp. 52. Am Thorax links hinten unten gedämpfter Percussionsschall, hie und da schwaches bronchiales Athmen und helles Rasseln, rechts hinten unten tympanitischer Schall. Einzelne Hustenstösse schaffen Sputa herauf, jedoch werden dieselben wieder verschluckt.

15. I. Morgens 8 Uhr. Temperatur 40,3, Puls 124, Resp. 56, Respiration oberflächlich, Puls klein. Leichte icterische Färbung der Haut und Schleimhäute. Urin, mittelst Catheter entnommen, zeigt dunkelbraune Farbe, Gallenfarbstoff, kein Eiweiss. Physikalische Erscheinungen dieselben. Ordin. Chinin gr. v 2stündlich.

Mittags 1 Uhr. Plötzlicher Collapsus, Puls nicht mehr fühlbar. Respir. 56, äusserst kurz, Mm. scaleni nicht gespannt. Pupillen weit, die Bulbi ruhig stehend.

Ohne dass die Besinnung zurückgekehrt wäre, ohne dass Reizerscheinungen sich gezeigt hätten, trat unter fortschreitendem Collapsus um 2 Uhr Nachmittags der Tod ein.

Die Section 19 Stunden p. m. ergab in Kürze Folgendes: beträchtliche Hyperämie des Gehirns und der Hirnhäute. An der äussern Seite der Grosshirnhemisphäre eine intermeningeale Blutung von 2″ Längen- und ½″ Breiten-Ausdehnung. In der weissen Substanz der rechten Hemisphäre, sowie im linken Corp. striat. je ein Pflaumenkerngrosser, mit kleinen Apoplexien umsäumter Erweichungsheerd. Ecchymosen auf den Pleuren beider Lungen. Atelectase beider unteren Lappen, besonders ausgedehnt links. Diphtheritisches Exsudat auf der Schleimhaut des weichen und harten Gaumens, des Zungengrundes und des Kehlkopfes, des Colon und des Rectum. Gefässe des Mesenterium stark injicirt.

Die Wirksamkeit der künstlichen Respiration bewährte sich

auch bei dieser schweren Narcose trotz des ungünstigen Aus-
ganges. Nach mehr denn 24 stündiger Reizung der Phrenici
war die Respiration, welche Anfangs trotz der consequenten
Reizung nicht in Gang zu bringen war, vollständig geregelt und
der Beweis geliefert, dass die andauernde Bewusstlosigkeit nicht
mehr auf der mangelhaften Thätigkeit der Lungen beruhe, sondern dass ausser der Anhäufung der deletären Gase (Kohlenoxyd-
gas, Grubengas, Kohlensäure) im Blute auch noch erhebliche
Veränderungen im Gehirn derselben zu Grunde liegen müssten.

**Schwere Betrunkenheit mit completer Erstarrung durch Frost.
Rückkehr normaler Respiration und auch des Bewusstseins
nach mehrstündiger Faradisation.**

D. O., Fuhrknecht, blieb bei hartem Froste schwer betrunken auf
der Chaussée liegen und wird spät Abends völlig erstarrt und anscheinend leblos ins Universitätskrankenhaus transportirt, nachdem ausserhalb desselben von einem herzugerufenen Arzte die verschiedensten Belebungsversuche fruchtlos angestellt waren.

Die sofort begonnene rhythmische Faradisation der Phrenici und
ihrer Genossen erzielte bei intacter Reaction derselben tiefe und ergiebige Inspirationen, welche von rascher Wiederkehr des Pulses gefolgt
waren. Nachdem mehrere Stunden mit dem faradischen Strom gearbeitet war — leider fehlen genauere Notizen —, kehrte auch das Bewusstsein zurück, nicht jedoch, ohne dass sich die Wirkung des Alkohol in
drastischer Weise äusserte. Die erste Aeusserung des Bewusstseins war
nämlich der Ruf nach Schnaps!

Der Kranke konnte am nächsten Mittag, wenn auch noch mit
starkem Kopfschmerz behaftet, wieder entlassen werden.

Die künstliche Respiration wurde ferner mit günstigem Erfolge im Greifswalder Universitätskrankenhause in einigen Fällen
von bedrohlicher Respirationsstörung bei Gehirnapoplexie, Ge-
hirnerweichung und urämischer Intoxicationen in Anwendung
gebracht.

Negative Resultate erhielt ich bei dem Versuch der Phrenicus - Reizung in 5 Fällen von gewaltsamem Tode, wo indessen
seit dem Eintritt der Apnoe zu viel Zeit vergangen war.

Ungünstig war ferner nach Oppenheimer's [1]) kurzen

---

1) Oppenheimer, Lehrbuch der physik. Heilmittel Heft 1, p. 157.

Angaben der Ausgang in einem Falle von Opiumvergiftung auf
Hasse's Klinik, obgleich die künstliche Respiration durch Reizung der Phrenici 3 Stunden lang unterhalten werden konnte.
Nach Ablauf dieser Zeit gelang es nur noch durch Einbringung
der einen Electrode in den äusseren Gehörgang die Respiration
für eine halbe Stunde zu erhalten.

Ungünstig war ferner der Ausgang in zwei Fällen von
Kohlendunstvergiftung, über welche Mosler [1]) kurz berichtet:

Zwei Dienstmädchen hatten Abends die Klappe eines grossen, stark-
geheizten Ofens in einem sehr kleinen Schlafzimmer zu früh geschlossen
und während der ganzen Nacht bis andern Morgens 8 Uhr im Kohlendunst gelegen. Der hinzugerufene Arzt fand beide in comatösem Zustande mit beschleunigtem Pulse, verlangsamter, dabei aussetzender
Respiration, erweiterten Pupillen. Vor allem wurden zur ausgiebigen
Lüftung des Zimmers Fenster und Thüren geöffnet, beiden Patienten
alsdann ein Aderlass von 10 Unzen gemacht und zahlreiche Reizmittel,
insbesondere auch der inducirte electrische Strom sehr
energisch angewandt. Die Belebungsversuche waren bis 3 Uhr fortgesetzt worden, als Mosler um diese Zeit zugezogen wurde. Er fand
beide in tief comatösem Zustande mit kleinem beschleunigtem Pulse,
kühlen Extremitäten, langsamer Respiration. Bei der einen Kranken
waren als Zeichen beginnenden Lungenödems zahlreiche feuchte Rassel-
geräusche zu hören, die über die oberen und unteren Lungenpartien gleichmässig verbreitet waren. Nachdem M. vergeblich noch einige Reizmittel
versucht hatte, nahm er bei beiden die Transfusion defibrinirten Blutes
vor. Die eine Kranke, bei der schon Zeichen von Lungenödem vorhanden waren, zeigte gar keine Veränderung im Befinden nach der Transfusion; bei ihr nahm das Oedem rasch zu und erfolgte der Tod nach
5 Stunden. Bei der andern kehrte unmittelbar nach der Transfusion das
Bewusstsein momentan zurück, so dass sie auf das Rufen ihres Namen
antwortete, auch wurde der Puls kräftiger und langsamer, das Athmen
regelmässig. Doch war der Erfolg nicht dauernd. Schon nach einer
Stunde war der Zustand der frühere; alsdann gesellte sich Lungenödem
hinzu und erfolgte der Tod nach 8 Stunden.

Diese Fälle werden von Mosler selbst als verzweifelte und
besonders ungünstige bezeichnet.

Ungünstig endlich quoad vitam, aber ebenso beweisend für
die vortreffliche Einwirkung der Phrenici-Faradisation auf die
Herstellung der Respiration, wie die oben von mir mitgetheilte

---

1) Berliner klinische Wochenschrift 1866. Nr. XIX.

Beobachtung O s k e war der Verlauf in einem Falle, welchen
Möller bei Friedberg [1]) veröffentlicht [2]).

„Ein 13jähriger Knabe hatte mit 2 andern in einem mit Kohlendunst erfüllten Zimmer geschlafen und wurde um 8 Uhr Morgens noch
lebend gefunden, während die beiden andern bereits gestorben waren.
Der Kranke lag tief bewusstlos mit fest geschlossenem Munde, vor den
von Zeit zu Zeit etwas weisser Schaum trat, ab und zu in tetanischer
Streckung des ganzen Körpers, mit 44 Athemzügen, einem an der Radialis kaum fühlbaren Puls von 160, dumpfen Herztönen und einem Herz-
schlage, der an der vorderen Thoraxwand als ein diffuses Zittern zu
sehen, aber nirgends als markirter Stoss zu fühlen war. Das Gesicht,
überhaupt die Haut war blass, die Temperatur nicht zu beurtheilen,
da man den Patienten schon eine Viertelstunde mit kaltem Wasser ab-
gerieben und der frischen Luft ausgesetzt hatte. Die Augen waren geschlossen, die Pupillen bald erweitert, bald zogen sie sich mässig zusammen, doch unabhängig vom Lichtreiz, so dass mitunter beim Heben
der Augenlider Dilatation eintrat. Die Reflexthätigkeit war nur sehr
gering. Berühren der Wimpern oder der Cornea bewirkte zum ersten
Mal leichtes Blinzeln, bei Wiederholung schon nicht mehr. Das Schlingen war, selbst wenn es gelang, einen Theelöffel zwischen die Zähne
zu bringen, äusserst erschwert. Die Flüssigkeit kam in die Luftwege
und bewirkte Rasseln und' noch stärkere Athemnoth, aber keinen eigentlichen Husten. Es wurde ein Aderlass gemacht. Das Blut floss gut
und zeigte eine kirschrothe, etwas hellere Farbe als gewöhnliches Venenblut. Da bei der Dünne der Vene der Strahl nur schwach war,
tauchte ich zur Beförderung des Ausflusses sehr bald den Arm in warmes Wasser, kann daher die Menge des ausgeflossenen Blutes nur ungefähr auf 6 Unzen angeben. Unter dem Ausfliessen hob sich der Puls
merklich und fing erst später wieder etwas zu sinken an, Frequenz 148.
Die Herztöne wurden deutlicher, das diffuse Erzittern der Thoraxwand
in der Herzgegend verschwand, ohne dass freilich ein Choc fühlbar
wurde. Athmen unverändert. Senf- und Meerrettigteige zogen, riefen
aber keinerlei Empfindungsäusserungen hervor, ebensowenig ein Caute-
rium auf die Brust. Ammon. caust. unter die Nase gehalten rief sofort
starke Schleimsecretion und dadurch stärkeres Rasseln und vermehrte
Schaumbildung beim Athmen, auch für einige Minuten gesteigerte Fre-

---

1) Vergiftung durch Kohlendunst, klinisch und gerichtsärztlich dargestellt. Berlin 1866. pag. 169 ff.

2) Im Interesse des Raums habe ich einige für den Inhalt unwesent-
liche Abkürzungen an der Krankheitsgeschichte vorgenommen; im
Uebrigen gebe ich sie mit Möllers Worten.

quenz der Athemzüge hervor, aber keine Spur eines Reflexaktes. Ein
Versuch, einige Tropfen Liqu. Amm. caust. in einem Löffel Wasser ein-
zuflössen, bewirkte einen so bedenklichen Erstickungs-Anfall, dass von
einer Wiederholung nicht die Rede sein kounte. Dagegen wurde dasselbe Medikament ein Paar Mal mit Hülfc eines Catheters durch den
untern Nasengang eingespritzt, ohne indessen eine sichtliche Wirkung
hervorzurufen.

Mittags 1 Uhr war der Puls wieder 160 und äusserst klein, übrigens der Zustand unverändert. In einem vorbereiteten warmen Bade
wurde eine kräftige kalte Uebergiessung gemacht. Die Reaction war
ziemlich lebhaft. Patient versuchte sich aufzurichten und stiess einige
Laute aus. Einige Minuten darauf war der Puls 140 und bedeutend
kräftiger. Frische Luft, Reibungen. Senfteige liess man in kurzen
Pausen einwirken.

Abends 8 Uhr war der Kopf roth, die Backen glühend roth geworden, während der Puls wieder 160, sehr klein und die Extremitäten
kühl waren. Die Respiration war insofern erschweit, als man das Zwerchfell arbeiten sah, die Inspirationen waren kurz und die Hervorwölbung
der obern Bauchwand nur sehr gering. Die tetanischen Krampfanfälle
kamen häufiger und während derselben fand zuerst eine starke Beschleunigung der Athembewegungen und schliesslich momentan eine gänzliche
Unterbrechung derselbeu Statt. Die Zählung der Athemzüge gab wegen
dieser Unregelmässigkeit sehr abweichende Resultate; sie schwankten
zwischen 28 und 40. Das Schlingeu war nicht leichter, nur ein oder
zweimal war ein wenig Wasser hinabgeschluckt worden. Urin unbewusst
abgegangen. Es wurden erstens Eisumschläge auf den Kopf gelegt, von
Neuem Senfteige auf Brust und Extremitäten verorduet, dann aber
die Faradisation der Nn. phrenici ganz in der Weise voll-
zogen, wie dies von Ziemssen augegeben ist. Der Strom des
Inductionsapparates war stark genug, dass Schleifen desselben durch die
Plexus brachialis und die Nn. accessorii gingen uud sich durch Zusam-
menziehen der von ihnen versorgten Muskeln verriethen. Auch die Nn.
recurrentes schienen meistens mit erregt zu werden, denn die Mehrzahl
der Inspirationen ging unter einem leicht krähenden oder schluchzen-
den Tone vor sich, den ebenfalls schon Ziemssen beobachtet hat.
Der unmittelbare Erfolg der Faradisation war ein unver-
kennbar günstiger; die Contractionen des Zwerchfells wurden sofort kräftiger, die Inspirationen ausgiebiger. Wenn
während einer Reihe von 18—20 Athemzügen die Faradisation ausgeführt worden war, so trat fast jedesmal eine der oben beschriebenen
Krampfanfälle ein, welcher durch die Electricität nicht überwunden,
sondern eher gesteigert zu werden schien, also zur Unterbrechung ihrer
Anwendung nöthigte. Nichtsdestoweniger dauerte die günstige
Einwirkung auf die Zwerchfellsthätigkeit nach Aufhören

des Krampfes fort, und erst nach etwa halbstündiger Pause war eine wiederholte Application des Stromes nöthig. Die ganze Nacht hindurch wurde so mit periodischer Faradisirung der Nn. phrenici fortgefahren, die kalten Umschläge dagegen waren bald weggelassen worden, da die Kopfcongestion schon nach einigen Stunden verschwunden war.

Am Morgen des 7. Februar hatte die Respiration sich dauernd gebessert. Obschon die Faradisirung schon seit Tagesanbruch unterblieben war, arbeitete das Zwerchfell kräftiger, als am Abend vorher; es erfolgten 28—30 Athemzüge p. M. Dagegen war der Puls noch kleiner geworden, 168, der Herzschlag und die Töne schwach. das Gesicht wieder bleich, die Körpertemperatur wieder kühl, auch an den der frischen Luft nicht unmittelbar ausgesetzten Theilen. Von Bewusstsein keine Spur, ein dünner Stuhlgang unwillkürlich, ein Paar Löffel Thee waren mit Mühe eingeflösst worden. Die Krämpfe erschienen seltener und minder heftig. Die Augäpfel wurden stundenlang pendelartig in der Horizontale hin und her bewegt, die Pupillen ganz ohne Zusammenhang mit dem Lichtreiz bald erweitert, bald zusammengezogen. Der geringe Rest der Reflexthätigkeit schien gänzlich erloschen.

Unter diesen Umständen wurde die Transfusion beschlossen, allein in Folge mannichfaltiger Hindernisse erst um 6 Uhr Abends vorgenommen. Eine kurz vorher angestellte kräftige Uebergiessung wirkte offenbar ungünstig, weder reagirte der Kranke auf den Eindruck der Begiessung selbst, noch hob sich der Puls, im Gegentheil wurde er fast unfühlbar klein und die Gesichtszüge verfielen sichtlich. Die Transfusion von 6 Unzen frischen, erwärmten, defibrinirten Blutes zeigte keinen Erfolg; der Collapsus schritt fort, der Tod erfolgte $2\frac{1}{2}$ Stunden darauf.

Die Section ergab: Das Venenblut nicht hellroth, sondern eher dunkler als gewöhnlich. Die Lunge dunkelrothblau, stark ausgedehnt, sehr blutreich. Wässriger rother Schleim, mit viel Luftbläschen vermischt, tritt bei Druck auf die Lunge in die Luftröhre. Die Schleimhaut der letzteren stark injicirt, in beiden Pleurasäcken viel Wasser, auf dem Herzen mehrere punktförmige Ecchymosen. Die rechte Herzhälfte, die grossen Venen des Halses und der Brust und die Art. pulmonalis strotzend mit flüssigem Blut erfüllt; die linke fast leer. In der Bauchhöhle etwas Serum; Leber, Nieren und Milz blutreich, letztere vergrössert. Die Kopfschwarte blass, die Sinus stark mit flüssigem Blute angefüllt, die Gefässe der Pia bis in die feinsten Verzweigungen gefüllt, die Plexus blutreich; in den Seitenhöhlen kein Wasser. Sonst weder am Gehirn noch an den übrigen Organen etwas Regelwidriges.

Dieser Fall, der in mancher Beziehung eine so grosse Aehnlichkeit mit meinem Fall Oske hat, ist auch ebenso wichtig, wie der ebengenaunte zur Entscheidung der Frage, ob bei schwerer Kohlendunstvergiftung die künstliche Respiration zur Beseitigung der dringendsten und wichtigsten Gefahren allein ausreiche. Diese Frage muss vorderhand verneint werden, da uns gerade diese Fälle zeigen, dass die Kranken trotz des Ansprechens der Phrenici und Genossen, trotz geregelter Athmung doch an den Folgen der Intoxication zu Grunde gingen, und zwar Möller's Kranker nach 48 Stunden, meine Kranke Oske am 4. Tage nach geschehener Vergiftung.

In solchen schweren Fällen scheint die von Hoppe-Seyler, Kühne, Hermann u. A. nachgewiesene chemische Verbindung des Kohlenoxyds mit dem Hämoglobin unter Verdrängung des Sauerstoffs in so ausgedehnter Weise stattgefunden zu haben, dass die Zufuhr neuen Sauerstoffs, wenn auch durch denselben ein Theil des im Blute angehäuften Kohlenoxyds in Kohlensäure verwandelt [1] und dadurch zur Ausscheidung gebracht wird, doch an dem ungünstigen Verlaufe Nichts ändert. Gewiss ist es in solchen Fällen rationell, einen Theil des chemisch veränderten Blutes zu entfernen und durch normales Blut auf dem Wege der Transfusion zu ersetzen, allein wir dürfen nicht übersehen, dass auch dieser Blutumtausch sich in schweren Intoxicationen, soweit die bisherigen Beobachtungen reichen, schliesslich erfolglos erwiesen hat, wie gerade in den oben angeführten Beobachtungen von Möller und Mosler, in denen auch die faradische Respiration fruchtlos angewendet wurde; ferner auch in dem von Sommerbrodt [2] aus der Breslauer medicinischen Klinik und von Fischer [3] aus Traube's Klinik veröffentlichten Fällen, in denen die künstliche Respiration überhaupt nicht versucht wurde.

Dass die künstliche Respiration bei schweren Kohlendunstvergiftungen nutzlos und überflüssig sei, wird jedenfalls durch die vorliegenden Beobachtungen nicht erwiesen, vielmehr war — abgesehen von der ausgezeichneten Wirkung derselben in

---

1) Vergl. Pokrowsky, Centralblatt f. d. medic. Wissenschaften 1864, p. 697, Hoppe-Seyler ebendaselbst 1865, p, 52 und Masia, Virchow's Archiv Bd. 34. pag. 439.

2) Bei Friedberg, die Vergiftung durch Kohlendunst p. 166.

3) Ebendaselbst pag. 175.

meinem ersten Falle — der günstige Effect, was die Reguliruug der Respiration anlangt, in meinem zweiten sowie in Möllers Falle sehr eclatant und gewiss nicht ohne Einfluss auf die Verlängerung des Lebens. Für die nächste Folge dürfte sich als Richtschnur aufstellen lassen, dass, wenn trotz der Regulirung der Respiration, sei es nun durch die Faradisirung der Phrenici, sei es in Ermangelung eines Apparates durch die Marshall-Hall'sche Methode, ein gefahrdrohender Zustand fortbesteht, unverweilt zur Transfusion geschritten und dieselbe im Nothfalle wiederholt werde.

Ueber den Nutzen des von Klebs empfohlenen Ergotins liegen bisher Beobachtungen an Menschen nicht vor, jedoch würde dasselbe immerhin bei relativ kräftiger Herzthätigkeit zu versuchen sein.

Erscheint somit die faradische Respiration bei schweren Kohlendunstvergiftungen unentbehrlich, so ist dies noch weit mehr der Fall bei der Chloroformasphyxie, bei Vergiftungen durch Leuchtgas, Kohlensäure und andere Gifte, welche zunächst und vornehmlich durch die Beschränkung oder Sistirung der Respiration das Leben bedrohen. Friedberg hat den ausgezeichneten Erfolg der Faradisation des Zwerchfells bei Chloroformasphyxie noch ein zweites Mal im Jahre 1861 zu constatiren Gelegenheit gehabt, jedoch den Fall bisher nicht im Detail veröffentlicht, sondern nur in seiner Arbeit über die Kohlendunstvergiftung kurz angeführt [1]. Friedberg wendet sich bei dieser Gelegenheit gegen Remak's gänzlich unmotivirte Verdächtigungen meiner Methode, und insbesondere gegen die Anschuldigung, dass die Faradisirung der Phrenici zu einer Lähmung derselben führen könne [2]. Ich halte es für überflüssig, auf diese weder durch experimentelle noch durch klinische Thatsachen gestützte Behauptung Remak's noch einmal einzugehen, sondern beziehe mich einfach auf die Entgegnung, welche mir der gehässige und von Verdrehungen des Sachverhaltes strotzende Angriff Remak's vor Jahresfrist abnöthigte [3].

1) Vergiftung durch Kohlendunst pag. 153.
2) Sitzung der Berliner medic. Gesellschaft v. 8. Febr. 1865. Deutsche Klinik 1845. Nr. 12. Berlin. klin. Wochenschrift 1865. N. 13.
3) Die rhythmische Faradisirung der Nervi phrenici und ihrer Genossen

Von entschiedener Bedeutung für die weitere Entwicklung der Frage sind die Versuche mit der faradischen Respiration beim

Scheintod der Neugebornen,

welche wir Pernice [1]) verdanken, gewesen.

Pernice hatte Gelegenheit, die faradische Respiration in 5 Fällen tiefsten Scheintodes anzuwenden. In 2 Fällen war das Resultat ein ungünstiges. Im ersten waren bereits 10 Minuten nach der Geburt des durch die Wendung und Extraction zu Tage geförderten Kindes die Herzpulsationen, die von vorn herein sehr schwach und selten gehört wurden, nicht mehr vernehmbar, und eine Reaction von Seiten des Phrenicus war nicht zu bemerken.

In einem zweiten, wo das Kind unter ähnlichen Verhältnissen in der Poliklinik scheintodt geboren wurde, gelang wegen völligen Mangels eines passenden Lagers die Application der Conductoren auf die Phrenici nicht; leichte Contractionen in den Muskeln des Arms stellten sich ein, doch hörten nach Verlauf von zwanzig Minuten die Herzpulsationen auf.

Dagegen gelang es Pernice, in 3 Fällen Athembewegungen und vollständige Belebung zu Stande zu bringen.

Im 1. Falle waren gegen 6 Uhr Abends regelmässige Wehen eingetreten, und hatten bis 8 Uhr den Muttermund bis zu Thalergrösse erweitert, als das Fruchtwasser abfloss. Nach einer kleinen Pause trieben kräftige Wehen den Kopf bis auf die Bodentheile des Beckens, vermochten aber 5 Stunden lang nicht, den von der Grösse des Kopfs und den Weichtheilen gesetzten Widerstand zu überwinden. Wegen Abnahme der Frequenz des Fötalpulses wurde deshalb um $1\frac{1}{2}$ Uhr Morgens die Zange angelegt und der Kopf entwickelt. Das Kind, 8 Pfund 29 Loth schwer, war tief scheintodt, schlaff, der Körper mit Ausnahme der Stirn und des mit einer beträchtlichen Kopfgeschwulst bedeckten Scheitels blass; Puls in der Nabelschnur nicht mehr zu fühlen, die Herztöne schwach und selten; Hautreize zeigten sich völlig wirkungslos. Anwendung des Inductionsapparates.

---

bei Asphyxien und Herr Remak als Kritiker. Deutsche Klinik 1865. Nr. 17.

1) Greifswalder medic. Beiträge Bd. II, p. 1 ff.

Nach einigen Versuchen gelang es, den N. phrenicus auf beiden Seiten zu treffen und eine Contraction des Zwerchfells herbeizuführen. Eine zweite wurde nach ungefähr 2 Minuten bewirkt. Darauf wurde das Kind in warmes Wasser gebracht
und nach Ablauf einiger Minuten die Reizung wiederholt. Nach
10 maliger Anwendung des Stroms, also ungefähr nach Ablauf
von $\frac{1}{2} - \frac{3}{4}$ Stunde trat die erste selbstständige Inspirationsbewegung auf, die sich nach kurzer Zeit wiederholte. Hautreize
zeigten jetzt Wirkung und wurden zur vollständigen Belebung
benutzt. .

Im zweiten Fall trat tiefer Scheintod in Folge einer schwierigen Extraction nach vorausgegangener leichter Wendung ein.
Grund zur Extraction waren Inspirationsbewegungen der Frucht
bei gleichzeitiger schneller Abnahme der Frequenz der Nabel-
schnurpulsationen. Hier vergingen bis zur vollständigen Herstellung einer regelmässigen Respiration beinahe $1\frac{1}{2}$ Stunden und
15—20 Mal musste die Anwendung des Stroms erfolgen.

Endlich wurde in einem dritten Falle der nach einer über-
stürzten Geburt eingetretene sehr tiefe Scheintod durch die Reizung der Phrenici beseitigt. Die Geburt hatte unter unausgesetz-
ter Wehenthätigkeit nach Abfluss des Fruchtwassers bei $\frac{3}{4}$ Zoll
geöffnetem Muttermunde bis zur Ausstossung nicht ganz eine
Stunde gedauert. Das Kind trug alle Zeichen des sogenannten
anämischen Scheintods an sich und nur bei sorgfältiger Untersuchung vermochte man den sehr schwachen Herzschlag zu hören. In der oben beschriebenen Weise angewendet leistete auch
hier der Apparat seine Wirkung und nach $1\frac{1}{4}$ Stunde waren
regelmässige Athembewegungen herbeigeführt.

———

Wenngleich mir meine eigenen Beobachtungen die Ueberzeugung gegeben haben, dass die künstliche Respiration durch
rhythmische Reizungen der Phrenici und ihrer Genossen alle
übrigen Methoden der Behandlung der Apnoe in der Schärfe
der Indication, in der Einfachheit und Unschädlichkeit des Verfahrens, sowie endlich in der Schnelligkeit und Sicherheit des
Effectes übertrifft, so halte ich doch auf der andern Seite eine
weit grössere Anzahl und Mannigfaltigkeit der Beobachtungen,
als die der vorliegenden ist, für nothwendig, um das Urtheil zu

sichern. Ich habe die sämmtlichen bisher veröffentlichten Beobachtungen nur aus dem Grunde in extenso mitgetheilt, weil ich hoffe, dass die einfache Darlegung des Standes der Frage die praktischen Aerzte zu eigenen Versuchen anregen wird. In der That hat Niemand häufiger Gelegenheit, an Scheintodten zu experimentiren, als der beschäftigte praktische Arzt. Er wird sofort nach Entdeckung des Unglücksfalles gerufen, und ist, da er ja fast immer schon durch den citirenden Boten von dem Schreckenverbreitenden Ereignisse einer Kohlendunstvergiftung, eines Selbstmordes u. dgl. Mittheilung erhält, in der Lage, durch denselben Boten den Inductionsapparat an Ort und Stelle zu schaffen und sofort ohne weitere Vorbereitungen die Reizung der Phrenici pp. zu beginnen. Kein Arzt, der öfter in der Lage war, Wiederbelebungsversuche an Asphyktischen anzustellen und die relative Unwirksamkeit der gangbaren Wiederbelebungsmethoden zu erproben, wird sich nach dem ersten erfolgreichen Versuche mit der faradischen Respiration des Bewusstseins der Sicherheit und der Macht gegenüber so gefahrvollen Zuständen erwehren können.

Um der Methode Eingang bei den praktischen Aerzten zu verschaffen, halte ich es jedoch nicht für genügend, den Stand der Frage zu kennzeichnen und dem Einzelnen die Möglichkeit zu geben, sich selbst ein Urtheil über die Indicationen und Leistungen des Verfahrens zu bilden, sondern ich halte es auch im Interesse der Sache für nicht unwichtig, auf einzelne Punkte aufmerksam zu machen, welche bei der praktischen Ausübung des Verfahrens von Wichtigkeit sind.

Zunächst ist ein Inductionsapparat unentbehrlich, welcher leicht transportabel und jeden Augenblick ohne Vorbereitungen in Thätigkeit zu setzen ist. Nirgends hat sich mir der grosse Vorzug der Hebevorrichtung an den oben (p. 124 ff.) beschriebenen Stöhrer'schen Apparaten schlagender bewiesen, als bei Unglücksfällen, in denen die künstliche Respiration angewendet werden musste. Diejenigen Aerzte, welche den electrischen Strom nur ab und zu benutzen — und ihrer dürfte wohl die Mehrzahl sein — kennen zur Genüge die Widerwärtigkeiten beim Versuche, den Apparat in Gang zu setzen, das fatale „Nichtgehenwollen" desselben, die Ungleichmässigkeit und die Schwäche des Stromes gerade dann, wenn Alles auf einen sicher und kräftig arbeitenden Strom ankommt. Alle diese Schwierigkeiten und Störungen fallen bei dem Stöhrer'schen Apparate mit Hebevorrichtung weg. Wenn man die oben angegebenen Cautelen (gute Verquickung, Auswaschen der Kohlen etc.) beobachtet, so ist der Apparat stets und zuverlässig leistungsfähig, auch dann, wenn er, nachdem er vielleicht 6—8 Wochen lang nicht gebraucht war, unerwartet zu Wiederbelebungsversuchen benutzt werden soll. Die Hebung der Gläser mit der Säure gegen die Zinkkohlenelemente erzeugt nach 8 wöchentlicher Ruhe eben so sicher einen Strom von hinreichender Stärke, als bei täglichem Gebrauche.

Die Electroden, welche nebst den mit Gummischlauch überzogenen Leitungsschnüren sich stets in dem Kästchen des Apparates befinden müssen, damit im Nothfalle nicht erst jedes einzelne Stück zusammengesucht werden muss, sondern alles Nothwendige im Apparate vorhanden ist, müssen gerade starke Stäbe mit grossen Knöpfen sein, die mit einem 1—1½″ dicken Polster feinen Badeschwammes armirt sind. Die verschiedenen, trotz ihrer Unzweckmässigkeit noch immer gangbaren Schwamm-Zangen, -Klemmen und -Hülsen sind hier ganz besonders unbrauchbar, weil der nicht auf feste Basis gespannte, nach allen Seiten hin vorquellende Schwamm weder ein kräftiges Aufdrücken noch ein sicheres Localisiren möglich macht. Der ausweichende Theil des Schwammes, welcher die Haut leise berührt, reizt nur diese, während in die Tiefe der Strom nur da gelangt, wo der feuchte Leiter durch die metallenen Enden oder Ränder der Electroden fest aufgepresst wird.

Dass ich für die Reizung der Phrenici nicht eine feine Electrode, sondern eine zolldicke Schwammkappe empfehle, hat seinen Grund darin, dass ich für die künstliche Respiration die isolirte Faradisirung der Phrenici nicht für ausreichend halte, vielmehr auch ihre motorischen Genossen für die Inspiration mit in den Kreis der electrischen Strömung gezogen wissen will. Ausserdem gelingt die isolirte Erregung der Phrenici nur dem Geübten, während die Erregung derselben mit grosser Schwammkappe selbst von ganz Ungeübten ausgeführt werden kann.

Ich setze die Electroden, nachdem ich ihre Schwämme in warmem Wasser unter kräftigem Drücken hinreichend durchfeuchtet und die Intensität des Stromes an meiner Haud geprüft habe — es müssen kräftige Contractiouen der Daumeuballen-muskeln dadurch hervorgerufen werden — zu beiden Seiten des Halses über dem uuteren Ende des M. scalenus anticus, am äus-sereu Rande des M. sternocleidomastoideus, deu man etwas nach innen drängen muss, fest auf. Man ist auf diese Weise sicher, nicht blos die Nn. phrenici zu reizen, sonderu auch vermöge der grossen Ausdehuung der Berührungsfläche Contractionen von In-spirationsmuskeln zu erhalteu, welche entweder von dem eintre-tenden Strome unmittelbar getroffen werden (M. scalen. auticus, M. sternocleidomast.), oder deren Nerven ·in das Bereich der Strom-bahn fallen. Von den letztereu hebe ich hervor:

1. Vom **Plex. cervicalis** (ausser dem Phrenicus) die moto-rischen Aeste für deu M. cucullaris, levator scapulae und scale-nus med.

2. Vom **Plex. brachialis**, dessen portio supraclavicularis zum grossen Theile direct gereizt wird, der N. thoracicus ant. für die Mm. pectorales major und minor, der N. thoraci-cus posterior für die Mm. scalenus med., serratus postic. sup. und rhomboidei, endlich der N. thoracicus lateralis für den M. serratus anticus major.

Die Wichtigkeit der genannteu Muskeln für tiefe Iuspira-tioneu, läst ihre Miterregung als sehr wüuschenswerth, ja — An-gesichts der Unerreichbarkeit der Intercostalmuskeln — geradezu als unentbehrlich erscheinen.

Es ist ferner nothwendig, durch einige Gehülfen den Kopf, die Schultern und die Oberarme fixiren zu lasseu, damit die auxi-liären Inspirationsmuskeln, besonders der Serratus antic. maj. und die Pectorales, energisch am Thorax angreifen können, zum Theil auch, um die aus der Reizung derjenigen motorischen Zweige des Plex. brachialis, welche zur Schulter und zum Arme ziehen, hervorgehenden störenden Bewegungen der Oberextremitäten zu paralysiren.

Die Reizung der Zwerchfellsursprüuge, wie dieselbe hier und da versucht, und auch von Friedberg (l. c.) neben ein-seitiger Reizuug des Phrenicus in seinem Falle von Chloroform-Asphyxie angewandt wurde, halte ich für ganz illusorisch, da mir meine Versuche die Ueberzeugung verschafft haben, dass der Strom nicht zu den Zwerchfellsprüngen hindurchdringt.

Die Dauer der einzelnen Reizung sei die einer ruhigen tiefen Inspiration d. h. etwa 2 Secunden. Die Exspiration unterstützt am besten ein Gehülfe durch breiten und kräftigen Druck auf die Bauchwand in der Richtung von unten nach oben. Den Vorschlag, die Exspiration durch faradische Reizung der Bauchmuskeln zu befördern, halte ich deshalb für unpraktisch, weil man bei der Menge der Bauchmuskeln und der grossen Zahl der dieselben versorgenden Nerven nicht im Stande ist, auch nur annähernd eine so kräftige Compression des Bauchinhaltes zu erzielen, als durch mechanisches Eindrücken der Bauchwand und Hinaufdrängen des Zwerchfells möglich ist.

Die Application eines kräftigen schnellschlägigen Stromes ist bei der Gefahr asphyktischer Zustände durchaus nothwendig und hat nach meiner Erfahrung keine Bedenken. Sieht man von der Faradisirung bei den ersten Reizungen keinen Effect, keine Inspirationsbewegungen, so ist eine Steigerung der Stromstärke um so nothwendiger, als die Irritabilität der Athmungsnerven in schweren Asphyxien sehr bald erheblich sinkt.

Nach Versuchen, welche ich in der letzten Zeit an Gesunden angestellt habe, ist der Phrenicus auch für den constanten galvanischen Strom leicht erregbar. In Anbetracht der erfrischenden Einwirkung des Letztern auf ermüdete, für andere Reize unerregbar gewordene Nerven dürfte es daher gerathen sein, den constanten Strom in solchen Fällen von Asphyxie in Anwendung zu ziehen, in denen die Erregbarkeit der Phrenici für den Inductionsstrom bereits erloschen ist oder doch zu erlöschen droht.

Nothwendig ist es, nach einer Anzahl von Reizungen eine Pause eintreten zu lassen, um zu beobachten, ob die spontanen Respirationen wieder in Gang kommen. Nach der Beschaffenheit der natürlichen Athembewegungen hat man die Dauer der Pause einzurichten. Selbstredend muss überdies sofort eine Pause gemacht werden, wenn Husten eintritt, was nach den ersten Reizungen, wenn Secret in den Luftwegen angesammelt ist, zu geschehen pflegt, und als eine günstige Erscheinung anzusehen ist, insofern der Husten die Wiederkehr der Reizempfänglichkeit der Bronchial- und Laryngealschleimhaut anzeigt und überdies tiefe Inspirationen mit sich bringt. Ist nach dem Aufhören des

Hustens die Respiration ungenügend, so wird mit der Reizung der Phrenici und ihrer Genossen wieder begonnen.

Auch bei scheintodten Neugebornen ist, wie P e r n i c e (l. c.) mit Recht hervorhebt, ein schwacher Strom ohne Nutzen, weil bei denselben die Reizbarkeit überhaupt tief gesunken ist und andererseits das Fettpolster einen sehr beträchtlichen Widerstand darbietet. Nach P e r n i c e muss der anzuwendende Strom bei dem versuchsweisen Aufsetzen der Electroden an der eigenen Hand ziemlich kräftige Contractionen der Handmuskeln hervorbringen. Das Neugeborne wird nach P e r n i c e aus dem warmen Bade, in dem es bis dahin verweilt, herausgenommen, in ein gewärmtes wollenes Tuch so eingeschlagen, dass Brust und Arme frei bleiben und auf eine feste Unterlage gelegt. Die Halspartie wird durch Reiben von Vernix caseosa befreit und der Kopf ein wenig rückwärts gebeugt, um Platz für die Electroden zu gewinnen. P e r n i c e räth endlich, bei stärkerer Abkühlung des Kindeskörpers ein warmes Bad zwischen den Reizungen anzuwenden.

Die electrische Reizung der **Nerven und Muskeln des Kehlkopfes** hat in der neuesten Zeit mit der zunehmenden Sicherheit der laryngoscopischen Diagnose und insbesondere mit dem Nachweise der ungeahnten Häufigkeit von Lähmungszuständen sowohl in den einzelnen Kehlkopfsmuskeln als in ganzen Gruppen derselben eine grosse praktische Bedeutung gewonnen.

Man ist in den letzten Jahren vielfach bemüht gewesen, für eine zweckentsprechende Methode der electrischen Behandlung des Kehlkopfes die nöthige Basis zu finden und ist hier zunächst daran gegangen, die **Rami laryngei des Vagus** am Halse aufzusuchen und durch die oberflächlichen Weichtheile hindurch zu reizen. Diese Versuche, bei Kranken angestellt, welche an Störungen in der Function der Kehlkopfnerven oder -Muskeln litten, waren zum Theil von günstigem therapeutischen Erfolge und man schloss daraus, dass die Reizung der genannten Nervenäste gelungen sei. Dieser Schluss ist, wie ich glaube, nicht gerechtfertigt, vielmehr ist trotz der constatirten Heilwirkung erst der Beweis zu liefern, dass es überhaupt möglich sei, die Nervi laryngei superiores und inferiores auf percutanem Wege

mit dem electrischen Strome zu erreichen. Gerhardt[1]) ist bemüht gewesen, den Effect der Reizung auf dem allein zuverlässigen Wege, nämlich mittelst des Spiegels zu controlliren,
allein er gelangte hierbei theils zu ganz negativen, theils zu
zweifelhaften Resultaten. Er fand nämlich an gesunden Versuchspersonen, dass durch Einleitung des inducirten Stromes an
denjenigen Halsregionen, welche dem Verlaufe des Recurrentes
entsprechen, nämlich für die Nn. laryng. superiores die Gegend
der oberen Hörner, für die Nn. recurrentes die der unteren Hörner des Schildknorpels — weder der Glottisschluss, die Spannung
und die Vibration der Stimmbänder sichtbare noch ein Sington
hörbare Veränderungen erfuhr. Dagegen beobachtete Gerhardt
nach beiderseitiger Reizung ein zitterndes, absatzweise erfolgen-
des Wiederauseinanderweichen der Stimmbänder nach dem An-
lauten des Vokals; die Glottis erlangte dabei in einem Falle nur
die Hälfte, in einem anderen drei Viertheile der normalen In-
spirationsweite. Bei einseitiger Reizung beobachtete Gerhardt
dieselben Vorgänge nur an dem Stimmbande der gereizten Seite.

Ich habe diese Erscheinungen bei meinen zahlreichen Versuchen an Patienten und Versuchspersonen aller Art oft gesehen,
kann dieselben aber nicht als Folgen der Recurrens-Reizung,
sondern nur als die Resultate eines Eingriffes am Kehlkopf überhaupt gelten lassen. Ich fand dieses ängstliche und unsichere
Gebahren der Stimmbänder vorzüglich bei empfindlichen ungeübten Personen, aber auch bei sonst Geübten, im Falle ein neuer
überraschender Eingriff am Kehlkopfe oder in dessen Nähe vorgenommen wurde z. B. Aetzen oder Faradisiren oder Galvanisiren, ohne dass bestimmte Kehlkopfnerven oder -Muskeln in den
Kreis gefasst wären.

Wenn ich somit dieses Kriterium für eine gelungene Re-
currensreizung nicht als stichhaltig gelten lasse, so kann ich
auf der anderen Seite bestätigen, dass man für das Gelingen der
Reizung des N. laryngeus superior an der energischen Detraction des Kehldeckels ein sicheres Zeichen besitzt. Dieses Phänomen lässt sich übrigens zuweilen auch von innenher erzielen,
und zwar vom Sinus pyriformis aus, welchen der Ram. internus

---

1) Studien und Beobachtungen über Stimmbandlähmungen. Virchow's
Archiv Bd. XXVII.

des N. laryngeus superior schräg durchzieht, die Schleimhaut zuweilen zu einer Falte erhebend (Plica nervi laryngii, Hyrtl). Der Grund, weshalb es so selten gelingt, die Nn. laryngei inferiores auf percutanem Wege isolirt zu reizen, glaube ich in ihrer tiefen Lage, vorzüglich aber in der Vorlagerung von Muskelstraten suchen zu müssen, deren Contraction das Eindringen der Electrode und des Stromes verhindert. Zu diesen Muskellagen gehören: das Platysma, M. sternothyreoideus und sternohyoideus, omohyoideus, thyreopharyngeus und cricopharyngeus. Die Unzugänglichkeit des N. recurrens wird sehr häufig schon durch den vergrösserten Seitenlappen der Schilddrüse allein bedingt; ferner ist ein starkes Fettpolster am Halse ebenfalls sehr hinderlich für das Eindringen der Electrode in die Tiefe.

Wenngleich nun also nicht geläugnet werden soll, dass es unter besonders günstigen Bedingungen (magerer Hals, kleine Schilddrüse, Platysma nicht nach vorne reichend etc.) möglich sein mag, die Nervi laryngei von der Oberfläche des Halses aus zu isoliren, so entziehen sie sich doch in den meisten Fällen in Folge ihrer tiefen Lage der directen Erregung und ich muss deshalb die percutane Electrisirung derselben, besonders der Recurrentes als eine höchst zweifelhafte und durch kein specielles Kriterium zu controllirende Procedur bezeichnen.

Damit soll natürlich nicht in Abrede gestellt werden, dass man durch percutane Einleitung electrischer Ströme therapeutische Erfolge bei Stimmbandlähmungen und bei Innervationsstörungen aller Art, besonders bei Hysterischen, erzielen könne. Die Beobachtungen von Bamberger, Gerhardt, v. Bruns, Tobold, Meyer, Benedict stellen dies ausser Zweifel — allein man wird sich hier immer auf einem unsicheren und trügerischen Boden bewegen, und an eine specielle Behandlung eines bestimmten leidenden Theils z. B. eines einzelnen gelähmten Muskels oder einer Muskelgruppe mit Strömen von bestimmter Intensität ist natürlich gar nicht zu denken, da wir einerseits bei diesen Proceduren ganz im Unklaren bleiben, ob der Strom überhaupt bis zu dem der Erregung bedürftigen Theile eindringt, und andererseits bei der Vielseitigkeit der Recurrensfunctionen ausser Stande sind, bestimmte Gruppen von Kehlkopfmuskeln z. B. die Glottisschliesser, die Glottisöffner oder die Stimmbandspanner für sich allein in Angriff zu nehmen.

Diese Mängel der percutanen Methode sind in den letzten Jahren nicht von mir allein empfunden, sondern es ist besonders von Duchenne[1]), Mackenzie[2]), Gerhardt[3]) und v. Bruns[4]) die Möglichkeit und Nothwendigkeit einer directen Electrisirung der einzelnen Gebilde vom Pharynx aus hervorgehoben worden. Duchenne's Rathschläge ermangeln noch der laryngoscopischen Basis, während die übrigen der genannten Autoren den Kehlkopfspiegel als Leiter für die operirende Hand empfehlen. Allein auch Gerhardt und v. Bruns schienen über das Vorstadium einzelner Versuche an Kranken nicht hinausgekommen zu sein, während Mackenzie die directe Einwirkung des Stroms durchaus auf die Stimmbänder und Giesskannen beschränkte, ohne die complicirten anatomischen Verhältnisse und die Möglichkeit einer Detaildiagnose und einer derselben entsprechenden Localisirung des Stroms zu berücksichtigen[5]).

Die Mehrzahl der Specialisten auf dem Gebiet der Laryngotherapie und Electrotherapie wie Tobold[6]), Meyer[7]), Benedict[8]) u. A. begnügen sich mit dem percutanen Verfahren wegen der Schwierigkeit der internen Reizung besonders wegen der Reizbarkeit der Rachen- und Kehlkopfschleimhaut. Der letzte der genannten Autoren erklärt die directe Reizung der Kehlkopfmuskeln geradezu für „unnöthig."

---

1) L'électrisation localisée. Ed. II. pag. 90.
2) Morell Mackenzie, On the treatment of hoarseness and loss of voice by the direct application of galvanism to the vocal cords. London 1863. Derselbe in Medic. Times and Gaz. Febr. 7. 1863. Ferner The use of the Laryngoscop pp. London 1865. pag. 101.
3) l. c.
4) Die Laryngoscopie und die laryngoscopische Chirurgie. Tübingen 1865. p. 234 ff.
5) „when the sponge (of the laryngeal galvanizer) is in contact with the vocal cords, the electric current passes through the larynx to the skin externally. By placing the sponge of the galvanizer on the arytaenoid cartilages, both branches of the pneumogastric nerve are stimulated" (!). The use of the Laryngoscop pp. pag. 101.
6) Die chronischen Kehlkopfkrankheiten pp. Berlin 1866. pag. 163.
7) Berliner klin. Wochenschrift 1865. Nr. 22.
8) Medicinisch-chirurgische Rundschau 1864. Nr. 1—3.

Seit mehreren Jahren mit dem Studium dieser Frage beschäftigt, habe ich es mir angelegen sein lassen, zunächst die
Methode an einer Reihe consequent eingeübter Versuchspersonen
zu vervollkommnen und demnächst dieselbe bei den einschlägi-
gen Krankheitszuständen auf ihre Zweckmässigkeit und therapeutische Leistungsfähigkeit zu prüfen. In Betreff der Letzteren
verweise ich auf eine andere Stelle [1]) und beschränke mich hier
auf die· Entwicklung der Methode.

Die directe electrische Reizung der Kehlkopfmuskeln vom
Pharynx aus, welche ich sonst in allen Fällen der percutanen
vorziehe, kommt nur bei einem Muskelpaare nicht in Anwendung, weil dasselbe von aussen her allein und mit Leichtigkeit
zu erreichen ist. Dies sind die **Musculi crico-thyreoidei (recti und
obliqui, Henle)**. Am vorderen Umfange des Halses zwischen Ring-
knorpel und Schildknorpel zu beiden Seiten des Ligamentum conoi-
deum sowohl senkrecht als schräg (von aussen oben nach unten
innen) ausgespannt, werden sie von zwei zu beiden Seiten des Lig.
conoid. aufgesetzten Electroden in kräftige Verkürzung versetzt.
Nicht nur verspürt der in den Zwischenraum eingelegte Finger
eine Annäherung der beiden Knorpel aneinander, sondern es
wird auch ein angeschlagener Sington durch die Contraction
dieser Muskeln, indem sie die Spannung der Stimmbänder vermehren, um etwa einen halben Ton erhöht.

Die isolirte Erregung der inneren Kehlkopfmuskeln vom
Pharynx aus bietet anfänglich grosse Schwierigkeiten dar, und
zwar sowohl für den Operateur als für die Versuchsperson. Bei
dem Ersteren ist Gewandtheit in der Einführung des Instruments
ohne überflüssige Berührung des Zungengrundes und der Rachen-
wandungen, vollkommene Kenntniss der anatomischen Verhältnisse mit specieller Beziehung auf den Zweck der Procedur,
ruhige· und sichere Haltung der Electrodenspitze an der richtigen
Stelle, endlich vor Allem Geduld erforderlich. Bei dem Ver-
suchsobjecte können die anfänglich constant auftretenden lästigen
Erscheinungen, als Vomituritionen, ja selbst Erbrechen, lebhafte Hyperämie der Schleimhaut, Husten, vorübergehende

---

1) Vergl. meine Arbeit „Laryngoscopisches und Laryngotherapeutisches"
im Deutschen Archiv für klin. Medicin Bd, II. Heft 3.

Aphonie etc. nur durch wochenlange consequente Uebung und Gewöhnung beseitigt werden. Bei der nöthigen Ausdauer von beiden Seiten wird übrigens schliesslich eine solche Toleranz dieser empfindlichen Regionen gegen die Berührung mit dem Schwammknöpfchen der Electrode und gegen die Einwirkung des electrischen Reizes erzielt, dass man die Dauer jeder einzelnen Reizung bis zu einer halben Minute ausdehnen kann. Manche meiner Versuchspersonen und Kehlkopfpatienten gelangten dahin, dass sie, während die Electrode z. B. in einem Sinus pyriformis stand, bei geschlossener Kette nicht nur ruhig athmeten, sondern auch Schlingbewegungen vornahmen und Töne anschlugen. Selbstverständlich sind Verschiebungen der inneren Weichtheile während der Einwirkung des Stromes selbst nach langer Uebung meist nicht ganz zu vermeiden, da nicht nur auf dem Wege des Reflexes, sondern auch durch den Strom selber Muskelcontractionen ausgelöst werden. Das im Anfang so sehr störende vollständige Entweichen des Kehlkopfbildes aus dem Spiegel verschwindet schon bei einiger Uebung.

Die Stärke des anzuwendenden inducirten oder galvanischen Stromes bestimmt man am besten mittelst einer unmittelbar vorangehenden Prüfung derselben am Gesicht. Ein Inductionsstrom, welcher deutliche Contractionen am M. frontalis oder Corrugator hervorruft, ein galvanischer Strom von 8—12 Siemens'schen Elementen, welcher schwache Zuckung an den Gesichtsmuskeln erzeugt, genügt bei der Kleinheit der Kehlkopfmuskeln, ihrer oberflächlichen Lage und der Durchfeuchtung der Epitheloberfläche vollkommen.

Als **Laryngo-Electrode** benutze ich eine an einen hölzernen Handgriff angeschraubte, catheterförmig gebogene und bis an die Spitze cachirte Sonde. Die Spitze läuft in ein Knöpfchen aus, welches mit einer schwachen Lage feinen Waschschwammes bedeckt ist. Auch der Excitateur double von Duchenne ist hier in etwas veränderter Gestalt bei doppelseitiger interner Reizung sehr brauchbar. Für den Anfang genügt ein Excitator, wie ich ihn oben (pag. 19) als aus einem englischen Catheter fabricirt beschrieb. Mackenzie's Laryngeal-Galvanizer und v. Bruns' Laryngo-Electrode sind zweckmässig eingerichtet, um die Kette nach Einführung des Instruments durch Fingerdruck auf eine Vorrichtung an demselben beliebig zu schliessen und zu öffnen. Eine solche Vorrichtung ist besonders bei gleichzeitiger Einführung beider Pole in den Pharynx sehr zweckmässig. Wer nicht im Besitz eines solchen Instrumentes ist, lässt die Kette durch einen Assistenten mittelst der zweiten, mit grosser Schwammkappe versehenen Electrode entweder an einer indifferenten entfernten Körperstelle, oder bei therapeutischen Proceduren an der Oberfläche des Kehlkopfes an zweckentsprechenden Stellen schliessen, sobald die Laryngo-Electrode eingeführt ist.

Die Einführung der Letzteren geschieht mit der rechten Hand rasch und ohne die Wandungen des zu passirenden Canals mehr als unvermeidlich zu berühren, während der die Bewegungen controllirende Spiegel von der linken gehalten wird.

Was die nächsten Folgen der Reizung anlangt, so ist Hyperämie der Reizungsstelle und ihrer Umgebung, vermehrte Schleimsecretion, kurzdauernde Heiserkeit, Hustenreiz und Schmerz im Halse unvermeidlich. Diese Erscheinungen verschwinden jedoch meist nach einigen Stunden, auch wohl früher. Der therapeutische Erfolg, wo ein solcher überhaupt erwartet werden kann, giebt sich nach dem Schwinden dieser Nebenerscheinungen kund, verschwindet jedoch nach den ersten Sitzungen meist bis zum nächsten Morgen wieder. Dass die Reizung der Schleimhaut an der hinteren Giesskannenfläche, oder im Sinus pyriform., oder auf den Stimmbändern bei einer lange fortgesetzten Cur zu einer lebhaften Entzündung, Verschorfung oder Verschwärung führen möchte, ist nicht zu befürchten, wenn man von Zeit zu Zeit Pausen von ein bis mehreren Tagen zwischen die täglichen Sitzungen einschiebt. Ich habe selbst bei einer Dauer der Behandlung von mehreren Monaten niemals üble locale Rückwirkungen beobachtet.

Die Localisirung des electrischen Stromes auf die einzelnen Muskeln geschieht nun folgendermassen.

M. arytaenoideus (transversus) ist mit der Electrode am leichtesten zu erreichen. Nachdem die Spitze derselben an der hinteren Fläche der Giesskannen angelangt ist, lässt man die Kette durch einen Gehülfen mittelst der zweiten Electrode irgendwo schliessen. Durch die Verkürzung und Verdickung des M. arytaenoideus wird die hintere Fläche der gegeneinander ge-

pressten Knorpel bauchig vorgewölbt, und es ist deshalb mit
besonderer Sorgfalt darauf zu achten, dass mit dem Eintritt der
Contraction die Electrodenspitze nicht zur Seite abgleitet. Die
durch den genannten Muskel erzielte Juxtaposition der Giesskannen ist eine sehr energische. Mangel oder Unvollständigkeit
derselben in Folge von Paralyse oder Parese des M. arytaenoideus ist eine ebenso wichtige als häufige Ursache von Aphonie
und Heiserkeit, besonders bei Hysterischen; die Diagnose dieses
Zustandes hat selbst für einen wenig Geübten keine Schwierigkeiten.

Der **M. crico-arytaenoideus lateralis** ist in der Tiefe
des Sinus pyriformis, nach hinten zu, in der unmittelbaren Nähe
des äussern Randes der Ringknorpelplatte zu erreichen, jedoch
bedarf es hier schon grosser Uebung und Gewandtheit im laryngoscopischen Localisiren. Man muss mit der Electrodenspitze
direct nach unten Richtung nehmen und dieselbe ziemlich fest
eindrücken, um nach Dehnung der locker gespannten Schleimhaut bis auf den Muskel zu gelangen. Man hat im Anfang
Neigung, mit der Electrodenspitze im Sinus pyriformis zu weit
nach vorne zu gehen: ich warne davor und rathe, lieber den
Bogen der Laryngo-Electrode zu vergrössern, dieselbe mehr zu
strecken und den Griff beim Eindrücken zu senken.

Die Wirkung isolirter Reizung des M. crico-arytaenoideus
lateralis ist schwache Rotation der Giesskanne mit Verstellung
nach vorne und innen, so dass der Proc. vocalis und damit der
freie Rand des Stimmbandes sich der Mitte nähert. Die Glottis
intercartilaginea wird hiervon nur wenig berührt, und zwar nur
insoweit als der Knorpel und besonders dessen Stimmfortsatz
seine Stellung zu seinem Genossen in der beschriebenen Weise
verändert. Lässt man bei andauernder Verkürzung rasch und
tief inspiriren, so entsteht durch die Schwingungen des vor-
springenden aber schlaffen Stimmbandes ein lautes unreines
Schnarren; auch kann man dabei die groben Vibrationen des
Stimmbandes deutlich erkennen.

Der **M. thyreo-arytaenoideus externus** (H e n l e) oder **M.
ary-syndesmicus** (L u s c h k a, M e r k e l), welcher sich unmittelbar an den vorderen oberen Rand des M. crico-thyreod. lateralis
anlehnt, ist ebenso wie der weiter nach innen liegende **M. thy-**

reo - arytaenoideus internus von der Fossa pyriformis aus zu
reizen, nur muss man die Stellung der Electrode derart ändern,
dass man die Spitze nach unten, innen und vorne drängt und
gleichzeitig den Electrodengriff nach oben und aussen d. h. gegen
die obere Zahnreihe und den äusseren Mundwinkel derselben
Seite erhebt.

Der Effect der directen Reizung des M. thyreo - arytaenoideus, welchen ich auf diese Weise erzielte, besteht lediglich in
einer Verziehung des Giesskannenknorpels nach vorne und unten.
Eine Spannung der Stimmbänder kann hierbei selbstverständlich nicht zu Stande kommen, so lange nicht die Giesskanne
durch die Mm. arytaenoid. transv. und crico-arytaenoid. post.
nach innen und hinten fixirt und der Schildknorpel dem Ring-
knorpel durch die Mm. crico-thyreoidei genähert wird.

Man muss sich übrigens bei diesen Reizungen von dem
Sinus pyriformis aus, welche einen relativ kräftigen Druck der
Electrode erfordern, hüten, die mechanische Locomotion nach
innen, welche der leicht bewegliche Giesskannenknorpel nebst
dem dazu gehörigen Stimm-, Taschen- und ary-epiglottischen
Bande durch das Instrument erfährt, für Muskelwirkung zu
halten. Man studire zur Vermeidung dieses Irrthums die Stellung der Giesskanne und der Weichtheile nach Einführung der
Electrode, zuerst bei offener und alsdann bei geschlossener Kette.

Auch von der Glottis aus kann man den beiden Mm. thyreo-
arytaenoideis internis beikommen, wenn man die Electrode während einer Inspiration rasch und sicher bis auf oder zwischen
die Stimmbänder führt. Durch reflectorische Contraction der
Glottisschliesser wird alsdann das Schwammknöpfchen zwischen
den Stimmbändern oder doch zwischen den Taschenbändern ein-
geklemmt und berührt im ersteren Falle die Stimmbänder von
den Rändern her, im andern Falle von oben her. Dieser Erre-
gungsmodus aber wirkt höchst reizend auf die Schleimhaut des
Kehlkopfeinganges ein und darf während einer Sitzung nicht
zu oft wiederholt werden.

Der M. crico - arytaenoideus posticus, der wichtige Dilatator glottidis, liegt auf der hinteren Fläche der Ringknorpelplatte
zu beiden Seiten einer in der Mitte der Letzteren herabziehen-

den Leiste. Je nachdem man nun den rechten oder den linken
Muskel reizen will, gleitet man von der hinteren Fläche der
Giesskanne mit der Electrode entweder nach rechts oder nach
links hinter der Ringknorpelplatte hinab. Man findet an den
Constrictoren Anfangs starken Widerstand und muss häufig eine
Schlingbewegung machen lassen, um die Electrode an die rechte
Stelle hinabgleiten zu lassen. Man kann übrigens auch vom
Sinus pyriformis aus mit der Electrode nach hinten und unten
fortschreiten. Sobald der Muskel sich verkürzt und wölbt, glei-
tet die Electrode leicht zur Seite ab, weshalb die Stellung der-
selben zu überwachen ist.

Der Effect ist schwache Rotation der Giesskanne um ihre
Axe nach aussen und zugleich Verziehung derselben nach hinten
und aussen, so dass die Glottis vollständig geöffnet wird. Lässt
man während der einseitigen Reizung einen Ton anschlagen, so
kommt nur ein unreiner tiefer Ton zu Stande, indem das Stimm-
band der gereizten Seite nicht vortritt, sondern nur das der entgegengesetzten Seite.

Die **Muskeln des Kehldeckels**, welche vom N. laryngeus
superior innervirt werden, nämlich die **Mm. thyreo-** und **ary-
epiglottici** kann man entweder direct durch Aufsetzen auf die
Seitentheile der Kehldeckelbasis oder durch directe Reizung des
Ram. internus N. laryngei superioris auf seinem Wege durch
den Sinus laryngo-pharyngeus in Erregungszustand versetzen.

Der **M. glosso-epiglotticus**, nach Luschka nur die hintere, in der Gegend der Plica glosso-epiglottica am Kehldeckel
stattfindende Endigung einer Anzahl von Bündelchen des M.
longitudinalis linguae superior, dürfte wohl selten Gegenstand
ärztlicher Berücksichtigung sein. Jedenfalls wäre er am Lig.
glosso-epiglotticum leichter als alle bisher genannten Kehlkopfmuskeln zu erreichen.

Der **N. vagus** ist nach der Angabe einiger Autoren vom
Oesophagus aus (Duchenne), nach anderen von der Oberfläche
des Halses her (Semnola, Gerhardt) für die Electrode erreichbar. Das erstere Verfahren bietet besondere Schwierigkeiten, weil man mit dem Excitator im Dunkeln tappt. Das zweite
Verfahren ist leichter, aber von noch zweifelhafterem Werthe,
da bei der tiefen Lage des Vagusstammes, auch wenn man die

geeignetste Stelle (am inneren Rande des M. sternomast. unmittelbar unter dem M. omohyoid.) wählt, doch die Dicke der vorgelagerten Weichtheile die Reizung des Vagus meistentheils, wenn nicht immer, vereitelt. Meine Versuche mit beiden Methoden haben mir bisher keine positiven Resultate ergeben.

Die von der **Pars supraclavicularis des Plex.** brachialis abgehenden motorischen Schulter- und Thoraxnerven lassen sich unter günstigen Umständen alle isolirt reizen, ohue dass die Hauptstränge des Plex. brachialis lädirt werden. Indessen trifft man häufig Individuen, bei welchen dieser oder jener Ast leicht erreichbar ist, während andere durchaus nicht isolirt werden können. Die Verschiedenheit in der Dicke und Beschaffenheit der Integumente, besonders des Fettpolsters, sowie die individuellen Abweichungen in dem Verlaufe dieser zum Theil zarten Nervenzweige erklären diesen Uebelstand genügend. Bei ganz mageren Individuen gelingt es immer am besten, die Schultermuskeln einzeln in Thätigkeit zu setzen, indessen ist immerhin genaue Kenntniss der anatomischen Verhältnisse, Uebung im Faradisiren und der Gebrauch feiner Electroden unentbehrlich.

Der **Nerv. thoracicus posterior** s. dorsalis scapulae ist nicht selten ziemlich nahe unter dem N. accessor. Willisii, dem Rande des M. cucullaris bald näher bald ferner, der Electrode zugänglich (vergl. Taf.) und setzt Contraction im M. rhomboideus und M. serratus postic. super. und somit eine kräftige Heranziehung der Scapula an die Wirbelsäule mit der Richtung nach aufwärts und eine schwache Hebung der oberen Rippen.

Der **Nerv. thoracicus lateralis** s. respiratorius extern. ist nach seinem Durchtritt durch den M. scalen. medius dicht über der Clavicula nicht weit vom Cucullar-Rande (vergl. Taf.) zu erreichen. Die Stelle, an welcher er isolirt werden kann, wechselt; häufig liegt sie etwas höher, selten tiefer, als auf der Tafel angegeben ist. Sehr leicht, ja zuweilen unvermeidlich kommt dabei eine Reizung des oberen (äusseren) Stranges des Plex. brachialis zu Stande, in Folge deren sich zu der Contraction des M. serratus magnus solche im Bereiche des N. axillaris und radialis hinzugesellen.

Die isolirte Faradisirung des N. thoracicus lateralis ruft
eine äusserst energische Verkürzung des **M. serratus anticus
major** hervor. Durch dieselbe wird die Scapula unter Erhebung
ihres Acromialwinkels soweit nach aussen und vorne verschoben,
dass der Raum zwischen Scapula und Wirbelsäule fast doppelt
so breit wird als auf der entgegengesetzten Seite. Der innere
Rand der Scapula steht fest an den Thorax angepresst, während
das Schulterblatt im Uebrigen flügelförmig vom Thorax absteht
und sich an seiner ganzen innern Fläche betasten lässt. Indem
die Clavicula durch die Verschiebung des Acromion nach vorne
und oben erheblich vom Thorax entfernt wird, erscheint die
Infra- und besonders die Supraclaviculargrube ausserordentlich
tief eingesunken, am tiefsten natürlich am Acromialende der
Clavicula.

Der N. thoracic. lateralis ist bei vielen Personen auch in
der Achsel zu isoliren, in welcher er im Verlanfe der Linea
axillaris auf dem M. serratus magnus herabläuft. Dem entsprechend kann man auch von der Achsel aus eine kräftige Contraction des M. serratns magnus erzielen, während die directe
Faradisirung der einzelnen Serratusbündel nur einen höchst ungenügenden Effect giebt, wenn man sich nicht sehr starker
Ströme bedient.

Die Reizung der **Nervi subscapulares** oberhalb der Clavicula gelingt wegen ihrer tiefen Lage nur äusserst selten; dagegen ist in der Achsel nach hinten zu der eine oder der andere
der Nn. snbscapulares zu finden, und jedenfalls der Musc. sub-
scapularis direct zu reizen.

Der **Nerv. thoracicus anterior** ist entweder dicht oberhalb
und hinter der Clavicula — zuweilen ganz ohne gleichzeitige
Reizung des Plex. brachialis —, oder nach seinem Durchtritt
unter der Clavicula am oberen Rande des M. pectoralis major
oder hinter demselben zu treffen (vergl. Taf.). Oft ist er von
dem Clavicular-Ursprung des Pectoralis major ganz bedeckt und
entgeht dadnrch der Reizung vollständig. In diesem Falle wird
die intramusculäre Reizung des Pectoral. major entweder so ausgeführt, dass man die Electrode auf die Mitte der Bündel aufsetzt, weil der Nerv des Pectoral. major auf seinem Laufe nach
abwärts dessen Fasern im rechten Winkel und ziemlich in ihrer

Mitte kreuzt, oder man schiebt die dünne Electrode vom äusseren Rande her tief zwischen Brustwand und Muskel ein. Man
erhält auf diese Weise, da es bei Mageren gelingt die Electrodenspitze bis zur Mitte der inneren Fläche des Pectoral. major,
wo der N. thorac. ant. herabläuft, vorzuschieben, eine weit kräftigere und vollständigere Verkürzung, als durch Aufsetzen der
Electrode auf die äussere Fläche des Muskels.

Durch die energische Contraction der Mm. pectorales wird
der Oberarm kräftig an die vordere Fläche der betreffenden Körperhälfte herangezogen, so zwar dass der Ellbogen in der Linea
mammillaris der betreffenden Seite zu stehen kommt.

Die obere (Clavicular-) Portion des Pectoral. major konnte
ich in ihrer isolirten Wirkung bei zwei Männern betrachten,
denen die ganze untere (Sterno-Costal-) Portion, sowie auch der
Pectoral. minor fehlte (angeboren). Indem ich hier die Electrode
ganz tief unter den Muskel bis an die Clavicula hinaufschob, um
den Nerven zu reizen, setzte die Contraction der Portion bei
hängendem Arme eine Erhebung der Schulter direct nach oben
und ein wenig nach vorn. Derselbe Effect liess sich mit entsprechend gesteigerter Stromstärke durch directe Reizung des
Muskelrudiments mit grosser Electrode erreichen.

Sehr häufig wird bei der Reizung des N. thoracicus anterior der Strang des Plex. brachialis getroffen, aus dem der Musculocutaneus und ein Theil der Medianusfasern entspringen (vergl. Taf.). In diesem Falle gesellt sich zu der Adduction des Armes noch kräftige Beugung des Vorderarmes und
der Hand. Diese schmerzhafte Reizung des äusseren Stranges
vom Plex. brach. lässt sich meist dadurch vermeiden, dass man
die Electrode in schräger Richtung nach innen und hinter den
Rand des Brustmuskels zu schieben sucht.

Die Stämme der Pars supraclavicularis des Armgeflechts
sind für die isolirte Muskel-Erregung nicht zu verwerthen, da
die Reizung jedes einzelnen Stammes ganze Gruppen von Muskeln in Contraction setzt, welche — zum grossen Theil in ihrer
Wirkung auseinandergehend — ihre Nerven aus einem Bündel
empfangen. Sobald es indessen bei der therapeutischen Anwendung der Inductions-Electricität nicht auf isolirte Muskel-Erregung ankommt, auch die unvermeidliche Reizung der sensiblen

Fasern nicht berücksichtigt zu werden braucht, z. B. bei completer Lähmung des ganzen Arms, da kann die Faradisirung des Plex. brachialis sich durch die oberflächliche Lage besonders für einen Ungeübten eignen.

Obere Extremitäten.

Der **Nerv. axillaris** ist nebst dem Nerv. radialis in dem hinteren Bündel des Plex. brachialis enthalten, und man kann daher durch Reizung dieses Bündels eine energische Contraction des **Musc. deltoideus** sowie gleichzeitig der vom N. radialis innervirten Muskeln erzielen. Rückt man nun mit der unmittelbar über der Clavicula aufgesetzten Electrode von dem hinteren Bündel hinweg etwas nach aussen, so trifft man bei manchen Personen — aber durchaus nicht bei allen — den Nerv. axillaris isolirt (vergl. Taf.) und kann somit von diesem Punkte aus den M. deltoideus in Verkürzung bringen.

In der Achsel den N. axillaris zu isoliren, gelingt ebenfalls nur bei einzelnen, besonders mageren Individuen. Man muss zu dem Zwecke die Electrode nach hinten und oben in die Achsel einsenken.

Weniger kräftig ist die Contraction im Deltoideus, wenn die Electrode auf den hinteren Umfang des Muskels mit kräftigem Drucke da aufgesetzt wird, wo der Nerv sich um den Humerus nach vorne herumschlägt. Man kann gleichzeitig zur Verstärkung der Contraction den vorderen Muskelast des Deltoideus, welcher von den Nn. thoracicis anter. an seine innere Seite tritt (vergl. Taf.), mit der negativen Electrode reizen.

Der **N. musculo-cutaneus** ist nach seinem Durchtritte durch den M. coraco-brachialis in der Furche zwischen diesem und dem M. biceps oder weiter auswärts zwischen den beiden Köpfen des M. biceps zu erreichen (vergl. beide Punkte auf Fig. 14). Es erfolgt durch ihn eine kräftige Beugung des Vorderarms, indem sich **M. biceps** und **M. brachial. internus** verkürzen, jedoch entsteht gleichzeitig Schmerz an der Radialseite des Vorderarms, in deren Bedeckung sich der sensible Endast des Nerven verbreitet.

Man muss bei der Reizung des N. perforans an der erstgenannten Stelle die Electrode von innen her durch den Daumen-
Nagel fixiren, weil sie ohne diese Manipulation durch die eintretende Verkürzung des Biceps nach innen auf den N. medianus
geschoben wird.

Bei vielen Personen reicht aber auch diese Manipulation
nicht aus, eine Läsion des Medianus hintanzuhalten, und es empfiehlt sich deshalb die angegebene Stelle zwischen den Biceps-
Köpfen weit mehr für die Reizung des N. perforans. Hier muss
aber die feine Electrode kräftig eingedrückt, und im Falle der
Erfolg ausbleibt, etwas mehr nach oben und innen verschoben
werden.

Die Perforans-Aeste für den **M. biceps** sind nicht selten
zwischen den beiden Köpfen desselben, da wo sie zusammen-
stossen (vgl. Fig. 14), zu isoliren. Die Contraction, welche von

Fig. 14.

N. musculocutan.   M. biceps.

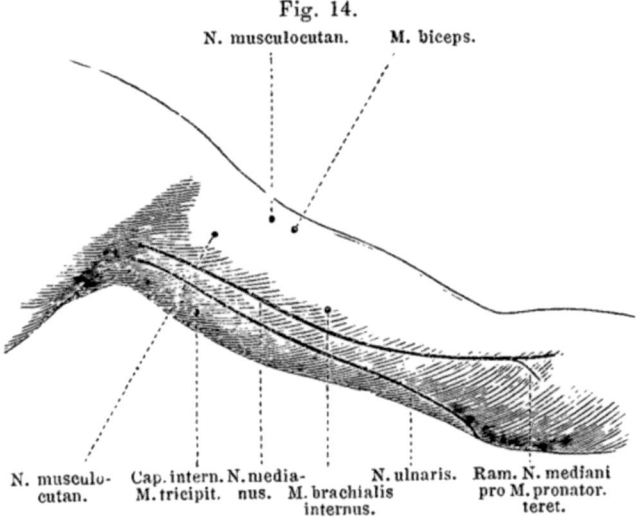

N. musculo-   Cap. intern. N. media-   N. ulnaris.   Ram. N. mediani
cutan.   M. tricipit.   nus.   M. brachialis   pro M. pronator.
internus.   teret.

hier aus erzeugt wird, ist selbst bei mittelstarken Strömen sehr
energisch, während die directe Reizung der Muskelsubstanz zu
einer einigermassen kräftigen Verkürzung des Muskels eines sehr
starken Stromes bedarf.

Den **M. brachialis internus** bringt man zuweilen isolirt
zur Verkürzung, indem man die Electrode da, wo die untere
Hälfte oder das untere Drittel des M. biceps seinen Anfang

14 *

nimmt, vom inneren Rande her unter den letzteren schiebt (vgl. Fig. 14). Hier tritt nämlich der für den Brachialis internus bestimmte zweite Muskelast des N. perforans von diesem ab und in den Muskel hinein.

Hier geschieht übrigens eine Läsion des Medianus noch leichter, als oben, weil er unmittelbar am inneren Rande des Biceps verläuft. Man kann sie nur durch Verschiebung der Haut oder des Medianus selbst vermeiden.

Nimmt man nun mit der negativen Electrode den gewöhnlich schwachen und wandelbaren Ast zu Hülfe, welchen der M. brachialis internus an seinem äusseren Rande vom N. radialis erhält (vgl. Fig. 16), so erzielt man eine Beugung des Vorderarms, wobei der M. biceps als eine weiche schlaffe Masse auf dem starren Brachialis internus aufliegt.

Der N. medianus ist längs des ganzen Sulcus bicipitalis int. zu erreichen (vergl. Fig. 14), lässt sich aber am sichersten am unteren Drittel des Humerus, nachdem er an die innere Seite der Art. brach. getreten ist, gegen den Knochen fixiren.

Reizung des Medianus ruft ausser den schmerzhaften Sensationen im Bereich seiner sensiblen Rami digitor. volares und des Ram. cutan. antibrachii palmaris Contractionen im M. pronator teres und quadratus, im Radialis internus, Palmaris long., Flexor digitor. sublimis und profundus, sowie endlich in den Muskeln des Daumenballens und den drei ersten Mm. lumbricales hervor. Der Effect ist also: Kräftige Pronation des Vorderams, Beugung der Hand nach der Radialseite, Beugung der Finger mit Opposition des Daumens.

Am Vorderarm liegt der N. medianus 1″ über dem Handgelenke zwischen den Sehnen des M. radial. internus und des M. palmaris longus in ziemlicher Ausdehnung ganz oberflächlich (vergl. Fig. 15) und bewirkt, an dieser Stelle gereizt, Abduction des Daumens mit kräftiger Opposition und schwacher Beugung der ersten Phalangen des Zeige- und Mittelfingers, und meist auch des Ringfingers (durch die Mm. lumbricales 1—3).

Der Eintritt der einzelnen motorischen Aeste des Medianus in ihre Muskeln geschieht in folgender Weise:

Der M. pronator teres erhält zwei Aeste, einen von der äusseren, den anderen von der inneren Seite des Medianus (vgl.

Fig. 14 und 15) abgehend. Ersterer tritt circa 1″ tiefer vom N. medianus ab, als der letztere, erreicht aber auch den Muskel — wegen der schrägen Lage desselben — später als der innere Ast.

Man erreicht von Seiten des Pronator teres eine rapide Pronation schon durch Reizung des äusseren oder des inneren Astes allein. Ist der Patient aber nicht sehr empfindlich gegen den Schmerz, so verabsäume man es nicht, die negative Electrode zu Hülfe zu nehmen, um sich von der kräftigen Wirkung des Muskels zu überzeugen. Der Effect der Reizung ist wegen der oberflächlichen Lage der Nervenzweige blitzschnell und es erfolgt die Pronation gewöhnlich so gewaltsam, dass die Electroden abgleiten.

Uebrigens ist die Faradisation der Muskeln an der Beugeseite des Vorderarmes, insbesondere des M. pronator teres, wegen des grossen Reichthums der Haut an sensiblen Nerven und der zarten Beschaffenheit der Epidermis ziemlich schmerzhaft.

Der Ast des **M. flexor digitor. sublimis** tritt weiter abwärts vom Medianus ab, und geht nach kurzem Verlaufe hart an jenem anliegend (circa $3^{1}/_{2}″$ vom Condyl. internus entfernt) von der Tiefe her in den Muskel hinein. Er lässt sich wegen dieses verdeckten Eintrittes nicht isoliren.

Dasselbe gilt von dem Median-Aste des **M. flexor digitor. profund.**, welcher vom N. interosseus intern. abtretend, in der Tiefe (circa $3^{1}/_{4}″$ vom Condyl. int.) in den Muskel hineingeht.

Für die intramusculäre Erregung des Flexor digitor. sublim. und profund. habe ich die ganze Strecke, in welcher diese Muskeln der Electrode erreichbar liegen, durch Striche bezeichnet.

Die Aeste für den **M. radialis internus** und **palmaris longus** (vergl. Fig. 15), welche sich neben einander von der inneren Seite des Medianus abzweigen, treten fast in gleicher Entfernung von der Ellenbeuge in ihre Muskeln ein (der motorische Punkt für den M. radialis intern. lag bei der für Fig. 15 benutzten Versuchsperson ungewöhnlich weit entfernt vom Condyl. int.) und sind an den Ulnar-Rändern derselben meist leicht zu finden. Treten sie etwas verdeckt in die Muskelbäuche ein, so ist doch eine kräftige Verkürzung jedes einzelnen Muskels durch

directe Reizung der Substanz an der dem Eintritte entsprechenden Stelle zu erzielen.

Fig. 15.

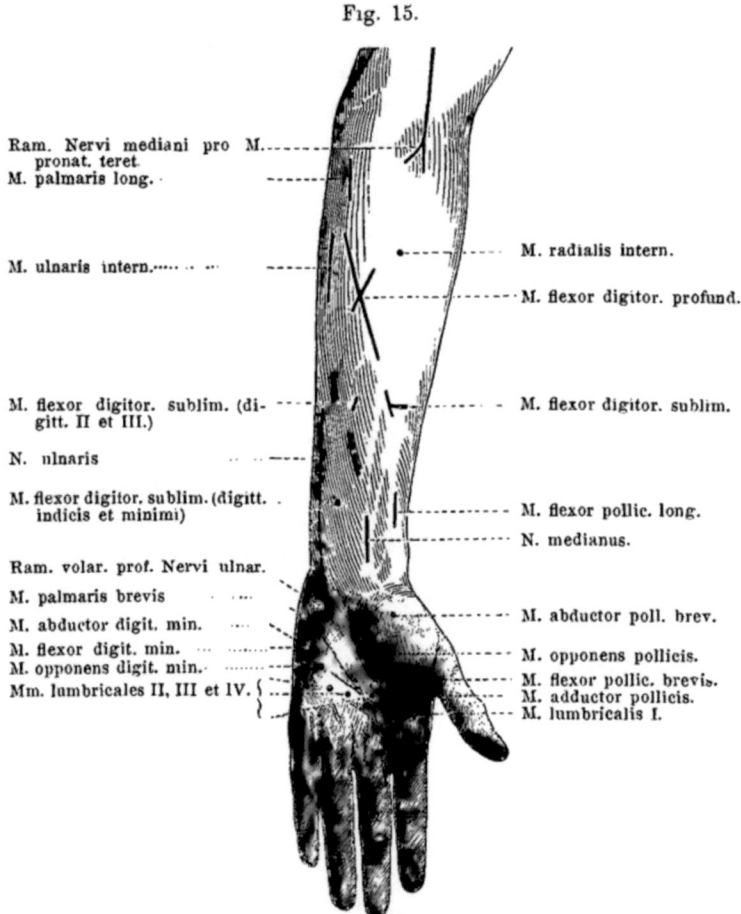

Ram. Nervi mediani pro M.
  pronat. teret.
M. palmaris long.

M. ulnaris intern.

M. radialis intern.

M. flexor digitor. profund.

M. flexor digitor. sublim. (digitt. II et III.)

N. ulnaris

M. flexor digitor. sublim. (digitt.
  indicis et minimi)

M. flexor digitor. sublim.

M. flexor pollic. long.

N. medianus.

Ram. volar. prof. Nervi ulnar.
M. palmaris brevis
M. abductor digit. min.
M. flexor digit. min.
M. opponens digit. min.
Mm. lumbricales II, III et IV.

M. abductor poll. brev.

M. opponens pollicis.
M. flexor pollic. brevis.
M. adductor pollicis.
M. lumbricalis I.

Den Endast des Interosseus für den **M. pronator quadratus** und **flexor pollicis longus** habe ich nicht isoliren können
wegen des tiefen Verlaufes, indessen ist es mir stets gelungen,
den **Flexor pollic. longus** durch intramusculäre Reizung kräftig
zur Verkürzung zu bringen, indem ich die Electrode eine Hand-
breit über dem Handgelenke zwischen den Sehnen des M. radialis internus und M. supinator longus aufsetzte (vgl. Fig. 15).

Bei sehr mageren Individuen gelingt die Reizung des Flexor pollic. longus sogar von der Rückenfläche des Vorderarmes her, indem man in der entsprechenden Entfernung vom Handgelenke die Electrode kräftig zwischen die Vorderarmknochen gegen das Ligam. interross. drückt (vgl. Fig. 17). Umgekehrt konnte ich auch zuweilen einige Streckmuskeln an mageren Armen von der Volarfläche des Vorderarms aus zur Verkürzung bringen.

Die motorischen Median-Aeste für die **Muskeln des Daumenballens** liegen meist so oberflächlich, dass der Anfänger an ihnen seine Studien beginnen mag. Ihre Eintrittsstellen folgen (vgl. Fig. 15) in nachstehender Reihe aufeinander:

> **M. abductor pollic. brevis,**
>
> **M. opponens pollicis,**
>
> **M. flexor pollicis brevis.**

Verwachsungen der Muskeln untereinander stören häufig die Einsicht in den Effect des einzelnen Muskels. Constant und kräftig ist die Wirkung des M. opponens pollic. Weniger klar ist der Effect des M. abductor pollic. brev. Am seltensten habe ich mich von der Wirkung des M. flexor pollic. brev. als eines Beugers der ersten Daumenphalanx überzeugen können.

Die Median-Aeste für die **M. lumbricales I—III** treten an deren Radialseite ungefähr in der Mitte ein (vergl. Fig. 15). Bei geringer Dicke der Epidermis, sowie mit Hintansetzung der schmerzhaften Erregung der sensiblen Fingernerven erhält man von ihnen eine isolirte Wirkung, indem man die Electrode leise an die betreffenden Punkte ansetzt, nämlich eine schwache Beugung der ersten Phalanx des Zeige-, Mittel- und Ringfingers mit Vortreten des radialen Randes, insofern neben der Beugung eine schwache Drehung der Volarfläche des Fingers nach dem Ulnarrande der Hand stattfindet.

Besonders effectvoll lässt sich die Reizung der Mm. lumbricales — auch des IV. vom N. ulnar. ram. superfic. innervirten — ausführen an der linken Hand solcher Personen, welche Saiteninstrumente spielen, weil hier die kleinen Muskeln durch häufige Uebung zu einer besondern Entwickelung gediehen sind (Mm. fidicinales).

Der **N. ulnaris** ist auf dem ganzen Verlaufe von der Achsel bis zum Ellbogengelenke zu reizen (vergl. Fig. 14), indessen kommen hier leicht durch Verschiebung der Haut oder des Nerven unangenehme Einwirkungen auf den N. medianus zu Stande. Man wählt deshalb die Rinne zwischen dem Olecranon und dem Condyl. int. humeri zum Angriffspunkte, da hier der Nerv nicht verschoben, sondern fest wider den Knochen gedrückt werden kann. Von hier aus erzeugt die faradische Reizung Schmerzempfindung im Bereich des Ram. palmaris longus und seiner Fingeräste an der Dorsal- und Volarseite der Hand, sowie Contractionen im M. ulnaris internus, im M. flexor digitor. profundus, im M. palmaris brevis, in den Muskeln des kleinen Fingers, in den Mm. interossei, lumbricoides quartus und adductor pollicis.

Der motorische Ast für den **M. ulnaris internus** tritt ganz nach aussen am Ulnarrande des Vorderarms (circa $3/4 — 1''$ unterhalb des Condyl. int.) in den Muskel ein und ist zuweilen zu isoliren. Auch die directe Reizung des Muskelbauches selbst giebt in seinem ganzen Verlaufe einen schönen Effect. Er beugt die Hand gegen die Ulnarseite hin (vergl. Fig. 15).

Rückt man mit der Electrode vom Bauche des M. ulnaris internus aus etwas weiter nach der Radialseite zu, so erfolgt sogleich energische Verkürzung der anliegenden Bündel des M. flexor digitor. profund.

Der Ulnaris-Ast für den **M. flexor digitor. profund.** tritt weiter nach innen (circa $1 — 1\frac{1}{2}''$ unterhalb des Condyl. intern.) in den Muskel ein. Er ist ebensowenig, wie der Median-Ast desselben Muskels zu isoliren.

Nach dem Abgange des Rücken-Astes ist der **N. ulnaris** eine grosse Strecke weit über dem Handgelenk an der Radialseite der Sehne des M. ulnaris internus, ganz oberflächlich gelegen (vgl. Fig. 15), und setzt, hier gereizt, Schmerz in den Volarzweigen, sowie in den oben genannten Handmuskeln. Die Hand wird hohl, der Daumen adducirt, der kleine Finger stark gebeugt und opponirt, die übrigen Finger im Metacarpo-Phalangeal-Gelenke mässig gebeugt.

Die Ulnaris-Zweige der kleinen Handmuskeln sind — jedoch nicht ohne gleichzeitige intramusculäre Reizung — an nachstehenden, auf Fig. 15 bezeichneten Orten zu reizen.

Der Ast des **M. adductor digiti minimi** tritt vom Dorsal-Aste ab und ist am Ulnar-Rande der Hand an der äusseren Seite des Os pisiforme zu suchen.

Der Ast des **M. flex. digit. minim.** etwa $^3/_4''$ vor dem Haken des Os hamat.

Der Ast des **M. oppon. digit. minimi** etwas weiter nach innen und vorne.

Zwischen dieser Stelle und dem Hakenbeine ist der Ulnar-zweig für den **M. palmaris brevis** oder dieser selbst zu reizen. Die Verkürzung dieses kleinen Muskels setzt eine furchenartige Einziehung der Haut des Ulnarrandes (in der Nähe der Hand-wurzel, höchstens bis zur Mitte des Metacarpus) sowie eine schwächere Einziehung längs des Ulnarrandes des Ligam. carp. vol. propr. Indem diese beiden Einziehungen sich einander nähern, wird der Kleinfingerballen etwas herausgewölbt.

Verwachsungen der Muskeln hindern auch hier häufig iso-lirte Verkürzungen der einzelnen Muskeln.

Bei mageren Händen mit nicht dicker Epidermis gelingt es leicht, den **Ram. volaris profundus** dicht vor dem Uncus ossis hamati bei seinem Eintritte zwischen dem M. flexor und opponens digit. minimi zu isoliren (vgl. Fig. 15).

Der bogenförmig durch die Hohlhand zum **M. adductor pollicis** laufende Ast ist zuweilen zwischen den Metacarpalkno-chen des Zeige- und Mittelfingers zu treffen (vgl. Fig. 15), je-doch ist hierbei die Reizung der betreffenden sensiblen Median-zweige nicht zu vermeiden.

Die **Mm. interossei** von der Hohlhand aus isolirt zu reizen, gelingt nicht wegen der Dicke der Bedeckungen. Man begnüge sich deshalb mit der intramusculären Reizung, welche auf dem Rücken der Hand vorgenommen werden kann (vgl. Fig. 17). Mit schwachem Strome und mässig starkem Aufsetzen der Electrode erlangt man hier eine Wirkung auf jeden M. interosseus externus allein — also Abduction des Zeige- oder Mittel- oder Ringfin-gers von der Mittellinie. Bei stärkerem Strome und kräftigem Aufdrücken der Electrode tritt hierzu die Wirkung der Mm. in-terossei interni, so dass beide gemeinsam bei gestrecktem Finger die erste Phalanx gegen den Metacarpus beu-

gen. Gleichzeitig findet aber, wenn nur ei ne Electrode angewandt wird, eine Abduction des Fingers nach der gereizten Seite
hin Statt.

Der **N.** radialis liegt am hintern Rande der Achselhöhle
erreichbar, am oberflächlichsten aber und mit starkem Drucke
sicher zu comprimiren, ist er an der äusseren Kante des Ober-
armknochens — da, wo er sich um denselben nach vorne herumwindet. Man findet diese Stelle leicht, wenn man die Mitte
zwischen dem Ansatze des Deltoideus und dem Condyl. ext. humeri aufsucht, und von dieser aus etwas nach aussen rückt (vgl.
Fig. 16). Weiter abwärts zwischen Supinator longus und Brachialis intern. liegt er tiefer, aber doch auch erreichbar.

Die Aeste für die einzelnen Triceps-Köpfe treten vom
Radialis während seines spiraligen Verlaufes um den Humerus
von ihm ab, sind aber wegen ihres tiefen Eintrittes nicht genau
zu isoliren. Man muss sich mit der directen Reizung der einzelnen Köpfe begnügen, die auch einen hinreichend kräftigen
Effect bei mässiger Schmerzhaftigkeit gewährt. Die Reizungsstelle für den äusseren Kopf ist auf Fig. 16, für den innern auf
Fig. 14 angegeben.

Der für den **M. brachialis intern.** bestimmte Ast des N.
radialis (vgl. Fig. 16) fehlt nicht selten, oder lässt sich wenigstens zuweilen nicht faradisch nachweisen.

Für den **M. supinator long.** gehen am Oberarm mehrere
(gewöhnlich zwei) Aeste vom N. radialis ab, und treten 1″ von
einander entfernt (der unterste dicht oberhalb des Condyl. extern.) von der Tiefe her in den Muskel ein. Isolirte Reizung
dieser Zweige ist wegen des tiefen Eintrittes unmöglich. Man
erhält indessen, wenn man über der Eintrittsstelle des unteren
Astes am Condylus (vgl. Fig. 16) die Electrode aufsetzt, einen
recht kräftigen Effect, nämlich Beugung des Vorderarms in einer
Stellung, welche die Mitte hält zwischen Pronation und Supination. Eine Supination findet also durch den Supinator long.
nur dann Statt, wenn der Vorderarm stark pronirt stand; im
Uebrigen ist er als Beugemuskel zu betrachten.

Reizung des N. radialis über dem Condyl. extern. erregt
schmerzhafte Sensation im Bereich des N. radial. superfic. bis zu

den Fingern hin (Dorsalfläche), sowie Verkürzung im M. supinat. brevis, ulnaris extern., radialis extern., extens. digit. commun., extens. indicis und digit. minim. propr., extens. poll. long. und brevis und abductor poll. — folglich Supination des Vorderams mit completer Streckung der Hand und des Daumens, Streckung der ersten Phalangen der übrigen Finger, während die beiden letzten Phalangen schwach gebeugt stehen bleiben, weil die Mm. interossei nicht in Action sind.

Fig. 16.

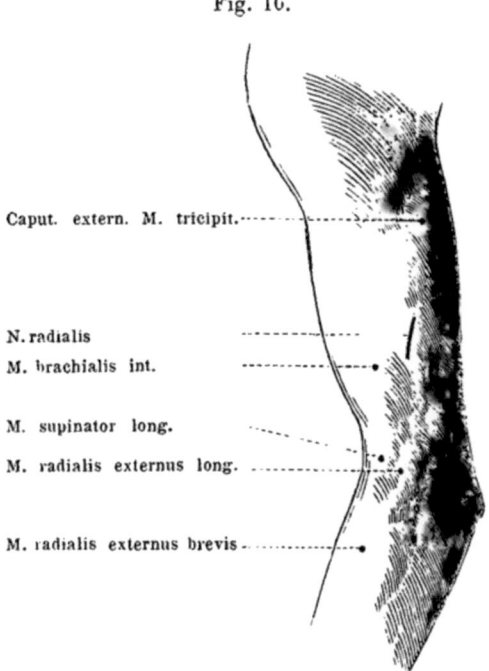

Caput. extern. M. tricipit.

N. radialis
M. brachialis int.

M. supinator long.
M. radialis externus long.

M. radialis externus brevis

Der **M. radialis extern. long.** ist wegen tiefen Eintritts seiner Nerven nicht auf extramusculärem Wege, sondern nur auf intramusculärem zu reizen. Den kräftigsten Effect giebt das Aufsetzen unmittelbar unter den Condyl. externus (vgl. Fig. 16).

Während seines Durchtritts durch den **M. supinator brevis** giebt der N. radialis profundus für diesen Muskel zwei Aeste ab, welche hinter dem M. radialis externus brevis liegend nur bei mageren Leuten durch Verschiebung des letzteren direct gereizt werden können. Der **M. radialis extern. brevis** selbst ist direct zu reizen und leicht zu finden (vgl. Fig. 16 und 17).

Nach seinem Durchtritte durch den M. supinator brevis bildet der N. radial. profundus eine Art von Knoten oder Gänsefuss, aus dem die meisten der nachstehenden Aeste entspringen. Derselbe ist bei sehr mageren Leuten zuweilen isolirt zu reizen.

Fig. 18,

M. supinator long.
M. radialis ext. long.

M. radial. extern. brev.

M. extensor digitor. communis

M. extens. indic. propr.
M. extensor. indicis propr. et M. abductor pollicis longus.
M. abduct. pollic. long.

M. extensor pollicis brevis

M. flexor pollicis long.

M. inteross. dorsalis I.
M. inteross. dorsalis II.

M. inteross. dorsalis III.

M. ulnaris externus.

M. extensor digit. min. propr.

M. extens. indic. propr.

M. extensor poll. long.

M. abductor digit. min.

M. interosseus dors. IV.

Zunächst erhält der **M. extensor digit. commun.** zwei Aeste, von denen der eine — kürzere — von der Tiefe her mehr nach dem Radialrande des Muskels hin, der andere — ungefähr $^1/_2''$ länger — in gleicher Höhe, jedoch mehr an dem Ulnar-

Rande des Muskels, in diesen sich einsenkt. Man thut gut, sich hier beider Electroden zu bedienen, weil man nur durch die Erregung beider Aeste eine complete Verkürzung aller Bündel dieses Muskels erzielt.

Bei vielen Personen jedoch handelt es sich offenbar nicht um eine Reizung der motorischen Nerven, sondern um directe Muskelreizung. Da diese wegen ihrer constanteren Wirkung bei geringer Empfindlichkeit der Haut therapeutischen Intentionen mehr Genüge leistet, als jene, so habe ich Fig. 17 die für directe Reizung der einzelnen Bündel geeigneten Regionen durch Striche angedeutet. Auch bei der directen Reizung ist selbstredend die Application beider Electroden nothwendig, um eine complete Verkürzung zu erzielen.

Der Effect der Letzteren ist Streckung der Hand und der Finger, wobei diese von einander entfernt (gespreizt) werden, und die beiden letzten Phalangen in leichter Beugung verharren. Man kann an sich selbst am besten wahrnehmen, dass die beiden letzten Phalangen von dem Ext. digitor. comm. unabhängig sind. Reizt man den letzteren mit sehr kräftigem Strome, so stehen die ersten Phalangen in äusserster Streckung und können selbst mit grossem Kraftaufwand nicht gebeugt werden. Die beiden letzten Phalangen sind dagegen frei beweglich und erlauben passive Beuge- und Streckbewegungen mit ihnen vorzunehmen. Die Contraction der Interossei bewirkt erst eine energische Streckung der vordersten Phalangen. Diese muss also zu dem Extens. digit. comm. hinzutreten, wenn Streckung sämmtlicher Phalangen gleichzeitig mit Streckung der Hand zu Stande kommen soll.

Es ist übrigens überaus leicht, Contractionen in den einzelnen Bündeln des M. extensor digitor. comm., welche ziemlich unabhängig von einander sind und durch die zweckmässige Anordnung der Sehnen eine isolirte Streckung jedes Fingers erzeugen lassen, zu erzielen, wenn man sich der intramusculären Reizung bedient.

Der nächste Ast des N. radialis ist der für den **M. ulnaris externus** bestimmte. Kurz und dick dringt er von der Tiefe her in den Muskel ein, und zwar in der Nähe seines Radialrandes. Dass sich der Nerv isoliren lässt, ist unzweifelhaft, allein es ist darauf nicht bestimmt zu rechnen und desshalb die directe Muskelreizung an oder über dem Eintritt des Nerven (vergl. Fig. 17) zu wählen.

Der Effect der Verkürzung des Ulnaris externus ist Streckung der Hand nach dem Ulnarrande hin.

Der **M. anconaeus quartus** erhält zwei Aestchen vom N. radialis, welche am Radialrande eintreten. Durch diese oder direct in Contraction versetzt, bewirkt der Muskel eine deutliche, aber schwache Streckung des Vorderarmes.

Der **M. abductor pollicis longus** erhält gewöhnlich ein langes Zweiglein des Radialis von oben her, welches auf seinem Laufe häufig an mehreren Stellen isolirt gereizt werden kann, c o n s t a n t aber nur in der Nähe des Muskels.

Fast immer findet man oberhalb dieser Stelle auch den Ast für den **M. extens. digiti indicis proprius.** Die Electrode wird hier hart am Radialrande des M. extens. digit. comm. aufgesetzt.

Zwischen den motorischen Punkten der Mm. extensor indic. propr. und abductor pollic. long. gerade in der Mitte trifft man e i n e n f ü r b e i d e g e n a n n t e n M u s k e l n g e m e i n s a m e n R e i z p u n k t (vgl. Fig. 17).

Am Ulnarrande des Vorderarms trifft man zuerst den Ast des **M. extensor digiti minimi propr.** (vgl. Fig. 17), welcher sich jedoch nur selten isolirt — ohne gleichzeitige Läsion der Muskelsubstanz — reizen lässt. Der auf der Figur gezeichnete Strich zeigt die Ausdehnung an, in welcher der Muskel der directen Reizung zugänglich ist.

Es folgt dann weiter unten der **M. extensor indicis proprius,** dessen Nervenzweig schon oben am Radialrande des gemeinsamen Fingerstreckers zu isoliren war. Weiter nach innen, am Radialrande der Sehnen des M. extens. digit. comm. präsentirt sich der gemeinsame Ast für die beiden **Mm. extensores pollicis** (dieser liess sich bei der für Fig. 17 verwertheten Versuchsperson nicht nachweisen, während es übrigens bei den meisten Menschen keine Schwierigkeit hat — die motorischen Punkte für jeden einzelnen Muskel sind in Fig. 17 vorhanden), welcher in grösserer oder geringerer Entfernung von dem Bestimmungsorte in zwei Aeste — der eine für den E x t e n s. p o l l. b r e v i s,

der andere für den longus — zerfährt, und somit sowohl eine
isolirte Verkürzung jedes einzelnen Muskels möglich macht, als
auch eine gleichzeitige Contraction beider Strecker des Daumens
gestattet, indem man mit der Electrode über die Theilungsstelle
hinauf auf den gemeinsamen Ast rückt.

Man wird sich nach diesen Angaben bald mit den etwas
complicirten Lageverhältnissen der Muskeln des Vorderarms und
ihrer Nerven vertraut machen. Die isolirte Reizung der einzelnen motorischen Zweige bietet hier, mit einer feinen Electrode
ausgeführt, bei mageren Armen oft nicht mehr Schwierigkeiten,
als wir am Kopfe und am Halse vorfinden. Andererseits ist her-
vorzuheben, dass es bei einer solchen Anzahl von kleinen Muskeln, welche sich zum grossen Theil berühren oder decken, und
deren Nerven aus dem oben erwähnten Knoten entspringend und
sich von hier aus fächerförmig ausbreitend einander sehr nahe
liegen müssen, sehr schwer, ja vielfach unmöglich ist, mit
Sicherheit zu sagen, ob die Verkürzung des Muskels durch Reizung des motorischen Nerven oder der Muskelsubstanz gesetzt
ist. Es kommt ja hierauf auch am Ende wenig an.

Rumpf.

Ueber die **Musculi intercostales** habe ich Gelegenheit gehabt, interessante Beobachtungen an zwei kräftigen Männern zu
machen, welche angeborenen Mangel des M. pectoralis minor und
fast der ganzen Portio sternocostalis des M. pectoralis major
(vom ganzen Sternum ist nur das Manubrium der Ursprung von
Fasern, sodass der untere Rand des Muskelrudiments in der
Nähe des Sternums dem oberen Rande der 2. Rippe entspricht)
auf einer Seite zeigten. Bei beiden lagen die obersten vier Intercostalräume (der erste nur dann, wenn man die Clavicular-
portion des Pector. major hinaufdrängte nach der Clavicula) frei
und nur von der Haut bedeckt zu Tage und gestatteten die sorg-
fältigste Exploration.

Der erste Fall (Ch. Köppen, 44 J. alt, Arbeiter) wurde
von mir in Greifswald im Jahre 1856 aufgefunden, der 2. Kranke
(Friedr. Geyer, 19 J. alt, Schuhmachergeselle) befindet sich
in der Erlanger Poliklinik. Bei dem ersten Kranken befindet

sich der Defect auf der rechten, bei dem zweiten auf der linken Brusthälfte.

Es ist endlich ein dritter Fall — ebenfalls aus der Erlanger Klinik — im Jahre 1860 von Baeumler [1]) beschrieben, welcher genau denselben Defect des Pectoralis major und minor rechterseits darbietet. Da auch dieser 3. Fall von Baeumler in Bezug auf die Function der Intercostalmuskeln sehr genau untersucht ist, so kann ich die Ergebnisse desselben um so eher hier mit aufführen, als dieselben bis auf einen Punkt genau mit den meinigen übereinstimmen.

Dieser Differenzpunkt, welcher auch zwischen meinen eigenen Beobachtungen besteht, ist folgender:

Eine genaue Betrachtung der Respirationsbewegungen Seitens der Rippen und der freiliegenden Zwischenrippenräume ergiebt bei Köppen, dass die Intercostalräume sich bei ruhiger Inspiration erheblich vertiefen, bei der Exspiration aber fast ins Niveau der Rippenfläche treten. Dass bei dieser inspiratorischen Vertiefung immer die nächstuntere Rippe gehoben wird, fühlt man deutlich mit dem in den Intercostalraum eingelegten Finger, welcher bei jeder Inspiration von den Rippen gedrückt wird.

Bei forcirter Inspiration sinken in der ersten Hälfte derselben die Intercostalräume wie gewöhnlich ein; in der letzten Hälfte dagegen, also dann, wenn es wirklich auf gewaltsame Erweiterung des Brustkastens ankommt, verschwindet die Vertiefung plötzlich, die Intercostalräume werden zu einer fast im Niveau der Rippen liegenden Ebene und man fühlt mit den Fingerspitzen die Contraction der Intercostales externi.

Bei der Exspiration sinkt die Rippe herab und vermindert sich der Widerstand der Intercostalmuskeln, wie der in den Intercostalraum eingesetzte Finger verspürt.

Bei Baeumler's Kranken, sowie bei meinem zweiten Falle war dagegen das inspiratorische Einsinken bei ruhigem Athmen nicht wahrnehmbar, vielmehr fand hier nur im Beginn einer forcirten Inspiration ein leichtes Einsinken der Intercostalräume Statt, um sofort, wie oben angegeben, ausge-

---

1) Baeumler Beobachtungen und Geschichtliches über die Wirkung der Zwischenrippenmuskeln. Inaug.-Abhandlung. Erlangen 1860.

glichen zu werden. Nach diesen und einigen andern Beobachtungen von Baeumler und mir bin ich jetzt geneigt, mit Baeumler anzunehmen, dass das inspiratorische Einsinken der Intercostalräume ein rein physikalisches Phänomen sei, welches seinen Grund in einer vorübergehenden Herabsetzung des intrathoracischen Druckes durch rasche Contraction des Zwerchfells, bevor die Intercostalmuskeln ihre Verkürzung begonnen haben, finde.

In den übrigen wichtigeren Erscheinungen stimmen alle Beobachtungen von Baeumler und mir durchaus überein: Lässt man den intrathoracischen Druck durch kräftige Exspirationsbewegung bei verengter oder geschlossener Glottis abnorm steigern (durch Husten, Lachen, Pressen), so bemerkt man bei jedem einzelnen Exspirationsstosse eine Hervorwölbung jedes Intercostalraumes über die Rippenoberfläche in Form eines Wulstes von 1—2‴ Höhe, welcher sowohl gesehen als gefühlt werden kann. Die Spatia intercartilaginea zeigen eine sehr geringe Betheiligung an dieser Bewegung der Intercostalräume.

Die Reizung des einzelnen M. intercostalis externus vermittelst einer dünnen Electrode, welche ich unmittelbar am Ursprunge des M. serratus magnus scharf gegen den unteren Rand der obern Rippe andrücke, setzt während ruhiger Respiration sofort eine Contraction des M. intercost. ext. von der Reizungsstelle bis zur Verbindung der Rippen mit ihren Knorpeln, und damit eine kräftige, deutlich sichtbare und fühlbare Erhebung der nächstunteren Rippe nach aussen und oben. Diese Erhebung theilt sich mittelbar auch der zweituntern Rippe mit, deren Bewegung man ebenfalls sowohl sehen, als mit den aufgelegten Fingerspitzen fühlen kann.

Verstärke ich auch den Strom allmälig, so zwar dass ich annehmen muss, dass er bis zu dem M. intercost. internus durchdringt, so lässt sich doch keine Veränderung in der Stellung der Rippe und des Zwischenrippenraumes wahrnehmen. Letzterer steht, so lange die Reizung währt, starr in einer schief nach aussen abfallenden Ebene und ist steinhart anzufühlen. Die während der Dauer der Reizung vor sich gehenden Inspirationen und Exspirationen ändern Nichts an

diesem Zustande. Lasse ich während der Reizung forcirte
In - und Exspirationsbewegungen vornehmen, z. B. husten, so
bleiben die gereizten Intercostalmuskeln unverändert wie eine
Wand stehen, während an den übrigen Intercostalräumen das
Zurücksinken und Vorwölben deutlich wahrnehmbar ist.

Drücke ich auch mit aller Kraft meiner Arme und Finger
die untere Rippe herab und reize dann die Intercostalmuskeln,
so ist doch ein Herabgehen der oberen Rippe nicht erkennbar,
vielmehr werden die drückenden Finger durch die untere Rippe
gehoben.

Mit starkem Strome konnte ich den Widerstand der Liga-
menta coruscantia überwinden und so auf die zwischen den Rip-
penknorpeln gelegene Partie des M. intercost. intern. isolirt
einwirken. Die Verkürzung derselben bewirkt eine ziemlich
kräftige Erhebung der nächstunteren Rippe.

Aus diesen Beobachtungen scheinen folgende Resultate her-
vorzugehen:

An den vier obersten Intercostalräumen treten
bei ruhiger Inspiration die Mm. intercostales nur
wenig in Thätigkeit, um so intensiver dagegen ist
ihre Contraction bei gewaltsamer Inspiration. Sowohl die Mm. intercostales interni als die externi
sind Heber der Rippen.

Bei der Exspiration verhalten sich die Intercostales der vier obersten Zwischenräume relaxirt und
werden bei forcirter Exspiration über das Niveau
der Rippen hervorgewölbt, indem die Compression
der unteren Hälfte des Thorax und der enthaltenen
Luft Seitens der exspiratorischen Hülfsmuskeln den
inneren Druck abnorm steigert. Während des faradischen Tetanus des Interostalmuskels unterbleibt
an demselben die Relaxation resp. Vorwölbung bei
der Exspiration.

Die **Bauchmuskeln** gestatten einer Electrode nur bündel-
weise Contractionen, da sie von mehreren Nerven innervirt werden. Die **Nn.** intercostales abdominales sind zum grössten Theile
in den Intercostalräumen einzeln zu verfolgen, und die isolirte
Erregung der einzelnen setzt natürlich nur eine complete Con-

traction der von ihnen versorgten Bündel. Man kann durch Theilung der Leitungsdrähte sich so viele Electroden schaffen, dass man auf jeden Intercostalnerv isolirte Reizung ausüben kann. Dieses Verfahren ist aber umständlich und zeitraubend, und bringt uns doch die Totalwirkung des Muskels nicht rein zur Anschauung. Für den praktischen Zweck genügt es, die einzelnen Bündel zur Verkürzung zu bringen.

Der **M. rectus abdominis** erhält ebensoviele Nerven, als er Bäuche zählt. Diese treten am äusseren Rande in ihn ein und gestatten nur an den Eintrittstellen isolirte Reizung, da sie weiterhin von dem M. obliquus bedeckt werden (vgl. Fig. 18).

Fig. 18.

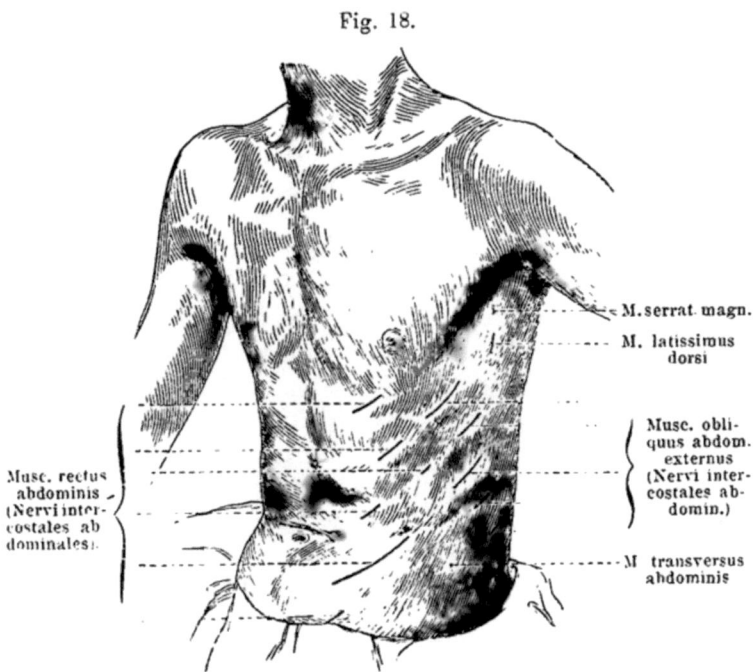

Man entdeckt sie leicht am äusseren Rande ziemlich in der Mitte. und findet, dass der Reizung jedes einzelnen Nerven ein Hart- und Prallwerden des entsprechenden Muskelbauches folgt. Die oberen Portionen ziehen die Bauchwand nach oben, die unter dem Nabel gelegenen nach unten. Alle ziehen dabei — so weit

15 *

sie sich erstrecken — die Bauchwand nach innen hinein, oder vielmehr sie suchen eine Ebene zwischen Symphyse und Sternum herzustellen. Dies ist am besten an der unter dem Nabel gelegenen Portion bemerkbar, welche, sie mag in zwei Bäuche getheilt sein oder nicht, von zwei Nerven, einem oberen starken und einem unteren schwachen, versorgt wird. Bei nicht zu starkem Panniculus adipos. sieht man hier (wenn man die bezeichneten Nerven sowohl rechts als links reizt) kräftiges Herabziehen des Nabels mit Einsinken des (nach unten abgestumpften) Dreieckes, welches die untere Portion bildet, während die Bauchwand zu beiden Seiten gewölbt bleibt. Es genügt schon, um diesen Effect hervorzubringen, den oberen (dickeren) Nerven auf beiden Seiten zu reizen. Besser aber noch ist die Wirkung, wenn man mit vier Electroden die oberen und unteren Nerven gleichzeitig reizt (vgl. Fig. 18).

Die Nerven des **M. obliquus abdominis externus** suche man in den untern Intercostalräumen am Ursprunge der obern Zacken des Muskels. Ich habe stets gefunden, dass die zum Poupart'schen Bande herablaufenden Bündel, welche vom 11. und 12. Dorsalnerven versorgt werden, die kräftigste Verkürzung gestatten, weil man am freien Ende der 11. und der 12. Rippe am tiefsten mit der Electrode auf den Nerven eindringen kann, und dass sie die kräftigste Wirkung äussern, weil sie die längsten und mächtigsten sind. Es erfolgt bedeutende Abflachung des Bauches in der Richtung der verkürzten Bündel, welche eine harte Wand darstellen. Reizt man die äusseren Bündel der Mm. obliqui externi beiderseits mit mehreren Electroden, so gewinnt die Bauchwand eine komische Configuration. Die äussere Partie beiderseits ist zu einer Ebene geworden, während die mittlere Partie der Bauchwand eine starke, schmale Vorwölbung bildet.

Auf den **M. transversus abdominis** wirkt man recht kräftig, wenn man die Electrode beiderseits über der Crista ilei, nahe dem äusseren Rande des Quadrat. lumb. (vergl. Fig. 18) in die Weiche eindrückt. Selbst bei mageren Personen gelingt es indessen nicht immer, den M. transversus zu erreichen, und man kann zuweilen nicht die geringste Wirkung von dem Muskel erzielen. Bei günstiger Beschaffenheit des Bauches erfolgt tiefe Einschnürung desselben in die Quere. Bedient man sich hier eines starken Stromes, so erhält man eine ebenso kräftige Wirkung, als wenn der Mensch sich seiner Bauchpresse zur Entleerung des Rectum, des Uterus, oder der Blase mit grösster Anstrengung bedient. Man hört auch die specifischen Presstöne, welche diese extreme Exspirationsbewegung mit Hülfe der verengten Glottis erzeugt. Rückt man mit der Electrode weiter nach vorn, so erlangt man durch kräftiges Eindrücken oberhalb der Spina ilei ant. sup. eine partielle Wirkung auf den M. obliquus abdom. internus.

Von den **Rückenmuskeln** sind schon einige bei der Betrachtung des Halses erwähnt. Diese liessen sich durch extramusculäre Reizung ihrer Nerven zur Verkürzung bringen. Der intramuskulären Reizung zugängig ist noch der **M. splenius capitis**, dessen Reizung an seinem äusseren Rande (vgl. Taf.) eine ziemlich kräftige Drehung des Kopfes nach derselben Seite hin erzeugt. Die übrigen, tiefer gelegenen Muskeln des Halses und Nackens entziehen sich einer localisirten Faradisirung, wenigstens einer isolirten, gänzlich.

Der **M. latissimus dorsi**, sowie der **M. teres major** und **minor** und **M. serratus postic. inf.** gestatten meistentheils nur intramusculäre Reizung, indessen kann man im M. latissimus am obern vordern Ende desselben — also an der hintern Wand der Achselhöhle — indem man mit der Electrode zwischen Thoraxwand und Scapula resp. Rand des Latiss. dorsi eindringt und die Electrodenspitze nach aussen richtet, von der Innenfläche des Muskels her seinen Nerven (M. thoracico-dorsalis) erreichen und eine kräftige Contraction erzeugen (vgl. Fig. 18).

Von den Rückenmuskeln der dritten Schicht ist es nur der **M opisthotenar**, von dem ich durch starke Ströme auf intramusculärem Wege eine isolirte Wirkung erzielt habe. Ich konnte durch seine Verkürzung die Wirbelsäule nach der betreffenden Seite hin beugen, ja selbst bei einem Menschen, der an hochgradiger Scoliose in Folge einer Contractur des M. quadrat. lumb. und opisthotenar litt, konnte ich die Wirbelsäule durch Faradisirung der homologen Muskeln der anderen Seite temporär gerade stellen.

Untere Extremitäten.

Die isolirte Erregung der motorischen Nerven an den Unterextremitäten bietet insofern weniger Schwierigkeiten, als hier die gröberen Verhältnisse nicht eine so bedeutende Genauigkeit in der Ausführung nöthig machen. Andererseits aber treffen wir an den Unterextremitäten im Allgemeinen eine dickere Epidermis sowie ein stärkeres Fettpolster an, als an den Oberextremitäten. Wir finden ferner, dass die einzelnen motorischen Zweige häufig aus der Tiefe her in ihre Muskeln eintreten und deshalb der Electrode nicht erreichbar sind. Aus diesen Gründen, sowie wegen des grösseren Volumens der Muskeln bedürfen wir an den Oberschenkeln stets eines stärkeren Stromes als an den übrigen Theilen des Körpers. An den Unterschenkeln ist die Empfindlichkeit der Haut vermöge ihres grossen Reichthums an sensiblen Nerven so beträchtlich, dass sich hier die Anwendung starker Ströme meistentheils von selbst verbietet. Endlich ist zu erwägen, dass bei der grossen Flächenausdehnung hier Varianten im Verlauf der Nerven und in der Art und Weise ihrer Verbreitung in den Muskeln weit häufiger sind, dass also die motorischen Punkte in ihrer Lage nur annähernd richtig bestimmt werden konnten.

Der **Nerv. cruralis** liegt nach seinem Durchtritte unter dem Lig. Pouparti in der Rinne des M. iliacus ganz oberflächlich und kann eine Strecke weit gereizt werden (vgl. Fig. 19). Seine Erregung setzt äusserst energische Streckung des Unterschenkels, allein auch erhebliche Schmerzen im Bereiche des N. saphenus major, minor und cutan. femor. ant. und med., also an der vorderen und inneren Seite des Oberschenkels, des Knie's und der Innenfläche des Unterschenkels bis zur grossen Zehe.

Bei manchen besonders mageren Personen gelingt es sehr gut, den Hauptast des N. cruralis, welcher für den **M. extensor cruris quadriceps** bestimmt ist, am innern Rande des M. rectus (vgl. Fig. 19) zu finden. Die Reizung desselben, welche einen kräftigen Druck erfordert, setzt gleichzeitige Contraction aller Strecker an der vordern Oberschenkelfläche.

Die motorischen Aeste des N. cruralis lassen sich zum grössten Theil isoliren, jedoch mit Sicherheit nur bei mageren Leuten. Bei fetten Personen mit dicken Oberschenkeln gelingt eine Isolirung der einzelnen Muskelnerven nur in sehr beschränktem Maasse, während die directe Reizung der Muskeln über den Eintrittsstellen ihrer Nerven immer noch einen recht kräftigen Effect giebt.

Der Ast des **M. rectus femoris** tritt von hinten her, aber doch mehr am inneren Rande desselben ein, und zerfährt kurz vor seinem Eintritte (in einer Entfernung von $4-5\frac{1}{2}''$ von der Spina ilei ant. sup.) in zwei oder mehr Zweige. Man schiebt hier die Electrode vom inneren Rande her scharf unter den Muskel.

Fig. 19.

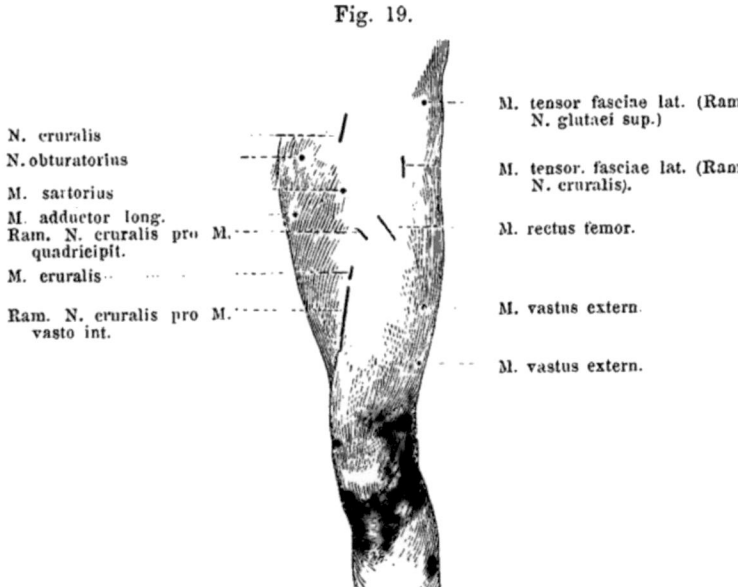

N. cruralis
N. obturatorius
M. sartorius
M. adductor long.
Ram. N. cruralis pro M. quadricipit.
M. cruralis
Ram. N. cruralis pro M. vasto int.

M. tensor fasciae lat. (Ram. N. glutaei sup.)

M. tensor. fasciae lat. (Ram. N. cruralis).

M. rectus femor.

M. vastus extern.

M. vastus extern.

Der **M. vastus extern.** erhält zwei Aeste, welche an dem äusseren Rande des Rect. fem., circa $2-3''$ von einander entfernt bald höher, bald tiefer in den Muskel eintreten. Schon die Erregung des oberen (stärkeren) Astes setzt kräftige Contraction des Vastus externus, wobei der innere Rand wie eine harte Kante vorspringt; die Wirkung ist aber noch besser. wenn man für den untern Ast die negative Electrode herbeizieht (vgl. Fig. 19).

Der **M. cruralis** erhält mehrere Aeste, von denen bald der äussere, bald der innere stärker und der Electrode erreichbar ist. Bei der für Fig. 19 benutzten Versuchsperson gelang die Verkürzung ziemlich vollständig vom inneren Rande (vgl. Fig. 19) her. Jedoch bleibt es zweifelhaft, ob hier nicht directe Muskelreizung vorlag.

Der motorische Ast des **M. vastus internus** ist nächst dem N. cruralis am leichtesten zu isoliren, da er ungetheilt und oberflächlich einige Zoll zwischen Vast. int. und Sartorius herabläuft (vgl. Fig. 19). Schon ein mässig starker Strom setzt eine sehr energische Verkürzung des Muskels, indessen ist hierbei die gleichzeitige Reizung des Nerv. saphenus major oder minor schwer zu vermeiden. Man senke den Griff der Electrode gegen den andern Oberschenkel und dränge den Ast des Vast. internus während des Aufsetzens etwas nach aussen. Auf diese Weise wird man dem Patienten einen erheblichen Schmerz ersparen.

Der **M. sartorius** erhält mehrere Aeste von N. cruralis, jedoch ist der oberste Ast, welcher ziemlich weit oben vom Cruralis abtritt, gewöhnlich der stärkste und deshalb mit der negativen Electrode zu suchen, dagegen die positive für die unteren Zweige zu verwerthen oder, wenn diese nicht zu bestimmen sind, direct auf den Muskelbauch in der unteren Hälfte aufzusetzen. Die obere Electrode lädirt leicht den N. cruralis selbst, indem sie beim Eintritt der Contraction des Sartorius von demselben nach innen abgleitet.

M. tensor fasciae latae erhält meistentheils sowohl vom N. glutaeus superior, als auch vom N. cruralis einen Ast. Der erstere läuft unterhalb der Crista ossis ilei zu dem oberen Theil des Muskels hin, der andere tritt am inneren Rande tiefer als der vorige ein (vgl. Fig. 19). Beide sind leicht zu erreichen. Der Effect der Contraction des M. tensor fasciae, welche schon bei Reizung seines vorderen kräftigeren Nerven hinreichend energisch ausfällt, ist Auspannung der Fascia lata, wodurch die Wölbung der äusseren Schenkelfläche geebnet und die Muskelmasse des M. vastus exter. nach innen verschoben wird.

Nerv. obturatorius, oder vielmehr das Convolut seiner Zweige (da er sich schon im Canal. obturat. theilt), lässt sich selbst bei starkem Panniculus adipos. sofort am Foram. obtnrator. erreichen (vgl. Fig. 19), indem man die Electrode fast senkrecht gegen den horizontalen Schambeinast aufsetzt und mit kräftigem Drucke Haut, Fettpolster und M. pectineus über ihm comprimirt. Diese Erregung in toto bewirkt eine äusserst kräftige Adduction des Oberschenkels, ist aber sehr schmerzhaft, theils durch den grossen Reichthum der Haut an sensiblen Nerven (aus dem N. genito-cruralis), theils wegen der grossen Menge sensibler Fasern, welche dem N. obturator. selbst beigemischt sich später an der inneren Seite des Oberschenkels und des Knie's verbreiten.

Die Aeste des Obturatorius, welche sofort nach dem Austritte von hinten her in den **M. pectineus** eintreten, sind nicht zu isoliren, sondern machen eine intramuskuläre Reizung nothwendig.

Der Zweig für den **M. adductor brevis** tritt, bedeckt vom M. pectineus und circa $1^3/_4''$ vom horizontalen Schambeinaste entfernt, in den Muskel von hinten und innen ein, und kann hier durch tiefes Eindrücken der dünnen Electrode zuweilen isolirt werden.

Der Zweig des **M. adductor longus** liegt zwischen diesem Muskel und dem M. pectineus ganz oberflächlich, und kann hier, $2^1/_4''$ vom horizontalen Schambeinaste (vgl. Fig. 19), am besten gereizt werden. Weiter abwärts theilt sich der Nerv in zwei divergirende Zweige, welche von der Tiefe her in den Muskel eintreten.

Der Zweig des **M. gracilis** hat den längsten Verlauf und wird zwischen seinem Muskel und dem M. adductor longus, circa $1''$ vom horizontalen Schambeinaste am leichtesten gefunden. Sein Eintritt geschieht etwas später (circa 6—7$''$ vom Os pubis entfernt), nachdem er kurz vorher in sieben bis acht kurze Zweige zerfahren ist.

Der hintere Ast des N. obturatorius geht durch den M. obturator. extern. hindurch nach hinten zum **M. adductor magnus**. Sein Eintritt in denselben liegt tief und vom M. adduct. brevis bedeckt, circa 2³/₄″ vom horizontalen Schambeinast entfernt. Er kann hier nur bei sehr schlaffer Muskulatur und fettloser Haut durch tiefes Eindrücken der Electrode erreicht werden. Leichter und schmerzloser geschieht die Reizung des Muskels am hintern innern Umfange des Oberschenkels (vgl. Fig. 20), wo eine sehr kräftige Wirkung erzielt wird.

Der **N. glutaeus superior** entgeht durch seine tiefe Lage der directen Reizung. Nur einmal bei einem sehr mageren Manne war ich im Stande seinen mittleren Ast hinter und über dem Trochanter major zu isoliren und erzielte eine kräftige Verkürzung des M. glutaeus medius. Da sich dieser Nerv zum M. tensor fasciae latae hinaufschlägt, so kann man letzteren in Contraction versetzen, wenn man den Lauf des Nerven dicht unter dem Lab. extern. cristae ilei bis an den Tensor fasciae latae (vgl. Fig. 19) verfolgt.

Der **N. glutaeus inferior** entgeht ebenfalls dem faradischen Strome, weil er von dem M. glutaeus maxim. bedeckt wird und von der Tiefe her in diesen eintritt. Nicht selten jedoch findet man am untern Umfange der Nates seinen Ram. inferior., der sich nicht selten bis an den unteren Rand des M. glut. maxim. herabschlägt, und kann alsdann von hier aus (vgl. Fig. 20) eine kräftige Verkürzung der unteren Hälfte des grossen Gesässmuskels erzielen. Findet man den Ram. infer. N. glut. inf. nicht, so muss man sich mit der intramuskulären Reizung begnügen, welche — für die oberen Muskelbündel ohnehin unentbehrlich — sich schon bei mässigem Strome als zweckentsprechend erweist.

Der **N. ischiadicus** ist, obgleich bedeckt von den dicken Beugemuskeln des Unterschenkels, doch am unteren Rande des Glutaeus maxim. zwischen Trochanter major und Tuber Ischii in der Mitte (vgl. Fig. 20) durch tiefes Eindrücken einer starken mit ziemlich grossem Schwammpolster versehenen Electrode zu erreichen. Es ist jedoch hierzu wegen der Dicke der darüberliegenden Weichtheile ein starker Strom zu nehmen.

Der Effect ist besonders bei mageren Personen eine kräftige Beugung des Unterschenkels und Contraction in allen Muskeln des Unterschenkels und Fusses mit lebhaften Schmerzen im Bereich sämmtlicher sensibler Zweige des Ischiadicus.

Auch zur Faradisirung der vom Ischiad. am Oberschenkel abgehenden motorischen Aeste ist wegen ihrer tiefen Lage ein starker Strom und kräftiger Druck erforderlich. Diese motorischen Aeste der Flexoren treten ziemlich alle in gleicher Höhe in ihre Muskeln ein, nämlich circa $5^3/_4''$ vom untern Umfange des Tuber Ischii oder $1^1/_2''$ vom unteren Ende des Glutaeus maximus entfernt.

Fig. 20.

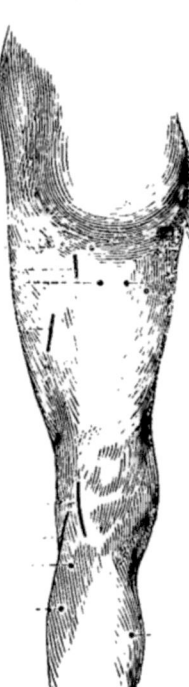

Ram. inf. N. glut. inf. pro M. glut. maxim.
Nerv. ischiadicus
Musc. biceps (Caput longum)

Musc. biceps (Caput breve)

M. adductor magnus
M. semitendinosus.
M. semimembranosus.

Nerv. tibialis

Nerv. peroneus

M. gastrocnem. extern.

M. soleus

M. gastrocnem. internus.

Der M. biceps femoris erhält für sein Caput longum einen Ast hoch vom Ischiad. abtretend und von der Tiefe her in den Muskelbauch sich einsenkend; die Reizung (directe) des Caput long. geschieht oberhalb des Nerveneintrittes in der Mitte der hinteren Fläche des Oberschenkels (vgl. Fig. 20).

Das Caput breve erhält einen oberen Ast, der tiefer als der vorige vom Ischiadicus abgeht und tiefer und weiter nach aussen (vgl. Fig. 20) in den Muskel eintritt, und einen unteren Ast, welcher sich beinahe 2″ tiefer in denselben einsenkt, als der obere.

Der Ast des **M.** semitendinosus tritt ebenfalls in derselben Höhe ($5^3/_4$″ vom Tuber ischii) von der Tiefe her in den Muskel ein (vgl. Fig. 20).

Der Ast des **M.** semimembranosus theilt sich häufig in zwei Zweige, von denen der obere $5^3/_4$″ (vgl. Fig. 20), der untere 7″ vom Tuber Ischii entfernt eintritt.

Alle diese Punkte sind mit Berücksichtigung der angegebenen Entfernungen, und zwar an den inneren Rändern der Muskeln — d. h. an den der Medianlinie des Oberschenkels (N. Ischiadicus) zugewandten Rändern zu fixiren, gestatten jedoch immerhin nur die intramuskuläre Reizung.

Der **Nerv.** peroneus ist sofort nach seinem Abtritte vom Ischiadicus am inneren Rande des M. biceps fem. und seiner Sehne zu erreichen. Viel sicherer aber und präciser geschieht die Reizung am hinteren Umfange des Capitulum fibulae (vgl. Fig. 21), welches dem Drucke der Electrode einen festen Widerstand leistet. Auch werden hier die oberhalb des Capit. fibulae vom N. peroneus abgehenden Nn. cutanei surales extern. und med. vermieden.

Die Wirkung ist Contraction der Peronei, des Tibialis anticus, des Extensor digitor. comm. long., brevis, und des Extensor hallucis long. — sowie Sensationen in den Nervis cutan. pedis dorsalibus.

Der **Nerv.** peroneus superficialis ist nicht selten dicht unter seiner Abtrittsstelle vom N. peron. prof. am Capit. fibulae zu reizen. Auf seinem Laufe nach unten giebt er (1″ von seiner Abtrittsstelle entfernt) zwei kurze Aeste für den **M.** peroneus longus ab, welche nach kurzem Verlaufe 2 und $2^1/_2$″ unter dem Capit. fibulae von der Tiefe her in den Muskel eintreten. Mit diesen Aesten in gleicher Höhe entspringt auch der Ast des **M.** peroneus brevis, welcher hinter dem Longus herablaufend, dessen unterer Partie einen Ast giebt, und endlich 6—8″ unterhalb des Capit. fib. in mehrere Zweige getheilt in den Muskel eintritt.

Wegen ihres tiefen Verlaufes sind diese Nerven nur durch ihre Muskeln hindurch an den angegebenen Stellen (vgl. Fig. 21) zu reizen.

Fig. 21.

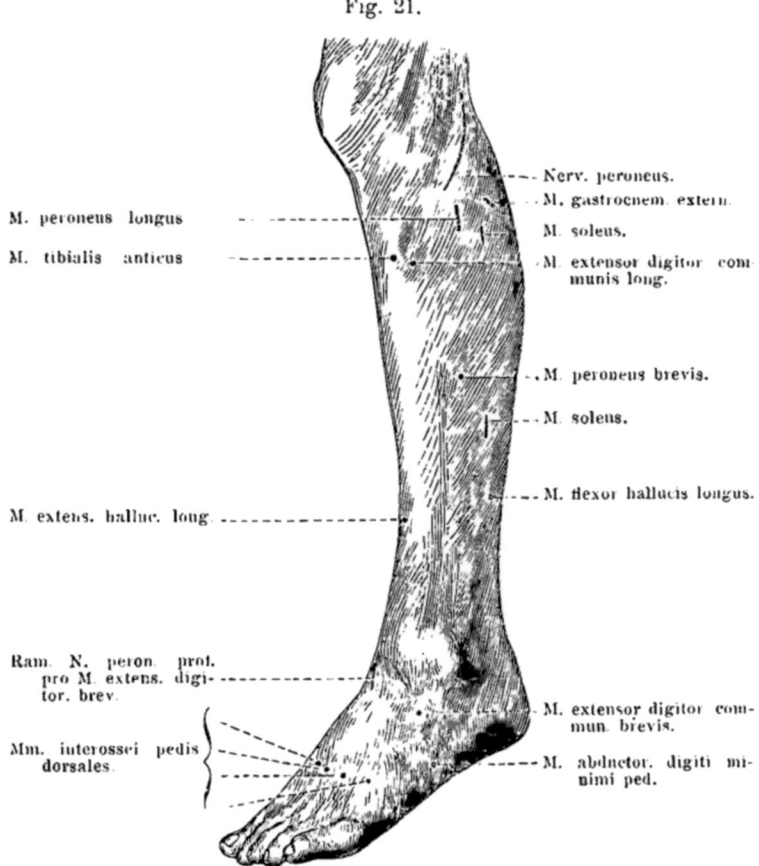

M. peroneus longus

M. tibialis anticus

M. extens. halluc. long.

Ram. N. peron. prof. pro M. extens. digitor. brev.

Mm. interossei pedis dorsales.

Nerv. peroneus.

M. gastrocnem. extern.

M. soleus.

M. extensor digitor communis long.

M. peroneus brevis.

M. soleus.

M. flexor hallucis longus.

M. extensor digitor commun. brevis.

M. abductor. digiti minimi ped.

Nerv. peroneus profundus ist zuweilen eine kurze Strecke weit zu isoliren, und zwar nach seinem Durchtritte durch den M. peroneus longus.

Der **M. tibialis anticus** erhält von ihm an seinem Fibularrande am oberen Ende einen schwachen, etwas tiefer einen

starken Ast; der letztere tritt ziemlich constant circa 3½″ vom
Capit. fib. entfernt ein (vergl. Fig. 21), und giebt gereizt eine
kräftige Contraction des Muskels. Diese kann aber durch Hin-
zunahme der negativen Electrode für den schwächeren oberen
Ast completirt werden. Die Wirkung — Beugung des Fusses
mit Erhebung seines inneren Randes — tritt vortrefflich und
sehr instructiv für die Lehre von den Klumpfüssen zu Tage.

Der Zweig des **M. extensor digitor. commun. long.** tritt
fast in gleicher Höhe mit dem des M. tibialis antic. in seinen
Muskel ein am Fibular-Rande desselben (vgl. Fig. 21).

Der Zweig des **M. extensor hallucis longus** tritt in der
Tiefe (circa 3⅗″ vom Capit. fibulae entfernt) in den Muskel ein,
ist aber an dieser Stelle vom M. extens. digitor. commun. und
tibialis antic. bedeckt und deshalb nicht zu erreichen. Man muss
sich aus diesem Grunde begnügen, den Muskel, nachdem er an
die Oberfläche getreten ist (vgl. Fig. 21), durch intramuskuläre
Reizung zur Verkürzung zu bringen, welche einen genügenden
Effect hat.

M. peroneus tertius ist in manchen Fällen isolirt zur
Verkürzung zu bringen, indem man die Electrode in der Höhe
des auf Fig. 21 angegebenen motorischen Punktes für den M.
flexor halluc. long. — in einer auf den inneren Rand des inneren
Knöchels senkrecht gefällten Linie aufsetzt [1]).

Der äussere Endast des **N. peroneus profundus**, welcher
zu dem **M. extensor digitor. commun. brevis** geht, ist nach
seinem Durchtritte durch das Ligam. cruciatum zwischen den
Sehnen des Extens. halluc. long. und Extens. digitor. commun.
zu reizen, liegt aber tief, und kann deshalb nur bei mageren
Personen und mit starkem Drucke erreicht werden (vgl. Fig. 21).
Er setzt kräftige Zusammenziehung der vier kleinen Bündel auf
dem Rücken des Fusses, welche ausserdem durch intramuskuläre
Reizung isolirt oder zusammen zur Verkürzung gebracht werden
können. Der motorische Punkt für die directe Reizung des

---

1) An der für Fig. 21 benützten Versuchsperson war der Peroneus tertius nicht zu isoliren, daher musste dieser Punkt ausfallen.

Muskelbauches ist auf Fig. 21 unterhalb des äusseren Knöchels angegeben.

Die Reizung des Muskels ist ebenso intensiv schmerzhaft, wie die des motorischen Nervenzweiges wegen der reichen Verästelungen des N. cutan. ped. dorsalis med., int. u. A. in der Haut des Fussrückens.

Der M. flexor hallucis longus ist ebenfalls an der äusseren Fläche des Unterschenkels im Anfang des unteren Drittels ziemlich weit nach hinten zu (vgl. Fig. 21) isolirt zu reizen. Er setzt kräftige Beugung der grossen Zehe und — wegen der in der Fusssohle stattfindenden tendinösen Verbindungen seiner Sehne mit den Sehnen des Flexor digitor. communis long. — auch der letzten Phalangen der übrigen Zehen.

Die Schmerzhaftigkeit der Faradisirung dieses Muskels beruht auf der Reizung der Ausbreitungen des N. cutan. surae extern. vom Peroneus und des N. suralis vom Tibialis.

Der Nerv. tibialis liegt nach dem Abgange des Peroneus in der Kniekehle nur von der Fascia poplitea, feiner Haut und geringem Fettpolster bedeckt, offen zu Tage (vgl. Fig. 20). Bei der Möglichkeit, ihn gegen seine feste Unterlage zu comprimiren, lässt sich die Erregung des Tibialis mit derselben Präcision ausführen als die des Peroneus. Der Effect ist energische Contraction aller an der hinteren Fläche des Unterschenkels und an der Sohle des Fusses gelegenen Muskeln — sowie sehr schmerzhafte Sensation im N. suralis und in den sensiblen Zweigen des N. plantaris int. und ext.

Die Musculi gastrocnemii erhalten vom N. tibialis zunächst für jeden Kopf einen Nerven, welche hoch oben vom Tibialis abtreten und mit einiger Vorsicht auf ihrem Laufe zu den Köpfen der Gemelli isolirt werden müssen, um den Tibialis selbst oder den N. peroneus oder die verschiedenen rein sensiblen Nerven zu vermeiden. Reizung jedes einzelnen Astes setzt Verkürzung in dem betreffenden Kopfe und der entsprechenden Hälfte des gemeinsamen Bauches. Jede Hälfte aber des gemeinsamen Bauches erhält ausserdem noch einen Zweig vom Tibialis, welcher in der Vertiefung zwischen den Condylen hinter den Köpfen hinweg nach aussen läuft und an dem Uebergange der letzteren in den Bauch beiderseits ganz oberflächlich und leicht erreichbar ist. Der innere Ast ist ein ganz Theil tiefer zu suchen. als der äussere (vgl. Fig. 20). Reizung jedes einzelnen setzt energische Verkürzung der entsprechenden Hälfte des Bauches ohne den Kopf. Hierbei wird der Muskel unter der schmerzhaften Empfindung des Wadenkrampfes steinhart und lässt seine Ränder scharf vorspringen. Der Soleus ist hierbei unbetheiligt.

Der Ast des **M. soleus** entspringt mit den letzteren Zweigen in gleicher Höhe, läuft zwischen Gastrocnem. und Soleus abwärts (mehrere Zoll) und tritt, verdeckt von der Dicke des Gastrocnemius-Bauches, ziemlich in der Mitte in den Soleus ein unerreichbar für die Electrode. Dessenungeachtet erreicht man durch directe Muskelreizung, indem man jederseits am äusseren Rande des Muskels (vgl. Fig. 21 und 22) eine Electrode aufsetzt, eine kräftige Verkürzung des Soleus. Während dieser in Contraction steht, bleibt der Gastrocnemius schlaff und gewährt das Gefühl einer auf harter Basis liegenden weichen Geschwulst.

Am inneren Rande der Tibia, da wo der innere Rand des Soleus mit ihr im spitzen Winkel zusammenstösst, tritt der Ast des Tibial., welcher für den **M. flexor digitor. commun. long.** bestimmt ist, hervor (vgl. Fig. 22) und gestattet hier eine kräftige Beugung der Zehen zu erzielen.

Der **M. tibialis posticus** entgeht der Reizung durch seine Lage ganz. Der **M. flexor hallucis longus** ist abgesehen von der oben (vgl. pag. 227) bezeichneten Stelle an der äusseren Fläche des Unterschenkels auch noch an der inneren Fläche oberhalb des inneren Knöchels zur Verkürzung zu bringen, indem man die Electrode in den stumpfen Winkel einsetzt, welchen der innere Rand des Soleus mit der Achillessehne bildet. Bei dieser intramusculären Reizung des Flexor halluc. longus ist Vorsicht nöthig, damit nicht der sehr nahe gelegene N. tibialis von der Electrode mit getroffen werde.

Der **N. tibialis** ist nach seinem Austritte hinter dem Bauche des Soleus ziemlich in der Mitte zwischen dem inneren Tibial-

rande und der Achillessehne zu finden (vgl. Fig. 22), und lässt
sich abwärts bis an den hintern Umfang des inneren Knöchels
verfolgen. Die Reizung desselben setzt Verkürzung iu allen
Sohlenmuskelu und schmerzhafte Sensation iu den Nu. digitales
plantares.

Fig. 22.

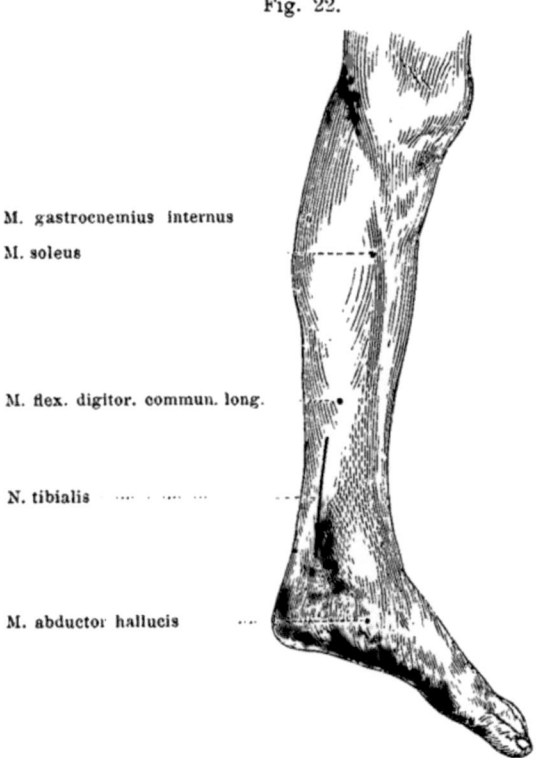

M. gastrocnemius internus

M. soleus

M. flex. digitor. commun. long.

N. tibialis

M. abductor hallucis

Zum Studium der **Fussmuskeln** vermeide man Personen
mit sehr dicker Haut und harter Epidermis. Bei diesen erzielt
man gar keine oder doch nur eine sehr geringe Wirkung, wenn
man nicht die Füsse vorher einige Zeit in warmes Wasser setzte
und einen starken Strom anwendet.

Von den Muskeln des Fusses ist ausser dem oben erwähnten, vom N. peroneus versorgten **M. extensor digit. comm. brevis** isolirt zu reizen zunächst der **M. abductor hallucis.** Sein
Nervenast wird getroffen am innern Fussrande in einer Liuie,

welche man am vorderen Rande des inneren Knöchels senkrecht zu Sohle herabzieht (vgl. Fig. 22). Auch die directe Reizung des Muskels gewährt eine energische Verkürzung. Dieser Muskel verbleibt, wenn er zur Verkürzung gebracht ist, gleich den Wadenmuskeln gerne auch nach dem Oeffnen der Kette noch eine Zeitlang in tetanischer Contraction.

Rückt man mit der Electrode von dem motorischen Punkte des Abdnct. hallucis in senkrechter Linie circa $1\frac{1}{2}''$ in die Sohle hinein, so trifft man den Ast des Flexor digitor. brevis, welcher eine sehr kräftige Beugung der Zehen mit Ausnahme des Hallux setzt.

Der Abductor digiti minimi wird zu einer mässigen Verkürzung gebracht, wenn man die Electrode am äusseren Fussrande circa $1\frac{1}{2}''$ vom Metatarsophalangeal - Gelenke der kleinen Zehe ansetzt (vgl. Fig. 21). Man kann übrigens hier ebenso wie beim M. abductor hallucis durch directe Reizung des Muskels längs seines ganzen Verlaufes einen kräftigen Effect erzielen.

Die Mm. interossei reizt man nur auf intramuskulärem Wege und zwar vom Rücken des Fusses aus, indem man die Electrode $\frac{1}{2} - 1''$ vom Metatarsophalangeal - Gelenke zwischen die Metatarsalknochen eindrückt (vgl. Fig. 21). Der Effect ist freilich nicht so in die Augen springend, als bei den Interosseis der Hand, allein man bemerkt auch hier deutlich Abduction der entsprechenden Zehe von der Mittellinie mit gleichzeitiger Beugung der ersten Phalanx und Streckung der zweiten und dritten Phalanx.

Die übrigen Fussmuskeln gestatten bei der Dicke der Bedeckung keine nennenswerthe Einwirkung.

Anhang.

Ich glaube im Interesse der Herren Collegen zu handeln, wenn ich im Nachstehenden die Bezugsquellen und die Preise der grösstentheils in der vorliegenden Schrift besprochenen gangbarsten Apparate und Nebenapparate angebe; insbesondere hoffe ich mir — nach den vielfachen Anfragen zu urtheilen, welche mir im Betreff der Wahl zweckmässiger Apparate während der letzten Jahre zugingen — den Dank der angehenden Aerzte zu erwerben, denen leider auf den meisten Universitäten noch immer nicht Gelegenheit geboten ist, sich mit der therapeutischen Anwendung des electrischen Stromes sowie mit der Handhabung der wichtigsten Apparate vertraut zu machen. Den jüngeren Collegen also, welche wegen der Wahl eines zweckentsprechenden Apparates und der dafür auszuwerfenden Summe in Zweifel stehen, seien die nachstehenden Zeilen vorzüglich gewidmet.

Apparate von Dr. Emil Stöhrer [1).

		Thl.	Gr.
Nr. 1.	Kleiner transportabler Inductionsapparat mit einem Zinkkohlen-Element und den nöthigsten Nebenapparaten in verschliessbarem Kasten von Mahagony (beschrieben und abgebildet auf Seite 124—127) . . .	20	—
» 2.	Grosser transportabler Inductionsapparat mit 2 Elementen und Nebenapparaten in Kasten von Mahagony (beschrieben und abgebildet auf Seite 128 f.)	32	—
» 4.	Tascheninductionsapparat, bestehend aus zwei Kästchen von Mahagony, deren eins den Apparat mit Zubehör, das andere die Batterie in Plattenform enthält. Gewicht des Apparates 35 Loth	14	—
» 5.	Dämpfer für den primären Strom (Glasrohr mit Graduirung auf Fuss) . . . . , ...	2	20

[1) Preissverzeichniss neuer electrischer Heilapparate von Emil Stöhrer, Dr. ph. u. Mechaniker 1864. Dresden (Carlstr. 3).
   Die vorgesetzten Nummern entsprechen den laufenden Nummern in dem Preisverzeichnisse von Stöhrer.

Thl. Gr.

Nebenapparate.

---

[1] Diese Batterie dürfte sich für diejenigen Collegen empfehlen, welche
bereits einen Schlittenapparat, aber ohne die zweckmässige Batterie
mit der Hebe- oder Einsenknngsvorrichtung, besitzen. Um diese
Elemente transportabel zu machen, möchte es rathsam sein, dieselben in einen verschliessbaren Kasten eingelassen zu bestellen.

		Thl.	Gr.
Nr. 23.	Ein Paar dergleichen $1/2$ Zoll Durchmesser . .	—	25
» 24.	Ein Paar dergleichen 1 Zoll Durchmesser	1	—
» 25.	Ein Paar Stromgeber knopfförmig von Messing mit Platin belegt und mit Leder überzogen, $1/2$ Zoll Durchmesser	1	10
» 26.	Ein Paar dergleichen mit 1 Zoll Durchmesser . .	2	—
28.	Doppelter Schwammhalter, zirkelförmig, verstellbar mit Holzheft	2	10
» 30.	Olive von Silber mit isolirtem Stiel und Heftchen .	—	20
» 33.	Ein Pinsel von Silbergespinnst	—	15
» 34.	Ein Pinsel von feinem Messingdraht	—	15
» 35.	Stromgeber für die Harnblase . . .	—	25
» 36.	Stromgeber für den Uterus mit Stellbogen und isolirendem Ueberzug	2	20
» 37.	Stromgeber zur Electrisirung des Gehörganges, Trichter von Elfenbein mit metallener Zuleitung und Heftchen	1	10

Reserve-Gegenstände.

		Thl.	Gr.
» 51.	Ein vollständiges Kohlezink-Element .	1	15
» 52.	Ein Kohlencylinder mit Ring und Isolatoren . .	—	25
» 53.	Ein Zinkcylinder mit Drahtbügel, amalgamirt . . .	—	15
» 54.	Ein Cylinderglas	—	5
» 55.	Eine Kohlenplatte zur galvanokaustischen Batterie .	1	15
» 56.	Eine amalgamirte Zinkplatte für dieselbe Batterie .	1	—
» 57.	Ein ovales Glasgefäss für dieselbe Batterie . .	1	5
» 58.	Eine Kohlenplatte für den Tascheninductionsapparat	—	10
» 59.	Eine Zinkplatte mit Knopf für denselben .	—	10
60.	Eine Kohlenplatte für die transportable Batterie Nr. 15	—	20
61.	Eine Zinkplatte für dieselbe	—	15

Apparate von Siemens und Halske, jetzt Krüger und Hirschmann in Berlin (Neuenburgerstrasse 2).

	Thl.	Silbgr.
Ein Volta-Inductor (Schlittenapparat) nach Du Bois-Reymond (Beschreibung und Abbildung auf Seite 116 ff.)	—	—
a) Die verschiebbare Rolle von $3^{1}/_{4}''$ Länge und circa 5000 Windungen	14	—

Thl. Silbgr.

aa) Derselbe Apparat in Mahagony-Kasten mit Bat-
terie-Ausschalter, Klemmen und Unterbrecher
(ohne Batterie) . . . . , 22   15

b) Die verschiebbare Rolle von 6" Länge und circa
10000 Windungen 22   —

c) Ein Apparat in der Grösse von a, mit Grove'schem
Elemente, 2 Flaschen für die Säuren und 1 Glastrich-
ter in Mahagony-Kasten mit Schiebekästchen zur
Aufbewahrung des Zubehörs (transportabler Apparat) 30   15

Ein Taschen-Volta-Inductor nach Duchenne mit feststehender Rolle von 2½" Länge, 420 primären, 2600
secundären Windungen und Dämpfer nebst Kohlen-
Element und sonstigem Zubehör, in verschliessbarem
Kasten 10   —

Apparate für die Anwendung des constanten
Stroms nach Remak (vgl. pag. 141 ff.)

1. Ein Stromwähler (Umschalter mit 2 Kurbeln und sil-
berplattirten Knöpfen zur beliebigen Einschaltung von
1—100 Elementen   18   —

2. Ein Stromwender (Umschalter mit 1 Kurbel) zum
Wechsel der Stromrichtung 6   —

3. Ein Galvanoscop mit dickem Umwindungsdraht zum
Anzeigen des Stroms 9   —

4. Ein selbstthätiger Unterbrecher zur Regelung der
Stromunterbrechungen 45   —

5. Ein Stromwechsler (Umschalter mit 2 Kurbeln) zur
bequemern Einschaltung des constanten Stromes und
eines Inductionsstromes bei parallelem Gebrauche
beider 10   —

6. Ein aus Stromwähler, Stromwender und Galvanoscop
zusammengesetzter Apparat für den constanten Strom
(beschrieben und abgebildet pag. 145) . . .   32   15

Ein vollständiger Apparat für den constanten
Strom nach Siemens-Remak, bestehend aus 60
Siemens'schen Elementen, Leitungsdrähten, Stromwähler und Galvanoscop nebst Batterieschrank aus polir-
tem Tannenholz (Mahagoniholz 7 Thl. mehr) (vergl.
pag. 141—146) . . . . circa 106   —

Nebenapparate.

	Thl.	Sgr.

Excitatoren oder Electroden,

1) knopfförmig .uud auf gedrehte Mahagoni-Hefte mit Klammern aufzuschrauben.

a) von $1/4''$ — $3''$ Durchmesser . . . 8—2U

b) ein Heft für sämmtliche Knöpfe passeud . . . — —

α) ohne Uuterbrecher . . . . . — $17^{1}/_2$

β) mit Unterbrecher . . 2 10

2) stabförmig von verschiedener Stärke bis zu $1/4''$ Durchmesser incl. Heft und Klemmschraube.

a) zum Gebrauch für Electrisirung von äusseren Körpertheilen . . . . . — 2U

b) für innere Körpertheile mit isolirendem Ueberzug 1 5

Drahtpiusel

a) kurze, bei denen der Pinsel im Hefte sitzt — $17^{1}/_2$

b) lange mit Stiel, in ein Heft eiugeschroben . . . — 25

Leitungsschuüre zur Verbindung des Apparates mit den Excitatoreu.

a) Von Silberschnur mit Seide überspounen $4''$ lang, à Paar — 2U

b) Dieselben mit einer weitern Umhüllung von Gummischlauch à Paar 1 1U

Leituugsdrähte, kupferne, zur Verbinduug des Apparates mit der Batterie

a) mit Baumwolle isolirt, à Fuss bis . . . . . — $3/_4$

b) mit Gutta-percha oder Gummi isolirt, à Fuss bis . . — $1^{1}/_2$

Wasserrohr, um mit Hülfe eines Trittbrettes deu Strom zu verstärkeu, zu schwächeu oder zu unterbrechen . . 12 —

Batterien.

Daniell'sches Element, bestehend aus Glas, porösem Thonbecher, Kupfer mit Zink (verquickt)

a) ein Element vou circa $4''$ Höhe, Ziuk iuneu, ohne Klemmen — 1U

b) » » » » $6''$ » » » » » — 20

c) » » » » $9''$ » » » » » 1 10

d) » » » » $4''$ Zinkriug aussen, mit Klemmen — $22^{1}/_2$

Siemens'- und Halske'sches Zinkkupfer-Element (beschrieben und abgebildet pag. 142) . . . . 1 —

Kohlen-Elemente (Zinkkohleuplatten) vou circa $6''$ Höhe . 2 —

| | | Thl. | Sgr. |

Smee'sches Element (Zink und platinirtes Silber) von 5¼″
Höhe mit den nothweudigen Klemmen   2   15

Grove'sches Element von 3″ Höhe iu verschliessbarem Kasten nebst Klemmvorrichtungen, 2 Glasflaschen für
Säuren und einen Glastrichter   .   .   9   —

Polklemmen, von denen für jede Batterie 2 nothwendig sind,
à Stück   . . . . .   —   5

Reserve-Gegenstände.

Ein Zinkpol für ein Daniell'sches Element a . . . . —   3½
 » » » »   »   » b . . . . . . —   7½
 » » » » Grove'sches   » . . . . —   8½
Ein poröser Thonbecher zu Daniell's Element a   . . —   1½
 » » » »   »   » b .   . . —   3
 » » »   » Grove's   »   . —   2½

Berichtigungen.

S. 57 Z. 3 v. u. lies Physiologische statt Pathologische.
S. 72 Z. 16 v. u. lies Ströme herbeigeführt werde, sich vielfach
statt Ströme sich vielfach.
S. 220 Z. 7 v. o. lies Fig. 17 statt Fig. 18.

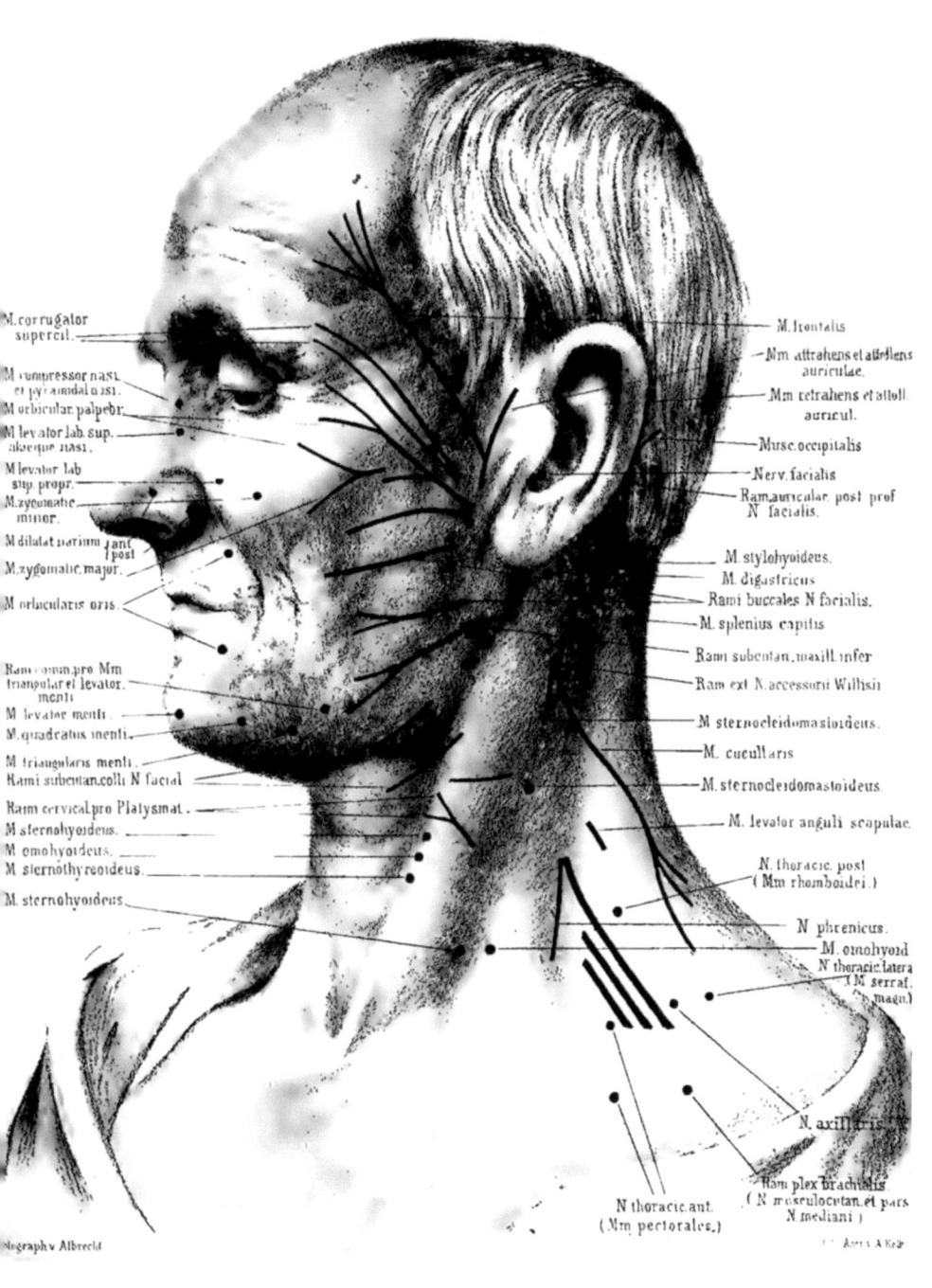

M.corrugator
supercil.

M.compressor nasi.
et pyramidal nasi.

M.orbicular.palpebr.

M.levator lab. sup.
alaeque nasi.

M.levator lab.
sup. propr.

M.zygomatic.
minor.

M.dilatat narium {ant
{post

M.zygomatic.major,

M.orbicularis oris.

Ram.commun.pro Mm
triangular.et levator.
menti

M.levator menti

M.quadratus menti.

M.triangularis menti.

Rami subcutan.colli N facial

Ram.cervical.pro Platysmat.

M.sternohyoideus.

M.omohyoideus.

M.sternothyreoideus.

M.sternohyoideus.

M.frontalis

Mm.attrahens et attollens
auriculae.

Mm.retrahens et attoll.
auricul.

Musc.occipitalis

Nerv.facialis

Ram.auricular.post.prof
N.facialis.

M.stylohyoideus.

M.digastricus

Rami buccales N.facialis.

M.splenius capitis

Ram.subcutan.maxill.infer

Ram.ext.N.accessorii Willisii

M.sternocleidomastoideus.

M.cucullaris

M.sternocleidomastoideus.

M.levator anguli scapulae.

N.thoracic.post
(Mm.rhomboidei.)

N.phrenicus.

M.omohyoid
N.thoracic.latera
(M.serrat.
m.magn.)

N.axillaris.

Ram.plex.brachialis
(N.musculocutan.et pars
N.mediani)

N.thoracic.ant.
(Mm.pectorales.)

Stereograph v.Albrecht

Anst.v.A.Keir